执业药师考试通关题库 2000 题系列丛书

总主编 吴正红 田 磊

执业药师考试通关题库 2000 题
中药学专业知识二

田 磊 编著

全国百佳图书出版单位
中国中医药出版社
·北 京·

图书在版编目（CIP）数据

执业药师考试通关题库2000题．中药学专业知识．二/田磊编著．—北京：
中国中医药出版社，2021.5
ISBN 978－7－5132－6934－6

Ⅰ.①执⋯　Ⅱ.①田⋯　Ⅲ.①中药学－资格考试－习题集
Ⅳ.①R192.8－44

中国版本图书馆 CIP 数据核字（2021）第 070924 号

中国中医药出版社出版
北京经济技术开发区科创十三街 31 号院二区 8 号楼
邮政编码　100176
传真　010－64405721
河北品睿印刷有限公司印刷
各地新华书店经销

开本 787×1092　1/16　印张 15.25　字数 464 千字
2021 年 5 月第 1 版　2021 年 5 月第 1 次印刷
书号　ISBN 978－7－5132－6934－6

定价　68.00 元
网址　www.cptcm.com

社 长 热 线　010－64405720
购 书 热 线　010－89535836
维 权 打 假　010－64405753

微信服务号　zgzyycbs
微商城网址　https：//kdt.im/LIdUGr
官方微博　http：//e.weibo.com/cptcm
天猫旗舰店网址　https：//zgzyycbs.tmall.com

如有印装质量问题请与本社出版部联系（010－64405510）
版权专有　侵权必究

执业药师考试通关题库2000题系列丛书

编委会

总主编 吴正红 田 磊

编　委（按姓氏笔画排序）

王 虓	王 雪	王思琦	左玉霞
田 磊	田泾市	主雪华	冯 硕
毕小玲	刘 婷	刘珊珊	祁小乐
李 璇	杨 晨	吴正红	吴琼珠
吴紫珩	宋宜霏	张 峦	张 超
张伶俐	张咏馨	张雅洁	陈龙宝
季 鹏	周明旺	赵元晖	赵元骞
胡丽鸽	胡梦雅	钟 毅	高 欣
郭琛英	黄海琴	曹粟满	曾仵民
虞雅雯	蔡 鹏	潘 浩	

前　言

《执业药师考试通关题库2000题》系列丛书紧紧围绕最新版国家执业药师资格考试大纲要求，严格依据《国家执业药师考试指南》，由资深国家执业药师资格考试辅导专家合力编著而成。

该套丛书旨在帮助广大考生在全面复习教材基础上，通过强化练习，巩固所学教材内容，深入理解重点、难点问题，提高应考技能，达到快速、高效的复习效果。其主要特点如下：

1. 紧扣大纲，力求全面

本书编写过程中，根据新考纲中各章比重和题型新变化，精编试题，基本覆盖所有考点。考生只要把这套习题真正做完，弄懂，通过考试会非常轻松。

2. 针对性强，重点突出

本丛书紧扣大纲，针对大纲要求了解、掌握、熟悉的知识点进行了不同层次的强化训练，有助于考生全面、系统地巩固所学知识，迅速掌握考点，做到有的放矢、胸有成竹。

3. 模拟真题，精准解析

本丛书所载2000题可分为两部分，一部分为真题，另一部分为根据真题出题思路编写的"仿真题"。考生通过做这样的考题才能起到巩固知识，检查复习效果的目的。另外，本丛书所有考题均附有精准的答案和解析，以满足广大考生复习备考需求。

本套丛书凝聚了编者十余年的执业药师考前辅导经验，相信只要大家认真学习，在本丛书的帮助下一定能顺利通过执业药师资格考试。

编　者

2021年3月

目　录

第一部分　常用单味中药

第一章　解表药 ………………………………………………………………………………（3）
第二章　清热药 ………………………………………………………………………………（8）
第三章　泻下药 ………………………………………………………………………………（17）
第四章　祛风湿药 ……………………………………………………………………………（20）
第五章　芳香化湿药 …………………………………………………………………………（26）
第六章　利水渗湿药 …………………………………………………………………………（28）
第七章　温里药 ………………………………………………………………………………（32）
第八章　理气药 ………………………………………………………………………………（36）
第九章　消食药 ………………………………………………………………………………（39）
第十章　驱虫药 ………………………………………………………………………………（41）
第十一章　止血药 ……………………………………………………………………………（43）
第十二章　活血祛瘀药 ………………………………………………………………………（47）
第十三章　化痰止咳平喘药 …………………………………………………………………（52）
第十四章　安神药 ……………………………………………………………………………（59）
第十五章　平肝息风药 ………………………………………………………………………（61）
第十六章　开窍药 ……………………………………………………………………………（64）
第十七章　补虚药 ……………………………………………………………………………（66）
第十八章　收涩药 ……………………………………………………………………………（75）
第十九章　涌吐药 ……………………………………………………………………………（78）
第二十章　杀虫燥湿止痒药 …………………………………………………………………（80）
第二十一章　拔毒消肿敛疮药 ………………………………………………………………（82）

第二部分　常用中成药

第一章　内科常用中成药 ……………………………………………………………………（87）
　第一节　解表剂 ……………………………………………………………………………（87）
　第二节　祛暑剂 ……………………………………………………………………………（89）
　第三节　表里双解剂 ………………………………………………………………………（90）
　第四节　泻下剂 ……………………………………………………………………………（91）
　第五节　清热剂 ……………………………………………………………………………（92）
　第六节　温里剂 ……………………………………………………………………………（95）

第七节　祛痰剂 ·· (96)
第八节　止咳平喘剂 ··· (97)
第九节　开窍剂 ·· (102)
第十节　固涩剂 ·· (104)
第十一节　补虚剂 ·· (105)
第十二节　安神剂 ·· (110)
第十三节　和解剂 ·· (111)
第十四节　理气剂 ·· (112)
第十五节　活血剂 ·· (113)
第十六节　止血剂 ·· (118)
第十七节　消导剂 ·· (119)
第十八节　治风剂 ·· (120)
第十九节　祛湿剂 ·· (122)
第二十节　蠲痹剂 ·· (125)

第二章　外科、皮肤科常用中成药 ·· (128)
第三章　妇科常用中成药 ·· (132)
第四章　儿科常用中成药 ·· (137)
第五章　眼科常用中成药 ·· (141)
第六章　耳鼻喉、口腔科常用中成药 ·· (143)
第七章　骨伤科常用中成药 ·· (147)

答案与解析

第一部分　常用单味中药

第一章　解表药 ·· (151)
第二章　清热药 ·· (154)
第三章　泻下药 ·· (160)
第四章　祛风湿药 ·· (162)
第五章　芳香化湿药 ·· (166)
第六章　利水渗湿药 ·· (167)
第七章　温里药 ·· (169)
第八章　理气药 ·· (171)
第九章　消食药 ·· (173)
第十章　驱虫药 ·· (174)
第十一章　止血药 ·· (175)
第十二章　活血祛瘀药 ·· (177)
第十三章　化痰止咳平喘药 ··· (180)
第十四章　安神药 ·· (184)
第十五章　平肝息风药 ·· (185)
第十六章　开窍药 ·· (187)
第十七章　补虚药 ·· (188)
第十八章　收涩药 ·· (193)
第十九章　涌吐药 ·· (195)

第二十章　杀虫燥湿止痒药 …… (196)
第二十一章　拔毒消肿敛疮药 …… (197)

第二部分　常用中成药

第一章　内科常用中成药 …… (198)
 第一节　解表剂 …… (198)
 第二节　祛暑剂 …… (199)
 第三节　表里双解剂 …… (200)
 第四节　泻下剂 …… (200)
 第五节　清热剂 …… (201)
 第六节　温里剂 …… (202)
 第七节　祛痰剂 …… (203)
 第八节　止咳平喘剂 …… (203)
 第九节　开窍剂 …… (206)
 第十节　固涩剂 …… (207)
 第十一节　补虚剂 …… (208)
 第十二节　安神剂 …… (210)
 第十三节　和解剂 …… (211)
 第十四节　理气剂 …… (212)
 第十五节　活血剂 …… (212)
 第十六节　止血剂 …… (215)
 第十七节　消导剂 …… (215)
 第十八节　治风剂 …… (216)
 第十九节　祛湿剂 …… (217)
 第二十节　蠲痹剂 …… (218)
第二章　外科、皮肤科常用中成药 …… (220)
第三章　妇科常用中成药 …… (222)
第四章　儿科常用中成药 …… (225)
第五章　眼科常用中成药 …… (228)
第六章　耳鼻喉、口腔科常用中成药 …… (229)
第七章　骨伤科常用中成药 …… (231)

第一部分 常用单味中药

第一章　解表药

A 型题（最佳选择题，每题的备选答案中只有一个最佳答案）

1. 香薷的功效是
   A. 发散风寒，通窍止痛　　B. 发汗解表，和中化湿　　C. 发表散寒，祛风胜湿
   D. 祛风散寒，化痰止咳　　E. 散风解表，透疹止痒

2. 干姜与细辛均有
   A. 温中降逆　　B. 温肺化饮　　C. 温通血脉
   D. 温脾止泻　　E. 温肾散寒

3. 发表透疹宜生用，止血须炒炭的药是
   A. 薄荷　　B. 西河柳　　C. 荆芥
   D. 苍耳子　　E. 牛蒡子

4. 不属于解表药使用注意的内容是
   A. 失血兼表证者慎服　　B. 淋病者慎用　　C. 疮疡初期兼表证者忌服
   D. 热病津亏者忌服　　E. 体虚汗多者忌服

5. 解表药的药味及归经是
   A. 苦，入心经　　B. 咸，入肾经　　C. 甘，入胆经
   D. 酸，入肝经　　E. 辛，入肺经

6. 麻黄配石膏共同体现的功效是
   A. 发汗解表　　B. 清肺平喘　　C. 利水消肿
   D. 降气止咳　　E. 清热泻火

7. 桂枝不适宜的病证是
   A. 血热出血证　　B. 阳虚胸痹　　C. 虚寒腹痛
   D. 风寒表虚证　　E. 癥瘕

8. 誉为"呕家圣药"的是
   A. 桂枝　　B. 生姜　　C. 紫苏
   D. 荆芥　　E. 竹茹

9. 堪称解表散风通用的药是
   A. 桂枝　　B. 羌活　　C. 紫苏
   D. 藁本　　E. 荆芥

10. 防风不具有的功效是
    A. 止痛　　B. 解痉　　C. 祛风解表
    D. 止带　　E. 胜湿

11. 尤善治太阳头痛及上半身风湿痹证的药是
    A. 藁本　　B. 白芷　　C. 羌活
    D. 独活　　E. 细辛

12. 细辛除祛风散寒外，又能
    A. 发表透疹　　B. 利水消肿　　C. 温肺化饮

D. 燥湿止带　　　　　　　E. 升阳止泻
13. 细辛内服入汤剂的剂量是
   A. 1～3g　　　　　　　B. 6～12g　　　　　　C. 0.5～1g
   D. 12～30g　　　　　　E. 30～60g
14. 白芷不具有的功效是
   A. 消肿排脓　　　　　　B. 发散风寒　　　　　C. 通窍止痛
   D. 燥湿止带　　　　　　E. 发表透疹
15. 尤宜于巅顶头痛的药是
   A. 细辛　　　　　　　　B. 荆芥　　　　　　　C. 藁本
   D. 辛夷　　　　　　　　E. 白芷
16. 既能除湿止痛，又可散风寒、通鼻窍的药是
   A. 荆芥　　　　　　　　B. 苍耳子　　　　　　C. 辛夷
   D. 藁本　　　　　　　　E. 羌活
17. 能散风寒、通鼻窍，宜布包入煎的药物是
   A. 麻黄　　　　　　　　B. 香薷　　　　　　　C. 桂枝
   D. 辛夷　　　　　　　　E. 细辛
18. 西河柳与荆芥除发表外，还均能
   A. 透疹　　　　　　　　B. 止带　　　　　　　C. 止吐
   D. 除湿　　　　　　　　E. 止血
19. 薄荷不能主治的病证是
   A. 表虚自汗　　　　　　B. 咽喉疼痛　　　　　C. 麻疹不透
   D. 风热感冒　　　　　　E. 肝郁气滞
20. 外散风热，内解热毒，上宣肺气，下利二便的药是
   A. 菊花　　　　　　　　B. 柴胡　　　　　　　C. 牛蒡子
   D. 桑叶　　　　　　　　E. 葛根
21. 能疏散风热、透疹止痉、明目退翳的药是
   A. 蔓荆子　　　　　　　B. 牛蒡子　　　　　　C. 薄荷
   D. 菊花　　　　　　　　E. 蝉蜕
22. 桑叶与菊花除疏散风、热明目外，还均能
   A. 解毒　　　　　　　　B. 止痉　　　　　　　C. 止咳
   D. 润肺　　　　　　　　E. 平肝
23. 既疏散风热，又平肝明目、清肺润肺、凉血止血的药是
   A. 菊花　　　　　　　　B. 蝉蜕　　　　　　　C. 桑叶
   D. 牛蒡子　　　　　　　E. 薄荷
24. 既能发表解肌，又生津止渴的药是
   A. 菊花　　　　　　　　B. 桑叶　　　　　　　C. 柴胡
   D. 葛根　　　　　　　　E. 牛蒡子
25. 柴胡不具有的功效是
   A. 调经止痛　　　　　　B. 平肝明目　　　　　C. 升阳举陷
   D. 疏肝解郁　　　　　　E. 解表退热
26. 善治邪在少阳、寒热往来的药物是
   A. 柴胡　　　　　　　　B. 桂枝　　　　　　　C. 葛根

D. 升麻　　　　　　　E. 桑叶
27. 既疏散风热、清利头目，又能祛风止痛的药是
A. 菊花　　　　　　　B. 蔓荆子　　　　　　C. 薄荷
D. 升麻　　　　　　　E. 柴胡
28. 浮萍具有的功效是
A. 解毒利咽　　　　　B. 明目退翳　　　　　C. 和胃化湿
D. 透疹止痒　　　　　E. 除烦止渴
29. 既治风热表证，又治郁热烦闷的药是
A. 柴胡　　　　　　　B. 蔓荆子　　　　　　C. 薄荷
D. 淡豆豉　　　　　　E. 牛蒡子
30. 下列药中不具有明目功效的是
A. 蝉蜕　　　　　　　B. 桑叶　　　　　　　C. 菊花
D. 木贼　　　　　　　E. 葛根

B 型题（配伍选择题，备选答案在前，试题在后，每题若干组。每组均对应同一组备选答案）

[1～3]
A. 荆芥　　　　　　　B. 防风　　　　　　　C. 白芷
D. 羌活　　　　　　　E. 细辛
1. 既发散风寒，又燥湿止带的药是
2. 既祛风散寒，又温肺化饮的药是
3. 既散风解表，又透疹止痒的药是

[4～6]
A. 平肝明目　　　　　B. 解毒透疹　　　　　C. 清肺润燥
D. 疏肝　　　　　　　E. 息风止痉
4. 薄荷除宣散风热，还能
5. 蝉蜕除疏散风热，还能
6. 牛蒡子除宣肺利咽外，还能

[7～9]
A. 柴胡　　　　　　　B. 淡豆豉　　　　　　C. 浮萍
D. 葛根　　　　　　　E. 升麻
7. 既解肌退热，又生津的药是
8. 既解表退热，又疏肝的药是
9. 既发表清热，又解毒的药是

[10～12]
A. 安胎　　　　　　　B. 宣肺平喘　　　　　C. 明目退翳
D. 温肺止咳　　　　　E. 温通经脉
10. 桂枝除发汗解肌外，还能
11. 生姜除发汗解表外，还能
12. 紫苏除发表散寒外，还能

[13～15]
A. 香薷　　　　　　　B. 细辛　　　　　　　C. 防风
D. 荆芥　　　　　　　E. 羌活
13. 能解痉的药是

14. 能透疹止血的药是
15. 能化湿和中的药是

[16～17]
  A. 咽喉肿痛   B. 风寒表实   C. 少阳往来寒热
  D. 风寒表虚   E. 肺热燥咳

16. 柴胡配黄芩主治
17. 桂枝配白芍主治

[18～20]
  A. 藁本   B. 辛夷   C. 蝉蜕
  D. 柴胡   E. 葛根

18. 治鼻渊头痛常用的药是
19. 治往来寒热常用的药是
20. 治项背强痛的要药是

X型题（多项选择题。每题的备选答案中有2个或2个以上正确答案。少选或多选均不得分）

1. 桂枝主治
  A. 痰饮   B. 风寒湿痹   C. 虚寒腹痛
  D. 阳虚心悸   E. 风寒表虚有汗

2. 麻黄除发汗利水外又能
  A. 宣肺平喘   B. 透疹止痒   C. 化湿和中
  D. 利水消肿   E. 通窍止痛

3. 紫苏的主治病证有
  A. 风寒感冒   B. 脾胃气滞   C. 胸痹心痛
  D. 气滞胎动   E. 食鱼中毒

4. 葛根的主治病证
  A. 消渴   B. 背项强痛   C. 肺热燥咳
  D. 湿热泻痢初起   E. 麻疹透发不畅

5. 菊花的主治病证包括
  A. 燥咳痰黏   B. 温病初起   C. 热毒疮肿
  D. 眼目昏花   E. 肝阳头痛

6. 荆芥的主治病证有
  A. 崩漏便血   B. 风寒表证   C. 风疹瘙痒
  D. 目赤肿痛   E. 疮疡初起兼表证

7. 蝉蜕的功效是
  A. 明目退翳   B. 清肺润肺   C. 透疹止痒
  D. 息风止痉   E. 疏散风热

8. 柴胡的主治病证有
  A. 胁肋疼痛   B. 少阳寒热往来   C. 肝阳上亢
  D. 月经不调   E. 久泻

9. 能升举阳气的药物有
  A. 淡豆豉   B. 柴胡   C. 葛根
  D. 升麻   E. 桑叶

10. 桑叶与菊花共有的功效是

A. 清肺润肺 B. 平肝明目 C. 凉血止血
D. 疏散风热 E. 清热解毒
11. 能利咽的药有
    A. 菊花 B. 桑叶 C. 薄荷
    D. 淡豆豉 E. 牛蒡子
12. 能透疹的解表药有
    A. 蝉蜕 B. 荆芥 C. 薄荷
    D. 西河柳 E. 浮萍
13. 既可解表又能解毒的药有
    A. 淡豆豉 B. 牛蒡子 C. 薄荷
    D. 桑叶 E. 菊花

第二章 清热药

A 型题（最佳选择题，每题的备选答案中只有一个最佳答案）

1. 苦寒清泄，甘而滋润的药是
   A. 知母　　　　　　B. 石膏　　　　　　C. 紫草
   D. 淡竹叶　　　　　E. 地骨皮
2. 生用走气分而泻火，炒黑入血分而止血的药是
   A. 蒲黄　　　　　　B. 栀子　　　　　　C. 芦根
   D. 知母　　　　　　E. 小蓟
3. 天花粉不具有的功效是
   A. 清热　　　　　　B. 生津　　　　　　C. 凉血利尿
   D. 清肺润燥　　　　E. 消肿排脓
4. 栀子不具有的功效是
   A. 泻火除烦　　　　B. 清热利尿　　　　C. 凉血解毒
   D. 消痰散瘀　　　　E. 消肿止痛
5. 苦参除清热燥湿、利尿外还能
   A. 润肠通便　　　　B. 清肺泻火　　　　C. 化瘀止血
   D. 杀虫止痒　　　　E. 凉血消斑
6. 既清热燥湿又清肝明目的是
   A. 黄柏　　　　　　B. 地锦草　　　　　C. 牛黄
   D. 秦皮　　　　　　E. 野菊花
7. 生地黄和玄参除了清热凉血，还能
   A. 定惊　　　　　　B. 润肠　　　　　　C. 活血
   D. 散结　　　　　　E. 透疹
8. 青蒿与地骨皮除均能退虚热外，又均能
   A. 生津　　　　　　B. 解暑　　　　　　C. 利尿
   D. 凉血　　　　　　E. 清肺降火
9. 牛黄除清热解毒外，又能
   A. 息风止痉　　　　B. 活血消肿　　　　C. 疏散风热
   D. 利尿通淋　　　　E. 凉血止痢
10. 善治热结痰盛之咽喉肿痛的是
    A 马勃　　　　　　B. 射干　　　　　　C. 牛蒡子
    D. 山豆根　　　　　E. 板蓝根
11. 金荞麦和半枝莲均有的功效是
    A. 祛痰　　　　　　B. 排脓　　　　　　C. 止血
    D. 利水　　　　　　E. 散瘀
12. 银柴胡的功效是
    A. 退虚热　　　　　B. 疏散风热　　　　C. 疏肝解郁

D. 清利湿热　　　　　　E. 升举阳气
13. 石膏的主治病证不包括
    A. 牙龈肿痛　　　　　B. 肺热咳喘　　　　　C. 阴虚燥咳
    D. 温病气分证高热　　E. 口舌生疮
14. 不宜与乌头同用的药物是
    A. 海藻　　　　　　　B. 石膏　　　　　　　C. 甘草
    D. 玄参　　　　　　　E. 天花粉
15. 治肝阳眩晕、目珠夜痛及瘰疬肿结之要药是
    A. 决明子　　　　　　B. 竹叶　　　　　　　C. 天花粉
    D. 夏枯草　　　　　　E. 贝母
16. 芦根的功效是
    A. 清热泻火、生肌敛疮、利尿
    B. 泻火除烦、凉血解毒、利尿
    C. 清热生津、清肺润燥、明目
    D. 清热生津、除烦止呕、利尿
    E. 清热泻火、滋阴润燥
17. 竹叶与淡竹叶均有的功效是
    A. 清热除烦、利尿　　B. 清热除烦、明目　　C. 清热除烦、解表
    D. 清热除烦、生津　　E. 清热除烦、止呕
18. 治目赤肿痛兼热结肠燥便秘宜选的药物是
    A. 青葙子　　　　　　B. 黄芩　　　　　　　C. 谷精草
    D. 决明子　　　　　　E. 淡竹叶
19. 既能清热养肝，又可明目退翳的药物是
    A. 栀子　　　　　　　B. 青葙子　　　　　　C. 密蒙花
    D. 夏枯草　　　　　　E. 天花粉
20. 能疏风散热、明目退翳的药物是
    A. 决明子　　　　　　B. 栀子　　　　　　　C. 谷精草
    D. 青葙子　　　　　　E. 密蒙花
21. 既能清肝泻火，又可明目退翳的药物是
    A. 密蒙花　　　　　　B. 决明子　　　　　　C. 天花粉
    D. 栀子　　　　　　　E. 青葙子
22. 黄芩的功效不包括的功效是
    A. 退虚热　　　　　　B. 安胎　　　　　　　C. 泻火解毒
    D. 清热燥湿　　　　　E. 止血
23. 黄柏的功效是
    A. 清热解毒　　　　　B. 止血　　　　　　　C. 清肝明目
    D. 安胎　　　　　　　E. 退虚热
24. 龙胆除清热燥湿外，还有的功效是
    A. 退虚热　　　　　　B. 清热凉血　　　　　C. 泻肝胆火
    D. 疏风明目　　　　　E. 杀虫利尿
25. 善治无汗骨蒸的药物是
    A. 黄柏　　　　　　　B. 玄参　　　　　　　C. 水牛角

D. 牡丹皮　　　　　　　E. 赤芍

26. 既能凉血散瘀,又可清肝火的药物是
    A. 赤芍　　　　　　　B. 水牛角　　　　　　C. 牡丹皮
    D. 紫草　　　　　　　E. 生地黄

27. 善治斑疹紫黑兼二便不利的药物是
    A. 玄参　　　　　　　B. 栀子　　　　　　　C. 水牛角
    D. 紫草　　　　　　　E. 牡丹皮

28. 水牛角除清热凉血外,还具有的功效是
    A. 清肝明目　　　　　B. 散瘀止血　　　　　C. 清虚热
    D. 排脓消肿　　　　　E. 泻火解毒定惊

29. 金银花与连翘均有的功效是
    A. 清热解毒,疏散风热　　B. 清热解毒,活血化瘀　　C. 清热解毒,祛痰利咽
    D. 清热解毒,软坚散结　　E. 清热解毒,利尿通淋

30. 素有"疮家圣药"之称的是
    A. 白花蛇舌草　　　　B. 夏枯草　　　　　　C. 连翘
    D. 鱼腥草　　　　　　E. 紫花地丁

31. 善治乳痈肿痛的药物是
    A. 蒲公英　　　　　　B. 紫花地丁　　　　　C. 鱼腥草
    D. 连翘　　　　　　　E. 败酱草

32. 大青叶与板蓝根除清热解毒外,还均有的功效是
    A. 凉血利咽　　　　　B. 活血化瘀　　　　　C. 利尿通淋
    D. 清肝明目　　　　　E. 利湿退黄

33. 能清热解毒、排脓消痈,为治肺痈要药的是
    A. 败酱草　　　　　　B. 鱼腥草　　　　　　C. 蒲公英
    D. 射干　　　　　　　E. 白头翁

34. 既能清热解毒,又能活血止血,利湿退黄的药物是
    A. 决明子　　　　　　B. 地锦草　　　　　　C. 板蓝根
    D. 夏枯草　　　　　　E. 牛黄

35. 能解毒凉血止痢,为治热毒血痢要药的是
    A. 大青叶　　　　　　B. 白头翁　　　　　　C. 鱼腥草
    D. 败酱草　　　　　　E. 大血藤

36. 尤善治肠痈的药物是
    A. 败酱草　　　　　　B. 野菊花　　　　　　C. 蒲公英
    D. 白花蛇舌草　　　　E. 射干

37. 青黛不具有的功效是
    A. 清肝泻火　　　　　B. 定惊止血　　　　　C. 清热解毒
    D. 凉血消斑　　　　　E. 化痰开窍

38. 青黛入丸散剂的用量是
    A. 0.25~0.5g　　　　B. 0.5~1g　　　　　　C. 1.5~3g
    D. 3~5g　　　　　　　E. 5~10g

39. 大青叶、板蓝根、青黛均有的功效是
    A. 清热解毒,消斑　　　B. 清热解毒,利咽　　　C. 清热解毒,凉血

D. 清热解毒，定惊　　　　　E. 清热解毒，消肿
40. 既能清热解毒，又可凉肝定惊、消肿止痛的药物是
    A. 半边莲　　　　　　　B. 重楼　　　　　　　C. 青黛
    D. 蒲公英　　　　　　　E. 白头翁
41. 能清热解毒、燥湿，不论有无表证皆可选用的药物是
    A. 穿心莲　　　　　　　B. 射干　　　　　　　C. 夏枯草
    D. 连翘　　　　　　　　E. 荆芥
42. 白鲜皮不具有的功效是
    A. 止痒　　　　　　　　B. 燥湿　　　　　　　C. 止痢
    D. 祛风　　　　　　　　E. 清热解毒
43. 半边莲、半枝莲除清热解毒外，还均有的功效是
    A. 凉血消斑　　　　　　B. 利水消肿　　　　　C. 清喉利咽
    D. 散瘀止血　　　　　　E. 燥湿止带
44. 治疗因患梅毒服汞剂而致肢体拘挛的要药是
    A. 穿心莲　　　　　　　B. 夏枯草　　　　　　C. 鱼腥草
    D. 土茯苓　　　　　　　E. 山豆根
45. 山豆根的功效是
    A. 清热解毒，透疹消斑　B. 清热解毒，凉血止痢　C. 清热解毒，燥湿止痒
    D. 清热解毒，消痈排脓　E. 清热解毒，消肿利咽
46. 山豆根入汤剂的用量是
    A. 0.25～0.5g　　　　　B. 0.5～1g　　　　　　C. 1～3g
    D. 3～6g　　　　　　　 E. 5～10g
47. 马齿苋不具有的功效是
    A. 利咽消斑　　　　　　B. 通淋　　　　　　　C. 凉血
    D. 清热解毒　　　　　　E. 止血
48. 大血藤不具有的功效是
    A. 止痛　　　　　　　　B. 祛风通络　　　　　C. 活血
    D. 燥湿止泻　　　　　　E. 清热解毒
49. 白花蛇舌草不具有的功效是
    A. 消痈　　　　　　　　B. 利湿　　　　　　　C. 抗癌
    D. 清热解毒　　　　　　E. 活血
50. 野菊花除清热解毒外，还具有的功效是
    A. 凉血止血　　　　　　B. 疏风平肝　　　　　C. 清肺润肺
    D. 燥湿止带　　　　　　E. 消痈排脓
51. 紫花地丁的功效是
    A. 清热解毒，清喉利咽　B. 清热解毒，祛湿止痒　C. 清热解毒，凉血消肿
    D. 清热解毒，涩肠止痢　E. 清热解毒，凉血消斑
52. 垂盆草的功效是
    A. 清热解毒，凉血止血　B. 清热解毒，利湿退黄　C. 清热解毒，散瘀消斑
    D. 清热解毒，清咽利喉　E. 清热解毒，燥湿止带
53. 马勃的功效不包括
    A. 清肺　　　　　　　　B. 明目　　　　　　　C. 止血

D. 解毒 E. 利咽

54. 青蒿的主治病证不包括
    A. 暑热外感 B. 肠痈腹痛 C. 疟疾寒热
    D. 骨蒸潮热 E. 血热痒疹

55. 青蒿、地骨皮、白薇除退虚热外，还均有的功效是
    A. 利尿 B. 生津 C. 解毒
    D. 截疟 E. 凉血

56. 胡黄连不具有的功效是
    A. 退虚热 B. 除疳热 C. 清湿热
    D. 利咽喉 E. 解热毒

57. 能退虚热，凉血清热，利尿通淋，解毒疗疮的药物是
    A. 银柴胡 B. 胡黄连 C. 地骨皮
    D. 青蒿 E. 白薇

58. 下列不是黄连主治病证的有
    A. 反胃吞酸 B. 湿热疮疹 C. 黄疸
    D. 口舌生疮 E. 瘰疬痰核

59. 下列关于鸦胆子描述不正确的是
    A. 外用腐蚀赘疣，治鸡眼、赘疣
    B. 苦寒清燥，并有小毒
    C. 宜入煎剂
    D. 功效为清热解毒，燥湿杀虫，止痢截疟，腐蚀赘疣
    E. 脾胃虚弱、胃肠出血、肝肾病患者忌服

60. 生地黄的主治病证不包括
    A. 温病热入营血分证 B. 瘰疬痰核 C. 阴虚肠燥便秘
    D. 血热吐血 E. 阴虚发热

61. 清热泻火药的性味多
    A. 苦寒或甘寒 B. 苦寒或咸寒 C. 甘寒或酸寒
    D. 咸寒或酸寒 E. 甘寒或甘温

62. 芦根与天花粉除清热泻火外亦相同的功效是
    A. 除烦止呕 B. 生津 C. 清肺润燥
    D. 消肿排脓 E. 凉血止血

B 型题（配伍选择题，备选答案在前，试题在后，每题若干组。每组均对应同一组备选答案）

[1~3]
    A. 祛痰利咽 B. 消肿止痛 C. 利湿退黄
    D. 凉血消斑 E. 化痰开窍

1. 牛黄除清热解毒外，还具有的功效是
2. 地锦草除清热解毒外，还具有的功效是
3. 重楼除清热解毒外，还具有的功效是

[4~6]
    A. 清湿热，解热毒 B. 利咽消肿 C. 解暑截疟
    D. 清肺生津 E. 利尿通淋

4. 地骨皮除退虚热、凉血外，还能

5. 胡黄连除退虚热、除骨蒸外，还能
6. 青蒿除退虚热、凉血外，还能

[7~9]
    A. 夏枯草   B. 密蒙花   C. 谷精草
    D. 青葙子   E. 决明子

7. 清热养肝，明目退翳的药是
8. 清肝明目，润肠通便的药是
9. 清肝明目，散结消肿的药是

[10~12]
    A. 知母   B. 芦根   C. 竹叶
    D. 青葙子   E. 天花粉

10. 能除烦止呕的药是
11. 能清肝明目的药是
12. 能滋阴润燥的药是

[13~14]
    A. 凉血，养阴   B. 凉血，清肺   C. 凉血，通淋
    D. 凉血，利咽   E. 凉血，定惊

13. 水牛角的功效是
14. 马齿苋的功效是

[15~17]
    A. 赤芍   B. 紫草   C. 红花
    D. 牡丹皮   E. 马齿苋

15. 既凉血活血，又解毒透疹的药是
16. 既凉血活血，又退虚热的药是
17. 既清热凉血，又清肝火的药是

[18~21]
    A. 清热解毒，排脓消痈   B. 清热解毒，祛痰利咽   C. 清热解毒，凉血止痢
    D. 清热解毒，祛风燥湿   E. 清热解毒，活血止痛

18. 大血藤的功效
19. 鱼腥草的功效
20. 白鲜皮的功效
21. 白头翁的功效

[22~25]
    A. 利咽，凉血   B. 利咽，祛痰   C. 利咽，通便
    D. 利咽，止血   E. 利咽，疏肝

22. 射干的功效是
23. 马勃的功效是
24. 板蓝根的功效是
25. 木蝴蝶的功效是

[26~29]
    A. 青黛   B. 白薇   C. 连翘
    D. 玄参   E. 紫草

26. 既能凉血消斑,又定惊的药是
27. 既能疏散风热,又利尿的药是
28. 既能退虚热,又利尿通淋的药是
29. 既能滋阴降火,又解毒散结的药是

[30～32]
　　A. 除烦止呕　　　　B. 清咽利喉　　　　C. 滋阴润燥
　　D. 收敛生肌止血　　E. 消痈排脓
30. 芦根除清热生津外,还具有的功效是
31. 石膏除清热泻火外,还具有的功效是
32. 知母除清热泻火外,还具有的功效是

[33～35]
　　A. 疔疮　　　　B. 乳痈　　　　C. 丹毒
　　D. 肠痈　　　　E. 肺痈
33. 败酱草尤善治
34. 紫花地丁尤善治
35. 蒲公英尤善治

[36～39]
　　A. 白头翁　　　B. 垂盆草　　　C. 秦皮
　　D. 金荞麦　　　E. 地锦草
36. 既能清热解毒,又能燥湿止带、清肝明目的药物是
37. 既能清热解毒,又能凉血止痢的药物是
38. 既能清热解毒,又能祛痰排脓、散瘀止痛的药物是
39. 既能清热解毒,又能利湿退黄的药物是

[40～43]
　　A. 利湿抗癌　　B. 凉血利咽　　C. 利水消肿
　　D. 清肝明目　　E. 腐蚀赘疣
40. 半边莲的功效是
41. 半枝莲的功效是
42. 白花蛇舌草的功效是
43. 鸦胆子的功效是

[44～46]
　　A. 清泄肺火及少阳热　　B. 清泄心胃之火　　C. 清泄肝火
　　D. 清泄膀胱热　　　　　E. 清相火、退虚热
44. 黄芩长于
45. 黄连长于
46. 黄柏长于

C 型题（综合分析选择题。每题的备选答案中只有一个最佳答案）

[1～3]
患者,男,20岁。发热腹痛,里急后重,大便有脓血,舌质红,脉滑数。建议选用黄连配木香治疗
1. 黄连与木香配伍发挥的功效是
　　A. 清热燥湿解毒、燥湿止泻　　B. 清热燥湿解毒、凉血止血　　C. 清热燥湿解毒、利胆退黄
　　D. 清热燥湿解毒、理气止痛　　E. 清热燥湿解毒、止痢截疟

2. 使用黄连治泻痢，应注意的内容是
   A. 胃火牙痛，口舌生疮不宜
   B. 用量不宜大，不可久服
   C. 血热妄行者不宜
   D. 肝火犯胃之呕吐反酸者不宜
   E. 大剂量持续使用，以巩固疗效
3. 患者服药后恶心欲呕，为降低黄连的苦寒败胃之性，最宜选择
   A. 吴茱萸炒黄连　　　　B. 酒黄连　　　　　　C. 生黄连
   D. 黄连炭　　　　　　　E. 姜汁炒黄连

[4~5]
患者，女，32岁。暑天身染疟疾，往来寒热，胸闷头痛，恶心纳呆。建议选用青蒿治疗
4. 针对患者症状，青蒿发挥的功效是
   A. 退虚热、解暑、清肺火　　B. 退虚热、截疟、凉血　　C. 退虚热、解暑、凉血
   D. 退虚热、截疟、解暑　　　E. 退虚热、截疟、退黄
5. 青蒿正确的用法是
   A. 宜醋制用　　　　　　B. 鲜品绞汁　　　　　C. 宜入丸散
   D. 炒炭入煎　　　　　　E. 入汤剂久煎

X 型题（多项选择题。每题的备选答案中有 2 个或 2 个以上正确答案。少选或多选均不得分）
1. 石膏的主治病证有
   A. 气分高热　　　　　　B. 肺热咳喘　　　　　C. 湿热黄疸
   D. 胃火牙痛　　　　　　E. 水火烫伤
2. 黄芩、黄连、黄柏均具备的功效有
   A. 清热　　　　　　　　B. 燥湿　　　　　　　C. 泻火
   D. 解毒　　　　　　　　E. 退虚热
3. 知母能主治的病证有
   A. 湿热泻痢　　　　　　B. 热病烦渴　　　　　C. 内热消渴
   D. 肺热燥咳　　　　　　E. 潮热盗汗
4. 栀子的主治病证有
   A. 血热出血　　　　　　B. 跌打肿痛　　　　　C. 湿热黄疸
   D. 热淋、血淋　　　　　E. 热病心烦
5. 夏枯草的功效是
   A. 清肝明目　　　　　　B. 升举阳气　　　　　C. 利尿通淋
   D. 散结消肿　　　　　　E. 除烦止呕
6. 决明子的主治病证有
   A. 肠燥便秘　　　　　　B. 目暗不明　　　　　C. 热淋涩痛
   D. 目赤肿痛　　　　　　E. 瘰疬瘿瘤
7. 黄芩的功效有
   A. 清热燥湿　　　　　　B. 止血　　　　　　　C. 泻火解毒
   D. 安胎　　　　　　　　E. 清心除烦
8. 黄芩的主治病证有
   A. 少阳寒热　　　　　　B. 肺热咳喘　　　　　C. 胎热胎动
   D. 暑湿湿温　　　　　　E. 血热吐血

9. 玄参的主治病证有
   A. 咳血吐血 B. 温毒发斑 C. 寒热往来
   D. 温热病热入营分 E. 痈肿疮毒
10. 金银花的主治病证是
    A. 温病初起 B. 痈疮疖肿 C. 内热消渴
    D. 热毒泻痢 E. 风热表证
11. 能清热解毒、凉血的药有
    A. 金银花 B. 大青叶 C. 青黛
    D. 大血藤 E. 紫花地丁
12. 能清热解毒、利咽的药物有
    A. 山豆根 B. 地锦草 C. 射干
    D. 马齿苋 E. 板蓝根
13. 能清心火的药有
    A. 黄连 B. 淡竹叶 C. 连翘
    D. 夏枯草 E. 栀子
14. 地骨皮的功效是
    A. 清肺降火 B. 凉血 C. 止痢
    D. 退虚热 E. 截疟
15. 青蒿的功效是
    A. 凉血 B. 解暑 C. 退虚热
    D. 截疟 E. 生津
16. 可治疗虚热证的药物有
    A. 白薇 B. 黄连 C. 地骨皮
    D. 牡丹皮 E. 黄柏
17. 黄连配伍吴茱萸的意义在于
    A. 清虚热，退骨蒸 B. 温中散寒止痛 C. 疏肝和胃制酸
    D. 清热泻火燥湿 E. 利胆退黄除湿
18. 能明目的药物有
    A. 谷精草 B. 决明子 C. 青葙子
    D. 野菊花 E. 密蒙花
19. 半枝莲与半边莲共有的功效是
    A. 利水消肿 B. 祛瘀止血 C. 消痈排脓
    D. 清热解毒 E. 解暑截疟
20. 栀子与马齿苋均有的功效是
    A. 凉血 B. 清热 C. 除烦
    D. 解毒 E. 止痛
21. 下列药品不可以和藜芦同用的有
    A. 牡丹皮 B. 连翘 C. 赤芍
    D. 栀子 E. 玄参

第三章 泻下药

A 型题（最佳选择题，每题的备选答案中只有一个最佳答案）

1. 能泻下软坚，善治燥屎坚结难下的药是
   A. 昆布　　　　　　B. 芦荟　　　　　　C. 瓜蒌
   D. 芒硝　　　　　　E. 胖大海
2. 芦荟除泻下外，又能
   A. 清肝，杀虫　　　B. 清心，利尿　　　C. 清肺，化痰
   D. 清胃，止呕　　　E. 清胆，截疟
3. 既能润肠通便，又能利水消肿的是
   A. 巴豆　　　　　　B. 松子仁　　　　　C. 火麻仁
   D. 郁李仁　　　　　E. 千金子
4. 性寒，既泻水逐饮，又消肿散结的是
   A. 巴豆　　　　　　B. 大黄　　　　　　C. 芫花
   D. 甘遂　　　　　　E. 千金子
5. 既峻下冷积，又逐水退肿的药是
   A. 甘遂　　　　　　B. 商陆　　　　　　C. 巴豆
   D. 郁李仁　　　　　E. 牵牛子
6. 芫花除泻水逐饮外还能
   A. 破血消癥　　　　B. 软坚散结　　　　C. 祛痰止咳
   D. 蚀疮祛腐　　　　E. 解毒止血
7. 芒硝的功效是
   A. 泻下软坚，清热回乳　　B. 泻热通便，祛痰利咽　　C. 泻下通便，健脾消食
   D. 泻下软坚，峻下逐水　　E. 泻下通便，散结消肿
8. 番泻叶的功效是
   A. 润下软坚，清肝杀虫　　B. 泻热通便，消积健胃　　C. 泻热通便，活血化瘀
   D. 泻下通便，清热泻火　　E. 泻下通便，消肿散结
9. 能润肠通便，略兼补虚的药物是
   A. 郁李仁　　　　　B. 芦荟　　　　　　C. 番泻叶
   D. 火麻仁　　　　　E. 千金子
10. 甘遂内服的正确用法是
    A. 先煎　　　　　　B. 后下　　　　　　C. 入汤剂
    D. 入丸散剂　　　　E. 烊化
11. 芫花的功效中没有的是
    A. 泻水逐饮　　　　B. 祛痰　　　　　　C. 止咳
    D. 散结　　　　　　E. 杀虫疗疮
12. 巴豆制霜的目的是
    A. 改性　　　　　　B. 矫臭　　　　　　C. 增效

D. 减毒　　　　　　　　E. 矫味

13. 不宜与牵牛子配伍使用的药物是
    A. 赤石脂　　　　　　B. 郁金　　　　　　　C. 芒硝
    D. 狼毒　　　　　　　E. 巴豆

14. 京大戟与红大戟均有的功效是
    A. 泻水逐饮，消肿散结　B. 泻水逐饮，祛痰止咳　C. 泻下逐水，破血消癥
    D. 逐水退肿，祛痰利咽　E. 泻水逐饮，杀虫疗疮

15. 不宜与甘遂、京大戟、芫花配伍使用的药物是
    A. 藜芦　　　　　　　B. 海藻　　　　　　　C. 党参
    D. 甘草　　　　　　　E. 五灵脂

16. 牵牛子不具有的功效是
    A. 破血　　　　　　　B. 逐水　　　　　　　C. 泻下
    D. 去积　　　　　　　E. 杀虫

17. 千金子制霜后入丸散的内服用量是
    A. 0.05~0.1g　　　　　B. 0.5~1g　　　　　　C. 3~6g
    D. 6~12g　　　　　　　E. 12~18g

B 型题（配伍选择题，备选答案在前，试题在后，每题若干组。每组均对应同一组备选答案）

[1~2]
　　A. 芫花　　　　　　　B. 牵牛子　　　　　　C. 京大戟
　　D. 郁李仁　　　　　　E. 番泻叶

1. 性寒，既泻下逐水，又去积杀虫的药是
2. 性温，既泻水逐饮，又杀虫疗疮的药是

[3~6]
　　A. 活血祛瘀　　　　　B. 发汗解表　　　　　C. 清肝杀虫
　　D. 消积健胃　　　　　E. 清热回乳

3. 芒硝除泻下软坚外，还有的功效是
4. 芦荟除泻下通便外，还有的功效是
5. 番泻叶除泻热通便外，还有的功效是
6. 大黄除泻下攻积外，还有的功效是

[7~8]
　　A. 百合科　　　　　　B. 茜草科　　　　　　C. 桑科
　　D. 豆科　　　　　　　E. 大戟科

7. 京大戟来源于
8. 红大戟来源于

X 型题（多项选择题。每题的备选答案中有 2 个或 2 个以上正确答案。少选或多选均不得分）

1. 大黄的主治病证
   A. 热毒疮肿　　　　　B. 血热衄血　　　　　C. 跌打损伤
   D. 瘀血经闭　　　　　E. 湿热泻痢初起

2. 芒硝功效
   A. 泻下　　　　　　　B. 清热　　　　　　　C. 解毒
   D. 软坚　　　　　　　E. 回乳

3. 泻下药的适应病证有

A. 水肿停饮   B. 湿滞中焦   C. 胃肠积滞
D. 大便秘结   E. 实热内结

4. 大黄的功效是
   A. 解毒止血   B. 活血祛瘀   C. 泻水逐饮
   D. 泻下攻积   E. 清热泻火

5. 芦荟的主治病证是
   A. 小儿疳积   B. 虫积腹痛   C. 肝热惊风
   D. 热结便秘   E. 癣疮

6. 具有润肠通便作用的药物是
   A. 玄参   B. 决明子   C. 火麻仁
   D. 番泻叶   E. 生地黄

7. 甘遂、京大戟、红大戟均有的功效是
   A. 杀虫疗疮   B. 祛痰止咳   C. 消肿散结
   D. 泻水逐饮   E. 破血消癥

第四章　祛风湿药

A 型题（最佳选择题，每题的备选答案中只有一个最佳答案）

1. 千年健的功效是
   A. 祛风湿，强筋骨　　　B. 祛风湿，利小便　　　C. 祛风湿，解热毒
   D. 祛风湿，通经络　　　E. 祛风湿，降血压

2. 既治风寒湿痹，又治寒湿头痛的药是
   A. 草果　　　　　　　　B. 川乌　　　　　　　　C. 香加皮
   D. 伸筋草　　　　　　　E. 穿山龙

3. 其性走窜，久服易伤正气的药是
   A. 穿山龙　　　　　　　B. 威灵仙　　　　　　　C. 五加皮
   D. 鹿衔草　　　　　　　E. 乌梢蛇

4. 既祛风湿，又清热解毒的药是
   A. 防己　　　　　　　　B. 桑枝　　　　　　　　C. 臭梧桐
   D. 豨莶草　　　　　　　E. 青风藤

5. 阴亏血虚者应慎用的药物是
   A. 祛风湿药　　　　　　B. 清热凉血药　　　　　C. 补血药
   D. 平抑肝阳药　　　　　E. 补阴药

6. 性温，既能祛风湿，又能解表、止痛的药物是
   A. 木瓜　　　　　　　　B. 独活　　　　　　　　C. 五加皮
   D. 川乌　　　　　　　　E. 桑枝

7. 尤善治少阴伏风及下半身风寒湿痹的药是
   A. 桑寄生　　　　　　　B. 独活　　　　　　　　C. 川乌
   D. 蕲蛇　　　　　　　　E. 豨莶草

8. 下列不是威灵仙功效的是
   A. 治骨鲠　　　　　　　B. 消痰水　　　　　　　C. 祛风湿
   D. 通经络　　　　　　　E. 发斑疹

9. 威灵仙的主治病证不包括
   A. 潮热骨蒸　　　　　　B. 痰饮积聚　　　　　　C. 风寒湿痹
   D. 瘫痪麻木　　　　　　E. 诸骨鲠喉

10. 性苦寒，能祛风湿止痛、利水的药物是
    A. 雷公藤　　　　　　　B. 络石藤　　　　　　　C. 防己
    D. 木瓜　　　　　　　　E. 羌活

11. 下列不是秦艽功效的是
    A. 祛风湿　　　　　　　B. 清虚热　　　　　　　C. 利湿退黄
    D. 解蛇毒　　　　　　　E. 舒筋络

12. 下列不是徐长卿功效的是
    A. 消痰利水　　　　　　B. 止痒　　　　　　　　C. 祛风止痛

D. 解蛇毒　　　　　　　　E. 活血通络

13. 下列不属于徐长卿主治病证的是
    A. 风湿痹痛　　　　　B. 牙痛　　　　　　　C. 毒蛇咬伤
    D. 肝肾虚损　　　　　E. 湿疹，顽癣

14. 善治吐泻转筋及消化不良的药物是
    A. 臭梧桐　　　　　　B. 独活　　　　　　　C. 木瓜
    D. 五加皮　　　　　　E. 丝瓜络

15. 下列不是桑寄生功效的是
    A. 安胎　　　　　　　B. 祛风湿　　　　　　C. 收涩止血
    D. 强筋骨　　　　　　E. 补肝肾

16. 下列不是五加皮功效的是
    A. 安胎　　　　　　　B. 利水　　　　　　　C. 强筋骨
    D. 祛风湿　　　　　　E. 补肝肾

17. 蕲蛇与乌梢蛇除祛风通络外，又均有的功效是
    A. 补肺止血　　　　　B. 定惊止痉　　　　　C. 凉血消肿
    D. 通经下乳　　　　　E. 清热解毒

18. 下列不是豨莶草功效的是
    A. 清热解毒　　　　　B. 祛风湿　　　　　　C. 消痰水
    D. 降血压　　　　　　E. 通经络

19. 能祛风通络的药物组是
    A. 川乌、徐长卿、雷公藤　　B. 桑枝、络石藤、海风藤　　C. 桑寄生、威灵仙、鹿衔草
    D. 防己、川乌、香加皮　　　E. 五加皮、千年健、独活

20. 辛热大毒，尤善治风寒湿或寒湿所致诸痛的药物是
    A. 雷公藤　　　　　　B. 川乌　　　　　　　C. 五加皮
    D. 蕲蛇　　　　　　　E. 穿山龙

21. 下列不是雷公藤功效的是
    A. 安胎　　　　　　　B. 杀虫解毒　　　　　C. 消肿止痛
    D. 活血通络　　　　　E. 祛风除湿

22. 下列关于雷公藤的用药注意哪项不正确
    A. 孕妇忌服
    B. 患有心、肝、肾器质性病变或白细胞减少症者慎服
    C. 外敷安全，可长时间贴敷使用，7～8小时为宜
    D. 本品毒剧，故内服宜慎
    E. 带皮者毒剧，用时宜去皮

23. 香加皮与五加皮除祛风湿、强筋骨外，还均能
    A. 解蛇毒　　　　　　B. 利水　　　　　　　C. 消骨鲠
    D. 行气止痛　　　　　E. 生津开胃

24. 既能祛风除湿，又能舒筋通络的药物是
    A. 伸筋草　　　　　　B. 五加皮　　　　　　C. 鹿衔草
    D. 防己　　　　　　　E. 独活

25. 下列不是路路通功效的是
    A. 通经下乳　　　　　B. 利水　　　　　　　C. 化痰

D. 祛风活络　　　　　　　　E. 止痒

26. 既能祛风除湿，又能活血通络、化痰止咳的药物是
    A. 络石藤　　　　　B. 香加皮　　　　　C. 桑寄生
    D. 丝瓜络　　　　　E. 穿山龙

27. 除祛风通络外，络石藤还具有的功效是
    A. 凉血消肿　　　　B. 定惊止痉　　　　C. 调经止血
    D. 止咳化痰　　　　E. 化湿和中

28. 既祛风通络而利关节，治风湿肩臂痛与四肢拘挛，又行水而消肿，治水肿与脚气浮肿的中药是
    A. 羌活　　　　　　B. 蕲蛇　　　　　　C. 豨莶草
    D. 桑枝　　　　　　E. 千年健

29. 下列不属于海风藤主治病证的有
    A. 风湿痹痛　　　　B. 跌打损伤　　　　C. 腰膝酸软
    D. 瘀血肿痛　　　　E. 筋脉拘挛

30. 臭梧桐与豨莶草除均可祛风湿、通经络外，还均可
    A. 凉血消肿　　　　B. 通经下乳　　　　C. 活血止痛
    D. 降血压　　　　　E. 补益肝肾

31. 下列不是青风藤主治病证的是
    A. 风湿痹痛　　　　B. 关节肿胀　　　　C. 拘挛麻木
    D. 皮肤瘙痒　　　　E. 脚气浮肿

32. 能祛风通络、化痰解毒，治风、痰滞络，痰浊阻肺或热毒壅结所致诸证的中药是
    A. 丝瓜络　　　　　B. 桑枝　　　　　　C. 秦艽
    D. 路路通　　　　　E. 徐长卿

33. 下列不是鹿衔草功效的是
    A. 祛风湿　　　　　B. 利湿退黄　　　　C. 强筋骨
    D. 调经止血　　　　E. 补肺止咳

B型题（配伍选择题，备选答案在前，试题在后，每题若干组。每组均对应同一组备选答案）

[1~2]
A. 香加皮　　　　　B. 海风藤　　　　　C. 络石藤
D. 木瓜　　　　　　E. 蕲蛇

1. 祛风通络，凉血消肿的是
2. 祛风通络，定惊止痉的是

[3~4]
A. 木瓜　　　　　　B. 秦艽　　　　　　C. 桑枝
D. 络石藤　　　　　E. 臭梧桐

3. 性平，既祛风湿，又利水的药是
4. 性微寒，既祛风湿，又利湿退黄的药是

[5~7]
A. 止血　　　　　　B. 活血　　　　　　C. 降血压
D. 消痰水　　　　　E. 利小便

5. 青风藤除祛风湿、通经络外，又能
6. 豨莶草除祛风湿、通经络外，又能
7. 臭梧桐除祛风湿、通经络外，又能

[8~9]
　　A. 秦艽　　　　　　　　B. 木瓜　　　　　　　　C. 伸筋草
　　D. 络石藤　　　　　　　E. 千年健
8. 微寒，祛风湿，利湿退黄的是
9. 性温，祛风除湿，舒筋通络的是

[10~11]
　　A. 既燥湿行气，又化瘀止痛
　　B. 增强化湿和中，清退虚热骨蒸
　　C. 增强散风寒湿止痛功效
　　D. 既祛风寒湿，又能强腰膝
　　E. 既祛风湿通经络，又强心利水
10. 独活配羌活的功效是
11. 独活配桑寄生的功效是

[12~15]
　　A. 祛风湿，通经络，消痰水，治骨鲠
　　B. 祛风湿，活血通络，杀虫解毒，消肿止痛
　　C. 祛风湿，利关节，解毒
　　D. 祛风湿，止痛，解表
　　E. 祛风湿，止痛，利水
12. 防己的功效是
13. 雷公藤的功效是
14. 威灵仙的功效是
15. 独活的功效是

[16~17]
　　A. 吐泻转筋　　　　　　B. 下半身风湿痹证　　　C. 诸骨鲠喉
　　D. 上半身风湿痹证　　　E. 痉挛抽搐
16. 羌活善治的病证是
17. 独活善治的病证是

[18~21]
　　A. 祛风止痛，活血通络，解毒
　　B. 祛风除湿，定惊止痉
　　C. 祛风湿，强筋骨，利水
　　D. 祛风湿，通经络，降血压
　　E. 祛风湿，强筋骨，安胎
18. 蕲蛇、乌梢蛇均有的功效是
19. 豨莶草、臭梧桐均有的功效是
20. 徐长卿、雷公藤均有的功效是
21. 五加皮、香加皮均有的功效是

[22~25]
　　A. 消肿止痛　　　　　　B. 化痰解毒　　　　　　C. 利小便
　　D. 生津开胃　　　　　　E. 凉血消肿
22. 丝瓜络除祛风通络外，还能

23. 络石藤除祛风通络外，还能
24. 青风藤除祛风通络外，还能
25. 雷公藤除祛风除湿通络外，还能

[26~27]
 A. 防己、秦艽、豨莶草、雷公藤
 B. 千年健、青风藤、丝瓜络、香加皮
 C. 川乌、独活、威灵仙、徐长卿
 D. 海风藤、川乌、路路通、穿山龙
 E. 五加皮、乌梢蛇、木瓜、臭梧桐

26. 药性寒凉，可治风湿热痹的药物是
27. 药性温热，可治风寒湿痹的药物是

C 型题（综合分析选择题。每题的备选答案中只有一个最佳答案）

[1~3]
患者，女，30岁。右关节红肿热痛，活动受限，舌红，脉数。建议选择防己配伍应用

1. 防己的功效是
 A. 祛风湿、清虚热、利湿退黄
 B. 祛风湿、散寒止痛、解表
 C. 祛风湿、止痛、利水
 D. 祛风湿、舒筋络、化湿和胃
 E. 祛风湿、活血通络、解蛇虫毒

2. 关于防己的使用注意表述正确的是
 A. 脾胃虚寒者首选
 B. 脚气浮肿者慎用
 C. 水肿、小便不利者慎用
 D. 忌用于风湿热痹
 E. 阴虚及无湿热者忌服

3. 针对此患者的情况，可与防己配伍使用的药物为
 A. 独活　　　　　　B. 川乌　　　　　　C. 木瓜
 D. 秦艽　　　　　　E. 五加皮

X 型题（多项选择题。每题的备选答案中有 2 个或 2 个以上正确答案。少选或多选均不得分）

1. 威灵仙主治
 A. 湿热黄疸　　　　B. 风寒湿痹　　　　C. 骨蒸潮热
 D. 诸骨鲠喉　　　　E. 皮肤湿痒

2. 雷公藤的使用注意有
 A. 内服宜慎　　　　B. 孕妇忌服　　　　C. 白细胞减少症者慎用
 D. 外敷不可超过半小时　　E. 心、肝、肾器质性病变者慎服

3. 防己的主治病证有
 A. 水肿　　　　　　B. 寒湿中阻　　　　C. 脚气浮肿
 D. 小便不利　　　　E. 风湿痹痛

4. 桑寄生的功效是
 A. 利水　　　　　　B. 安胎　　　　　　C. 通络
 D. 补肝肾　　　　　E. 强筋骨

5. 独活的主治病证有
   A. 骨蒸潮热　　　　　B. 腰膝酸痛　　　　　C. 少阴头痛
   D. 表证夹湿　　　　　E. 风寒湿痹
6. 秦艽的主治病证有
   A. 骨蒸潮热　　　　　B. 风湿热痹　　　　　C. 风寒湿痹
   D. 四肢拘挛　　　　　E. 表证夹湿
7. 木瓜的主治病证有
   A. 筋脉拘挛　　　　　B. 少阴头痛　　　　　C. 脚气肿痛
   D. 吐泻转筋　　　　　E. 消化不良
8. 桑寄生的主治病证有
   A. 风湿痹证　　　　　B. 胎动不安　　　　　C. 肝肾虚损
   D. 腰膝酸痛　　　　　E. 乳汁不下
9. 五加皮的主治病证有
   A. 四肢拘挛　　　　　B. 水肿　　　　　　　C. 小儿行迟
   D. 风湿痹痛　　　　　E. 脚气浮肿
10. 下列药品中无毒的是
    A. 蕲蛇　　　　　　　B. 香加皮　　　　　　C. 五加皮
    D. 路路通　　　　　　E. 雷公藤
11. 海风藤的功效有
    A. 利小便　　　　　　B. 祛风湿　　　　　　C. 强筋骨
    D. 通经络　　　　　　E. 降血压
12. 关于川乌的用药注意正确的有
    A. 内服煎汤需先煎 30~60 分钟
    B. 内服用量宜在 1.5~3g
    C. 孕妇忌服
    D. 浸酒后毒性减低
    E. 不宜与半夏、瓜蒌、白及同用
13. 具有祛风湿、通经络作用的药物有
    A. 木瓜　　　　　　　B. 青风藤　　　　　　C. 海风藤
    D. 臭梧桐　　　　　　E. 川乌
14. 桑寄生、五加皮均有的功效是
    A. 补肝肾　　　　　　B. 强筋骨　　　　　　C. 祛风湿
    D. 安胎　　　　　　　E. 利水消肿
15. 可治瘙痒的药有
    A. 路路通　　　　　　B. 乌梢蛇　　　　　　C. 蕲蛇
    D. 臭梧桐　　　　　　E. 豨莶草

第五章 芳香化湿药

A 型题（最佳选择题，每题的备选答案中只有一个最佳答案）

1. 砂仁不具有的功效是
   A. 化湿 B. 行气 C. 解暑
   D. 温中 E. 安胎

2. 化湿药入汤剂应当选择
   A. 先煎 B. 后下 C. 久煎
   D. 另煎 E. 包煎

3. 苍术不具有的功效是
   A. 发汗 B. 燥湿健脾 C. 明目
   D. 祛风湿 E. 截疟

4. 善于行气消积，为消除胀满要药的是
   A. 砂仁 B. 草果 C. 厚朴
   D. 佩兰 E. 广藿香

5. 既可化湿止呕，又能解暑的药物是
   A. 广藿香 B. 厚朴 C. 苍术
   D. 白豆蔻 E. 草豆蔻

6. 广藿香尤善治
   A. 肝胃不和呕吐 B. 胃火炽盛呕吐 C. 寒湿中阻呕吐
   D. 脾胃虚弱呕吐 E. 痰饮上泛呕吐

7. 具有安胎作用的化湿药是
   A. 白豆蔻 B. 厚朴 C. 苍术
   D. 紫苏 E. 砂仁

8. 治疗口中甜腻、多涎，宜首选的药物是
   A. 苍术 B. 佩兰 C. 厚朴
   D. 广藿香 E. 草果

9. 草果具有的功效是
   A. 燥湿温中，除痰截疟 B. 化湿止呕，发表解暑 C. 燥湿行气，温中止呕
   D. 燥湿行气，消积平喘 E. 化湿行气，温中止泻

B 型题（配伍选择题，备选答案在前，试题在后，每题若干组。每组均对应同一组备选答案）

[1~2]
   A. 疏肝行气 B. 化湿行气 C. 活血行气
   D. 燥湿行气 E. 健脾行气

1. 白豆蔻除温中止呕外，又能
2. 草豆蔻除温中止呕外，又能

[3~4]
   A. 截疟 B. 行气 C. 温中

D. 解暑　　　　　　　　E. 消积
3. 佩兰的功效是
4. 广藿香的功效是
[5~6]
   A. 发汗　　　　　　　　B. 解毒　　　　　　　　C. 止呕
   D. 截疟　　　　　　　　E. 平喘
5. 苍术除能除湿外，还能
6. 厚朴除能除湿外，还能

X 型题（多项选择题。每题的备选答案中有 2 个或 2 个以上正确答案。少选或多选均不得分）
1. 苍术主治的病证有
   A. 痰饮水肿　　　　　　B. 表证夹湿　　　　　　C. 风湿热痹
   D. 湿阻中焦　　　　　　E. 眼目昏涩
2. 具有止呕作用的药物是
   A. 白豆蔻　　　　　　　B. 苍术　　　　　　　　C. 草豆蔻
   D. 厚朴　　　　　　　　E. 广藿香
3. 具有安胎作用的药物是
   A. 黄芩　　　　　　　　B. 紫苏　　　　　　　　C. 砂仁
   D. 苍术　　　　　　　　E. 广藿香

第六章 利水渗湿药

A 型题（最佳选择题，每题的备选答案中只有一个最佳答案）

1. 木通的功效
   A. 利水通淋，解暑
   B. 利水通淋，敛疮
   C. 利水通淋，清肺
   D. 利水通淋，润肠
   E. 利水通淋，下乳

2. 肾虚精滑无湿热者禁服的药
   A. 鸡内金
   B. 补骨脂
   C. 金樱子
   D. 芡实
   E. 泽泻

3. 善治石淋与肝胆结石的药是
   A. 茵陈
   B. 萹蓄
   C. 瞿麦
   D. 灯心草
   E. 金钱草

4. 治水肿伴心悸失眠，宜选的药是
   A. 茯苓
   B. 朱砂
   C. 磁石
   D. 泽泻
   E. 薏苡仁

5. 车前子不具备的功效是
   A. 明目
   B. 补血
   C. 止泻
   D. 化痰
   E. 利水

6. 利水渗湿药的主治病证不包括
   A. 淋证
   B. 阴虚燥热
   C. 小便不利
   D. 水泻
   E. 带下

7. 薏苡仁不具有的功效是
   A. 健脾止泻
   B. 利水渗湿
   C. 除痹
   D. 清热排脓
   E. 利水通淋

8. 泽泻除利水渗湿外，还有的功效是
   A. 退黄
   B. 下乳
   C. 止痒
   D. 解毒
   E. 泄热

9. 具利水通淋、解暑、清热收湿敛疮功效的药物是
   A. 草薢
   B. 萹蓄
   C. 滑石
   D. 通草
   E. 海金沙

10. 金钱草不具有的功效是
    A. 解毒消肿
    B. 除湿退黄
    C. 通气下乳
    D. 排除结石
    E. 利水通淋

11. 能清热利湿退黄，为治湿热黄疸要药的是
    A. 青蒿
    B. 猪苓
    C. 灯心草
    D. 地肤子
    E. 茵陈

12. 治膏淋、白浊及湿盛带下之要药是
    A. 草薢
    B. 海金沙
    C. 瞿麦

D. 滑石　　　　　　　E. 石韦

13. 善通利小便而止痛，并兼排石，兼尿道涩痛者尤佳的药物是
    A. 连钱草　　　　　B. 金钱草　　　　　C. 广金钱草
    D. 海金沙　　　　　E. 灯心草

14. 既能利湿通淋，又能清热解毒、散瘀消肿的药物是
    A. 瞿麦　　　　　　B. 金钱草　　　　　C. 连钱草
    D. 萹蓄　　　　　　E. 木通

15. 能利尿通淋，润肠通便的药是
    A. 海金沙　　　　　B. 冬葵子　　　　　C. 车前子
    D. 地肤子　　　　　E. 薏苡仁

16. 灯心草煎汤内服用量是
    A. 1～1.5g　　　　 B. 1～3g　　　　　 C. 3～10g
    D. 3～6g　　　　　 E. 10～30g

17. 茯苓的药用部分是
    A. 块根　　　　　　B. 菌核　　　　　　C. 鳞茎
    D. 花粉　　　　　　E. 果实

18. 既能利尿通淋，又能破血通经的药物是
    A. 滑石　　　　　　B. 瞿麦　　　　　　C. 地肤子
    D. 木通　　　　　　E. 通草

19. 专于渗利水湿而力强，为治水湿内停之要药的是
    A. 茯苓　　　　　　B. 泽泻　　　　　　C. 通草
    D. 萆薢　　　　　　E. 猪苓

20. 通草除利水清热外，还具有的功效是
    A. 凉血止血　　　　B. 清心除烦　　　　C. 杀虫止痒
    D. 通气下乳　　　　E. 清热解暑

21. 石韦不具备的功效是
    A. 利尿通淋　　　　B. 凉血止血　　　　C. 健脾安神
    D. 清肺　　　　　　E. 止咳

22. 善清利膀胱湿热，兼杀虫而止痒的中药是
    A. 萆薢　　　　　　B. 萹蓄　　　　　　C. 瞿麦
    D. 石韦　　　　　　E. 木通

23. 地肤子的主治病证中不包括
    A. 湿疹　　　　　　B. 阴痒　　　　　　C. 热淋
    D. 血淋　　　　　　E. 风疹

24. 广金钱草与金钱草的共同功效除利尿通淋外还有
    A. 除湿退黄　　　　B. 燥湿止痒　　　　C. 破血痛经
    D. 健脾止泻　　　　E. 清热解毒

25. 利尿清心，药力和缓，可治热淋、口疮及心烦失眠的中药是
    A. 连钱草　　　　　B. 金钱草　　　　　C. 广金钱草
    D. 冬葵子　　　　　E. 灯心草

B 型题（配伍选择题，备选答案在前，试题在后，每题若干组。每组均对应同一组备选答案）

[1~2]
    A. 破血通经   B. 攻毒杀虫   C. 祛风止痛
    D. 清心除烦   E. 消痰散结
1. 瞿麦除利尿通淋外，还能
2. 灯心草除利尿通淋外，还能

[3~4]
    A. 滑石   B. 血竭   C. 硼砂
    D. 车前子   E. 地肤子
3. 外用能清热收敛的药是
4. 内服能清肝明目的药是

[5~6]
    A. 除湿退黄   B. 祛风止痒   C. 凉血止血
    D. 清心除烦   E. 破血通经
5. 石韦除利尿通淋外，又能
6. 金钱草除利尿通淋外，又能

[7~10]
    A. 止痒   B. 下乳   C. 通经
    D. 除痹   E. 除烦
7. 地肤子除利尿通淋外，还具有的功效是
8. 薏苡仁除利水渗湿外，还具有的功效是
9. 通草除利水清热外，还具有的功效是
10. 瞿麦除利尿通淋外，还具有的功效是

[11~14]
    A. 地肤子   B. 金钱草   C. 萆薢
    D. 茵陈   E. 石韦
11. 善治石淋的是
12. 善治血淋的是
13. 善治黄疸的是
14. 善治膏淋的是

X 型题（多项选择题。每题的备选答案中有 2 个或 2 个以上正确答案。少选或多选均不得分）

1. 利水渗湿药的适应病证有
    A. 小便不利   B. 黄疸   C. 水泻
    D. 湿疮   E. 水肿

2. 茯苓、薏苡仁均有的功效是
    A. 安神   B. 利水   C. 泄热
    D. 止痢   E. 健脾

3. 金钱草的主治病证是
    A. 湿热黄疸   B. 毒蛇咬伤   C. 血瘀经闭
    D. 风湿痹痛   E. 肝胆结石

4. 车前子与石韦均有的功效是
    A. 止泻   B. 清肺   C. 止血

D. 通淋   E. 明目
5. 具有通淋、下乳功效的药物是
   A. 通草   B. 连钱草   C. 萹蓄
   D. 木通   E. 冬葵子
6. 具有明目功效的药物有
   A. 车前子   B. 菊花   C. 决明子
   D. 桑叶   E. 地锦草
7. 能退黄的药物有
   A. 金钱草   B. 广金钱草   C. 灯心草
   D. 连钱草   E. 茵陈
8. 入汤剂宜布包煎的药物有
   A. 滑石   B. 海金沙   C. 车前子
   D. 辛夷   E. 通草

第七章 温里药

A 型题（最佳选择题，每题的备选答案中只有一个最佳答案）

1. 纯阳温散，长于引火归原的药是
   A. 仙茅　　　　　　B. 肉桂　　　　　　C. 丁香
   D. 花椒　　　　　　E. 高良姜

2. 附子不具有的功效是
   A. 杀虫止痒　　　　B. 散寒止痛　　　　C. 助阳
   D. 回阳救逆　　　　E. 补火

3. 热证、阴虚证及孕妇忌用或慎用的药物是
   A. 安神药　　　　　B. 温里药　　　　　C. 补阴药
   D. 消食药　　　　　E. 生津药

4. 辛热纯阳，峻烈有毒的药物是
   A. 附子　　　　　　B. 吴茱萸　　　　　C. 高良姜
   D. 花椒　　　　　　E. 肉桂

5. 附子与干姜均有的功效是
   A. 引火归原　　　　B. 回阳　　　　　　C. 温肺
   D. 补火　　　　　　E. 止呕

6. 既能温中散寒，又可回阳通脉、温肺化饮的药物是
   A. 丁香　　　　　　B. 附子　　　　　　C. 干姜
   D. 吴茱萸　　　　　E. 荜茇

7. 既能温中止痛，又能杀虫止痒的药物是
   A. 高良姜　　　　　B. 小茴香　　　　　C. 丁香
   D. 荜茇　　　　　　E. 花椒

8. 肉桂不具有的功效是
   A. 引火归原　　　　B. 散寒止痛　　　　C. 补火助阳
   D. 回阳救逆　　　　E. 温通经脉

9. 吴茱萸不具有的功效是
   A. 散寒　　　　　　B. 和胃理气　　　　C. 止痛
   D. 燥湿止泻　　　　E. 疏肝下气

10. 肉桂的主治病证不包括
    A. 畏寒宫冷　　　　B. 胃脘冷痛　　　　C. 痛经
    D. 寒饮咳喘　　　　E. 痈肿久溃

11. 丁香的功效是
    A. 暖肝散寒　　　　B. 温肺化饮　　　　C. 温中降逆
    D. 温通心脉　　　　E. 助阳补火

12. 为治经寒痛经、寒湿脚气及虚寒泄泻之要药的是
    A. 附子　　　　　　B. 肉桂　　　　　　C. 高良姜

D. 吴茱萸　　　　　　　　E. 花椒
13. 能温肾暖肝而止痛，善治寒疝、睾丸偏坠及经寒诸痛的药物是
    A. 干姜　　　　　　　　B. 高良姜　　　　　　　　C. 花椒
    D. 荜茇　　　　　　　　E. 小茴香
14. 高良姜与荜茇除温中散寒止痛外，还均兼能
    A. 救逆回阳　　　　　　B. 温肺化饮　　　　　　　C. 调经止血
    D. 止呕止泻　　　　　　E. 杀虫止痒
15. 荜茇除温中散寒外，还能
    A. 引火归原　　　　　　B. 杀虫止痒　　　　　　　C. 行气止痛
    D. 疏肝解郁　　　　　　E. 温肺化饮
16. 细辛与干姜均有的功效是
    A. 疏肝下气　　　　　　B. 引火归原　　　　　　　C. 理气和胃
    D. 杀虫止痒　　　　　　E. 温肺化饮
17. 附子配伍干姜善治
    A. 亡阴证　　　　　　　B. 下焦虚寒　　　　　　　C. 虫积腹痛
    D. 痈肿久溃　　　　　　E. 亡阳证
18. 既善温中散寒止痛，又能疏肝下气，是治中寒肝逆或寒郁肝脉诸痛之佳品的药是
    A. 附子　　　　　　　　B. 吴茱萸　　　　　　　　C. 干姜
    D. 丁香　　　　　　　　E. 荜茇
19. 具有回阳功效的药物有
    A. 吴茱萸、附子　　　　B. 附子、干姜　　　　　　C. 附子、肉桂
    D. 附子、吴茱萸　　　　E. 肉桂、干姜
20. 不能与瓜蒌同用的是
    A. 半夏　　　　　　　　B. 甘草　　　　　　　　　C. 京大戟
    D. 附子　　　　　　　　E. 川贝母

B型题（配伍选择题，备选答案在前，试题在后，每题若干组。每组均对应同一组备选答案）

[1~2]
    A. 温阳利水　　　　　　B. 补火助阳　　　　　　　C. 疏肝燥湿
    D. 下气降逆　　　　　　E. 温肺化饮
1. 附子的功效是
2. 干姜的功效是

[3~4]
    A. 温中补虚　　　　　　B. 回阳救逆　　　　　　　C. 温通经脉
    D. 温肺化饮　　　　　　E. 疏肝下气
3. 附子除助阳、止痛外，还能
4. 肉桂除助阳、止痛外，还能

[5~6]
    A. 虫积腹痛　　　　　　B. 脘腹冷痛　　　　　　　C. 风寒湿痹
    D. 厥阴头痛　　　　　　E. 寒疝腹痛
5. 小茴香尤善治
6. 吴茱萸尤善治

[7～10]
  A. 温肺化饮　　　　B. 行气止痛　　　　C. 温助肾阳
  D. 温中止呕　　　　E. 杀虫止痒

7. 花椒除温中散寒止痛外，还有的功效是
8. 高良姜除温中散寒止痛外，还有的功效是
9. 荜茇除温中散寒止痛外，还有的功效是
10. 丁香除温中降逆外，还有的功效是

C 型题（综合分析选择题。每题的备选答案中只有一个最佳答案）

[1～3]
患者，女，68岁。平素怕冷，心悸、胸闷10余年，近日病情突然加重，全身冷汗淋漓，神志时清时昏，面色苍白，手足冰凉，舌质淡胖，脉细微弱无力。建议用附子配伍应用

1. 基于患者病证，可与附子配伍的药物是
  A. 细辛　　　　　　B. 麻黄　　　　　　C. 干姜
  D. 肉桂　　　　　　E. 高良姜

2. 针对患者症状，附子发挥的主要功效是
  A. 助阳补火　　　　B. 温肺化饮　　　　C. 回阳救逆
  D. 散寒止痛　　　　E. 引火归原

3. 附子的正确用法是
  A. 先煎30～60分钟　B. 煎煮5～10分钟　　C. 煎煮10～20分钟
  D. 研粉冲服　　　　E. 出锅前下

X 型题（多项选择题。每题的备选答案中有2个或2个以上正确答案。少选或多选均不得分）

1. 附子的性能特点有
  A. 辛热纯阳　　　　B. 峻烈有毒　　　　C. 上助心阳
  D. 中温脾阳　　　　E. 下壮肾阳

2. 吴茱萸的功效有
  A. 散寒止痛　　　　B. 温肺化饮　　　　C. 疏肝下气
  D. 燥湿止泻　　　　E. 祛风止痒

3. 温里药的适应证有
  A. 肾阳虚证　　　　B. 脾胃湿热　　　　C. 肾阴虚证
  D. 经寒痛经　　　　E. 风寒湿痹

4. 附子的主治病证有
  A. 畏寒　　　　　　B. 水肿　　　　　　C. 泄泻
  D. 胸痹　　　　　　E. 尿频

5. 干姜的主治病证有
  A. 脾胃受寒，腹痛吐泻　B. 厥阴头痛　　　C. 虫积腹痛
  D. 亡阳欲脱　　　　E. 寒饮咳喘

6. 附子与肉桂均有的功效是
  A. 散寒止痛　　　　B. 回阳救逆　　　　C. 补火助阳
  D. 引火归原　　　　E. 温通经脉

7. 散寒止痛的药物有
  A. 附子　　　　　　B. 肉桂　　　　　　C. 小茴香
  D. 高良姜　　　　　E. 吴茱萸

8. 附子与肉桂配伍可主治的病证有
   A. 脾胃虚寒证　　　　B. 肾阳虚衰　　　　C. 里寒重症
   D. 脾肾阳衰证　　　　E. 寒饮客肺证
9. 下列药物中是姜科植物的有
   A. 肉桂　　　　　　　B. 砂仁　　　　　　C. 干姜
   D. 高良姜　　　　　　E. 草果

第八章 理气药

A 型题（最佳选择题，每题的备选答案中只有一个最佳答案）

1. 荔枝核除行气散结外，又能
   A. 燥湿化痰　　　　　B. 开郁醒脾　　　　　C. 通阳散结
   D. 祛寒止痛　　　　　E. 解毒消肿
2. 陈皮的功效是
   A. 温中止呕，温肾纳气　B. 行气止痛，消食化积　C. 疏肝理气，开郁醒脾
   D. 理气调中，燥湿化痰　E. 宽中理气，化痰除痞
3. 既能破气消积，又可化痰除痞的药物是
   A. 青皮　　　　　　　B. 川楝子　　　　　　C. 柿蒂
   D. 荔枝核　　　　　　E. 枳实
4. 木香除行气止痛外，还有的功效是
   A. 健脾消食　　　　　B. 调经止痛　　　　　C. 解毒消肿
   D. 温中止呕　　　　　E. 疏肝破气
5. 既能疏肝理气，又可调经止痛的药物是
   A. 薤白　　　　　　　B. 香附　　　　　　　C. 木香
   D. 佛手　　　　　　　E. 香橼
6. 沉香不具有的功效是
   A. 温肾纳气　　　　　B. 温中　　　　　　　C. 调经止痛
   D. 止呕　　　　　　　E. 行气止痛
7. 被誉为"气病之总司，女科之主帅"的药物是
   A. 沉香　　　　　　　B. 化橘红　　　　　　C. 佛手
   D. 玫瑰花　　　　　　E. 香附
8. 集理气、降逆、纳气为一身的药物是
   A. 木香　　　　　　　B. 枳壳　　　　　　　C. 沉香
   D. 橘红　　　　　　　E. 乌药
9. 川楝子除行气止痛外，还具有的功效是
   A. 导滞化积　　　　　B. 杀虫疗癣　　　　　C. 活血调经
   D. 温肾散寒　　　　　E. 开郁醒脾
10. 既能通阳散结，又可行气导滞的药物是
    A. 木香　　　　　　　B. 薤白　　　　　　　C. 甘松
    D. 香橼　　　　　　　E. 乌药
11. 上能温通胸阳为治胸痹之要药，下能行大肠之滞气的药物是
    A. 薤白　　　　　　　B. 木香　　　　　　　C. 香橼
    D. 荔枝核　　　　　　E. 枳壳
12. 风寒咳嗽、喉痒痰多，兼食积者，最宜用
    A. 橘红　　　　　　　B. 化橘红　　　　　　C. 柿蒂

D. 梅花　　　　　　　　E. 青皮

13. 青皮除疏肝破气外，还能
    A. 祛寒止痛　　　　　B. 宽中理气　　　　　C. 消积化滞
    D. 活血止痛　　　　　E. 温肾散寒

14. 佛手、香橼、梅花除疏肝理气外，均能
    A. 和中化痰　　　　　B. 行气消胀　　　　　C. 杀虫疗疥
    D. 健脾消食　　　　　E. 温中止呕

15. 既行气止痛，又温肾散寒的药是
    A. 佛手　　　　　　　B. 川楝子　　　　　　C. 木香
    D. 玫瑰花　　　　　　E. 乌药

16. 善治寒滞肝脉及肝胃不和所致诸痛的是
    A. 乌药　　　　　　　B. 青皮　　　　　　　C. 枳壳
    D. 荔枝核　　　　　　E. 香橼

17. 既能行气止痛，又能开郁醒脾的药物是
    A. 香附　　　　　　　B. 沉香　　　　　　　C. 木香
    D. 甘松　　　　　　　E. 乌药

18. 能行气、燥湿、发表散寒的药物是
    A. 化橘红　　　　　　B. 梅花　　　　　　　C. 橘红
    D. 青皮　　　　　　　E. 香附

19. 枳壳的功效是
    A. 理气宽中，发表散寒　　B. 理气宽中，行滞消胀　　C. 理气宽中，祛寒止痛
    D. 理气宽中，温肾散寒　　E. 理气宽中，活血调经

20. 柿蒂的功效为
    A. 行气解郁　　　　　B. 行气止痛　　　　　C. 降逆止呃
    D. 和中化痰　　　　　E. 消积化滞

21. 含马兜铃酸，对肾脏有损伤，肾功能不全者忌服的药物是
    A. 木香　　　　　　　B. 沉香　　　　　　　C. 川楝子
    D. 青木香　　　　　　E. 香附

22. 玫瑰花除了行气解郁，还有的功效为
    A. 活血止痛　　　　　B. 散寒调经　　　　　C. 健脾消食
    D. 开郁导滞　　　　　E. 解毒消肿

B 型题（配伍选择题，备选答案在前，试题在后，每题若干组。每组均对应同一组备选答案）

[1~4]
　　A. 枳实　　　　　　　B. 柿蒂　　　　　　　C. 沉香
　　D. 乌药　　　　　　　E. 香橼

1. 和中化痰的是
2. 温肾纳气的是
3. 疏肝理气的是
4. 温中止呕的是

[5~8]
　　A. 枳实　　　　　　　B. 佛手　　　　　　　C. 薤白
　　D. 青皮　　　　　　　E. 柿蒂

5. 既行气导滞，又通阳散结的药是
6. 既破气消积，又化痰除痞的药是
7. 既疏肝破气，又消积化滞的药是
8. 既疏肝理气，又和中化痰的药是

[9~12]
A. 香附 B. 青皮 C. 川楝子
D. 荔枝核 E. 化橘红

9. 能杀虫疗癣的药是
10. 善调经止痛的药是
11. 能祛寒止痛的药是
12. 能燥湿化痰的药是

[13~15]
A. 陈皮 B. 青皮 C. 枳实
D. 柿蒂 E. 甘松

13. 能疏肝破气的药
14. 能开郁醒脾的药
15. 能燥湿化痰的药

[16~18]
A. 破气消积，化痰除痞 B. 行气散结，祛寒止痛 C. 理气宽中，行滞消胀
D. 理气调中，燥湿化痰 E. 行气宽中，发表散寒

16. 橘红的功效为
17. 枳实的功效为
18. 枳壳的功效为

X型题（多项选择题。每题的备选答案中有2个或2个以上正确答案。少选或多选均不得分）

1. 理气药具有的功效有
   A. 理气调中 B. 疏肝解郁 C. 理气宽胸
   D. 行气止痛 E. 破气散结
2. 川楝子的主治病证有
   A. 胃寒呕吐 B. 月经不调 C. 肝胃不和胁痛
   D. 头癣 E. 虫积腹痛
3. 香附配高良姜适宜的病证有
   A. 血瘀经闭 B. 寒凝气滞之胃脘胀痛 C. 胸痹心痛
   D. 肝气犯胃之胃脘胀痛 E. 肾阳不足之尿频遗尿
4. 治疗肝气郁滞所致胁肋胀痛、乳房胀痛、疝痛的药物是
   A. 香附 B. 柿蒂 C. 木香
   D. 乌药 E. 青皮
5. 长于疏肝理气的药有
   A. 佛手 B. 青皮 C. 香橼
   D. 木香 E. 香附
6. 具有降气功效的药物是
   A. 木香 B. 沉香 C. 丁香
   D. 柿蒂 E. 香附

第九章　消食药

A 型题（最佳选择题，每题的备选答案中只有一个最佳答案）

1. 麦芽的功效是
   A. 消食疏肝　　B. 消食理气　　C. 消食降气
   D. 消食健脾　　E. 消食化湿
2. 既能消食化积，又可活血散瘀的药物是
   A. 鸡内金　　B. 麦芽　　C. 神曲
   D. 莱菔子　　E. 山楂
3. 善治油腻肉积的药物是
   A. 麦芽　　B. 鸡内金　　C. 莱菔子
   D. 山楂　　E. 稻芽
4. 不是麦芽功效的是
   A. 消食　　B. 和中　　C. 回乳
   D. 化痰　　E. 疏肝
5. 授乳期妇女不宜使用的药物是
   A. 莱菔子　　B. 神曲　　C. 稻芽
   D. 麦芽　　E. 鸡内金
6. 莱菔子除可消食除胀外，还可
   A. 降气化痰　　B. 固精止遗　　C. 疏肝回乳
   D. 活血化瘀　　E. 健脾除湿
7. 鸡内金不具有的功效是
   A. 固精　　B. 化坚消石　　C. 降气化痰
   D. 止遗　　E. 运脾消食
8. 在含有大量金石类药的丸剂中，起赋形与助消化作用的是
   A. 神曲　　B. 稻芽　　C. 莱菔子
   D. 麦芽　　E. 鸡内金
9. 稻芽的功效为
   A. 消食化积，回乳疏肝　　B. 消食和中，健脾开胃　　C. 消食除胀，降气化痰
   D. 消食化积，活血散瘀　　E. 运脾消食，固精止遗

B 型题（配伍选择题，备选答案在前，试题在后，每题若干组。每组均对应同一组备选答案）

[1~4]
　　A. 麦芽　　B. 槟榔　　C. 莱菔子
　　D. 鸡内金　　E. 南瓜子
1. 能疏肝的药
2. 能杀虫消积的药
3. 能降气化痰的药
4. 能行气利水的药

[5~7]
　　A. 运脾消食，固精止遗，化坚消石
　　B. 消食和中，健脾开胃
　　C. 消食化积，活血散瘀
　　D. 消食和胃，发表
　　E. 消食和中，回乳，疏肝
5. 神曲的功效是
6. 稻芽的功效是
7. 鸡内金的功效是

X 型题 （多项选择题。每题的备选答案中有 2 个或 2 个以上正确答案。少选或多选均不得分）

鸡内金的主治病证有
　　A. 小儿疳积　　　　B. 遗精、遗尿　　　　C. 闭经
　　D. 消化不良　　　　E. 泌尿系或肝胆系结石症

第十章　驱虫药

A 型题（最佳选择题，每题的备选答案中只有一个最佳答案）

1. 小儿内服使君子，每日的最大用量是
   A. 20 粒　　　　　　B. 25 粒　　　　　　C. 30 粒
   D. 40 粒　　　　　　E. 50 粒

2. 为治蛔虫、蛲虫佳品，且善治小儿疳积的药物是
   A. 榧子　　　　　　B. 使君子　　　　　　C. 槟榔
   D. 南瓜子　　　　　E. 雷丸

3. 具有杀虫疗癣功效的药物是
   A. 苦楝皮　　　　　B. 鹤草芽　　　　　　C. 雷丸
   D. 贯众　　　　　　E. 榧子

4. 槟榔不具有的功效是
   A. 杀虫　　　　　　B. 消积　　　　　　　C. 行气
   D. 活血　　　　　　E. 截疟

5. 生用能杀虫、清热解毒，炒炭能凉血收敛止血的药物是
   A. 苦楝皮　　　　　B. 槟榔　　　　　　　C. 鹤草芽
   D. 雷丸　　　　　　E. 贯众

6. 不宜入煎剂的药物是
   A. 贯众　　　　　　B. 雷丸　　　　　　　C. 槟榔
   D. 使君子　　　　　E. 榧子

7. 杀虫，兼能润肠通便的药物是
   A. 使君子　　　　　B. 贯众　　　　　　　C. 南瓜子
   D. 槟榔　　　　　　E. 苦楝皮

8. 榧子不具有的功效是
   A. 杀虫　　　　　　B. 消积　　　　　　　C. 润肺
   D. 通便　　　　　　E. 止血

9. 可能造成部分患者服药后轻度恶心呕吐的中药是
   A. 使君子　　　　　B. 苦楝皮　　　　　　C. 雷丸
   D. 鹤草芽　　　　　E. 榧子

B 型题（配伍选择题，备选答案在前，试题在后，每题若干组。每组均对应同一组备选答案）

[1~4]
   A. 神曲　　　　　　B. 贯众　　　　　　　C. 莱菔子
   D. 鸡内金　　　　　E. 苦楝皮

1. 化坚消石的是
2. 清热解毒的是
3. 固精止遗的是
4. 杀虫疗癣的是

[5~7]
- A. 1~3g
- B. 5~10g
- C. 12~18g
- D. 30~60g
- E. 60~120g

5. 南瓜子的内服用量是
6. 雷丸入丸散驱绦虫的每次用量是
7. 槟榔单用驱绦虫、姜片虫的内服用量是

X型题（多项选择题。每题的备选答案中有2个或2个以上正确答案。少选或多选均不得分）

1. 槟榔的主治病证有
   - A. 绦虫病
   - B. 蛔虫病
   - C. 脚气浮肿
   - D. 泻痢里急后重
   - E. 姜片虫病

2. 有毒的药物有
   - A. 使君子
   - B. 南瓜子
   - C. 苦楝皮
   - D. 榧子
   - E. 贯众

3. 驱虫药的使用注意有
   - A. 饭后半小时后服用
   - B. 部分有毒药当控量
   - C. 孕妇及老弱者慎用
   - D. 肠道寄生虫者慎用
   - E. 发热腹痛较剧时，先清热或止痛，待症状缓解后再驱虫

第十一章 止血药

A 型题（最佳选择题，每题的备选答案中只有一个最佳答案）

1. 蒲黄除活血祛瘀外，又能
   A. 行气宽中　　　　B. 祛痰止咳　　　　C. 收敛止血
   D. 温中止痛　　　　E. 宁心安神
2. 既凉血止血，又祛痰止咳的药是
   A. 大蓟　　　　　　B. 白及　　　　　　C. 地榆
   D. 侧柏叶　　　　　E. 棕榈炭
3. 茜草不具有的功效是
   A. 止血　　　　　　B. 凉血　　　　　　C. 通经
   D. 通乳　　　　　　E. 祛瘀
4. 大蓟与小蓟除凉血止血外，还均有的功效是
   A. 解毒敛疮　　　　B. 利尿通淋　　　　C. 温经止痛
   D. 散瘀消痈　　　　E. 清肝泻火
5. 凉血止血，且兼利尿，最善治尿血、血淋的药物是
   A. 白茅根　　　　　B. 仙鹤草　　　　　C. 藕节
   D. 紫珠叶　　　　　E. 小蓟
6. 尤宜于下焦出血的药物是
   A. 白及　　　　　　B. 地榆　　　　　　C. 蒲黄
   D. 炮姜　　　　　　E. 槐花
7. 大面积烧伤不宜外涂以免引起中毒性肝炎的药物是
   A. 小蓟　　　　　　B. 地榆　　　　　　C. 艾叶
   D. 棕榈炭　　　　　E. 血余炭
8. 白茅根不具有的功效是
   A. 清肺胃热　　　　B. 生津止呕　　　　C. 清泄肝火
   D. 利尿通淋　　　　E. 凉血止血
9. 既能收敛止血，又可消肿生肌的药物是
   A. 仙鹤草　　　　　B. 白及　　　　　　C. 棕榈炭
   D. 蒲黄炭　　　　　E. 血余炭
10. 既能化瘀止血，又可活血定痛，还兼补虚的药物是
    A. 艾叶　　　　　　B. 苎麻根　　　　　C. 炮姜
    D. 景天三七　　　　E. 三七
11. 茜草不具有的功效是
    A. 利尿　　　　　　B. 止血　　　　　　C. 通经
    D. 祛瘀　　　　　　E. 凉血
12. 蒲黄不具有的功效是
    A. 利尿　　　　　　B. 止血　　　　　　C. 通经

D. 祛瘀　　　　　　　　E. 活血
13. 除温经止血外，艾叶还可以
　　A. 消肿生肌　　　　B. 清肝泻火　　　　C. 利尿通淋
　　D. 散寒止痛　　　　E. 清热安胎
14. 既凉血止血，又清肝泻火明目的药物是
　　A. 小蓟　　　　　　B. 大蓟　　　　　　C. 槐花
　　D. 侧柏叶　　　　　E. 白茅根
15. 侧柏叶不具有的主治病证是
　　A. 出血证　　　　　B. 胎动不安　　　　C. 咳嗽
　　D. 须发早白　　　　E. 痰多
16. 苎麻根不具有的功效是
　　A. 清热安胎　　　　B. 利尿　　　　　　C. 凉血止血
　　D. 解毒　　　　　　E. 活血化瘀
17. 仙鹤草不具有的功效是
　　A. 收敛止血　　　　B. 补虚　　　　　　C. 截疟止痢
　　D. 解毒杀虫　　　　E. 宁心安神
18. 炮姜除能温经止血，还可
　　A. 活血化瘀　　　　B. 温中止痛　　　　C. 清热安胎
　　D. 凉血止血　　　　E. 止咳祛痰
19. 功专收敛止血，最善治出血无瘀者的中药是
　　A. 棕榈炭　　　　　B. 小蓟　　　　　　C. 血余炭
　　D. 蒲黄　　　　　　E. 仙鹤草
20. 紫珠叶不具有的功效是
　　A. 止痛　　　　　　B. 收敛止血　　　　C. 解毒消肿
　　D. 散瘀　　　　　　E. 凉血
21. 功在收敛止血，血热出血夹瘀宜生用，虚寒出血宜炒炭用的中药是
　　A. 棕榈炭　　　　　B. 三七　　　　　　C. 蒲黄
　　D. 侧柏叶　　　　　E. 藕节
22. 鸡冠花不具有的功效是
　　A. 收敛止血　　　　B. 止带　　　　　　C. 止痢
　　D. 凉血　　　　　　E. 清肝明目
23. 既能化瘀止血，又能宁心安神、解毒的药物是
　　A. 蒲黄　　　　　　B. 景天三七　　　　C. 血余炭
　　D. 三七　　　　　　E. 茜草
24. 既能收敛化瘀止血，又能利尿的药物是
　　A. 鸡冠花　　　　　B. 血余炭　　　　　C. 苎麻根
　　D. 棕榈炭　　　　　E. 紫珠叶

B型题（配伍选择题，备选答案在前，试题在后，每题若干组。每组均对应同一组备选答案）

[1~3]
　　A. 凉血，散瘀　　　B. 温经止血　　　　C. 活血定痛
　　D. 解毒敛疮　　　　E. 清热生津
1. 小蓟的功效是

2. 三七的功效是
3. 白茅根的功效是

[4~6]
   A. 清热安胎　　　　　　B. 解毒止痢　　　　　　C. 散寒止痛
   D. 疏肝止痛　　　　　　E. 清肝泻火
4. 艾叶除温经止血外，又能
5. 槐花除凉血止血外，又能
6. 苎麻根除凉血止血外，又能

[7~8]
   A. 温经止血　　　　　　B. 滋阴止血　　　　　　C. 收敛止血
   D. 凉血止血　　　　　　E. 补血止血
7. 炮姜的功效是
8. 大蓟的功效是

[9~11]
   A. 止带　　　　　　　　B. 利尿通淋　　　　　　C. 解毒敛疮
   D. 消肿生肌　　　　　　E. 清热生津
9. 地榆的功效是
10. 蒲黄的功效是
11. 鸡冠花的功效是

[12~15]
   A. 白及　　　　　　　　B. 紫珠叶　　　　　　　C. 仙鹤草
   D. 鸡冠花　　　　　　　E. 棕榈炭
12. 治血热出血，属肺胃蕴热者尤佳的中药是
13. 既可收敛止血，又可凉血、止带、止痢的中药是
14. 治体内外出血，最宜肺胃损伤之咳血、吐血，以及肺痈咳吐脓血的中药是
15. 既可收敛止血，又可止痢、截疟、解毒、杀虫、补虚的中药是

C 型题（综合分析选择题。每题的备选答案中只有一个最佳答案）

[1~3]
患者，男，30岁。不慎跌倒致右臂受伤，局部瘀肿疼痛，表皮渗血。经 X 片检查，无骨折
1. 若皮肤渗血较重，尤宜与三七配伍使用的药物是
   A. 白及　　　　　　　　B. 槐花　　　　　　　　C. 白茅根
   D. 苎麻根　　　　　　　E. 地榆
2. 三七的功效是
   A. 收敛止血，解毒消肿　　B. 活血消癥，消肿疗疮　　C. 化瘀止血，活血定痛
   D. 收敛止血，活血化瘀　　E. 凉血止血，消肿生肌
3. 使用白及时当注意同方中不宜出现
   A. 附子　　　　　　　　B. 干姜　　　　　　　　C. 炮姜
   D. 半夏　　　　　　　　E. 天花粉

X 型题（多项选择题。每题的备选答案中有 2 个或 2 个以上正确答案。少选或多选均不得分）

1. 止血药的分类有
   A. 补血止血　　　　　　B. 化瘀止血　　　　　　C. 收敛止血
   D. 温经止血　　　　　　E. 凉血止血

2. 既能止血，又能利尿的药物有
   A. 血余炭
   B. 苎麻根
   C. 蒲黄
   D. 白茅根
   E. 大蓟
3. 艾叶的主治病证有
   A. 经寒痛经
   B. 肾虚不孕
   C. 带下黄臭
   D. 脘腹冷痛
   E. 虚寒下血
4. 常用于治疗水火烫伤的中药有
   A. 地榆
   B. 紫珠叶
   C. 白及
   D. 侧柏叶
   E. 蒲黄
5. 既能收敛止血，又兼散瘀的中药是
   A. 茜草
   B. 血余炭
   C. 藕节
   D. 紫珠叶
   E. 蒲黄
6. 具有补虚作用的止血药有
   A. 白及
   B. 艾叶
   C. 三七
   D. 仙鹤草
   E. 景天三七
7. 仙鹤草的主治病证有
   A. 咳血
   B. 疟疾
   C. 脱力劳伤
   D. 崩漏
   E. 霉菌性阴道炎所致的阴痒带下

第十二章 活血祛瘀药

A 型题（最佳选择题，每题的备选答案中只有一个最佳答案）

1. 西红花成人一日用量
   A. 0.1~0.3g
   B. 0.6~0.9g
   C. 1~3g
   D. 5~9g
   E. 10~15g

2. 莪术除破血行气外，又能
   A. 凉血清心
   B. 化癥止血
   C. 下乳消肿
   D. 消积止痛
   E. 消肿生肌

3. 被誉为"血中之气药"的是
   A. 延胡索
   B. 川芎
   C. 郁金
   D. 姜黄
   E. 月季花

4. 增强延胡索的止痛效果需
   A. 醋制
   B. 酒制
   C. 炒炭
   D. 后下
   E. 先煎

5. 郁金不具有的功效是
   A. 凉血清心
   B. 活血止痛
   C. 行气解郁
   D. 止咳平喘
   E. 利胆退黄

6. 善治血瘀与食积重症的是
   A. 川芎
   B. 红花
   C. 苏木
   D. 莪术
   E. 丹参

7. 丹参不具有的功效为
   A. 引血下行
   B. 清心除烦
   C. 通经止痛
   D. 凉血消痈
   E. 活血祛瘀

8. 既能活血祛瘀、清热解毒，又能利尿消肿的中药是
   A. 虎杖
   B. 牛膝
   C. 穿山甲
   D. 土鳖虫
   E. 益母草

9. 与桃仁相配伍，活血祛瘀力增强，凡瘀血证即可投用的中药是
   A. 牛膝
   B. 三棱
   C. 红花
   D. 莪术
   E. 丹参

10. 川牛膝与怀牛膝均具有的功效为
    A. 通经，利尿通淋，滋补肝肾
    B. 通经，润肠通便，引血下行
    C. 通经，通利关节，凉血消肿
    D. 通经，利尿通淋，引血下行
    E. 通经，止咳平喘，滋补肝肾

11. 破血逐瘀消癥之良药，善治血瘀重症的是
    A. 没药
    B. 水蛭
    C. 鸡血藤

D. 刘寄奴　　　　　　　　E. 王不留行

12. 善散瘀通络而止痛伸筋，消肿生肌而愈伤疗疮，被誉为外伤科要药的是
    A. 水蛭　　　　　　　　B. 红花　　　　　　　　C. 丹参
    D. 穿山甲　　　　　　　E. 乳香

13. 没药除活血止痛还能
    A. 消肿生肌　　　　　　B. 通利关节　　　　　　C. 通经下乳
    D. 续筋接骨　　　　　　E. 疏肝解郁

14. 善治血瘀气滞诸痛与治风湿肩臂痛，以寒凝阻络者最佳的中药是
    A. 桂枝　　　　　　　　B. 牛膝　　　　　　　　C. 自然铜
    D. 姜黄　　　　　　　　E. 王不留行

15. 鸡血藤不具有的功效是
    A. 调经止痛　　　　　　B. 舒筋活络　　　　　　C. 消食化积
    D. 活血　　　　　　　　E. 补血

16. 除活血祛瘀外，苏木还能
    A. 凉血止血　　　　　　B. 清心除烦　　　　　　C. 疏肝解郁
    D. 解蛇虫毒　　　　　　E. 消肿止痛

17. 五灵脂不具有的功效为
    A. 活血　　　　　　　　B. 利胆退黄　　　　　　C. 化瘀
    D. 止痛　　　　　　　　E. 解蛇虫毒

18. 土鳖虫除破血逐瘀外还可
    A. 凉血止血　　　　　　B. 生肌敛疮　　　　　　C. 续筋接骨
    D. 消肿排脓　　　　　　E. 解郁安神

19. 血竭除活血定痛、化瘀止血外，还可
    A. 祛风止痛　　　　　　B. 利胆退黄　　　　　　C. 消食化积
    D. 润肠通便　　　　　　E. 生肌敛疮

20. 性温，功可破血通经，散寒止痛，消食化积的药物是
    A. 西红花　　　　　　　B. 延胡索　　　　　　　C. 刘寄奴
    D. 土鳖虫　　　　　　　E. 北刘寄奴

21. 性寒，活血祛瘀，通经止痛，凉血止血，清热利湿的药物是
    A. 西红花　　　　　　　B. 延胡索　　　　　　　C. 刘寄奴
    D. 土鳖虫　　　　　　　E. 北刘寄奴

22. 不是穿山甲主治病证的是
    A. 瘀血经闭　　　　　　B. 乳汁不下　　　　　　C. 麻木拘挛
    D. 瘰疬痰核　　　　　　E. 湿热黄疸

23. 不是王不留行主治病证的是
    A. 血瘀经闭　　　　　　B. 乳汁不下　　　　　　C. 淋证涩痛
    D. 难产　　　　　　　　E. 骨折肿痛

24. 月季花除活血调经外还能
    A. 疏肝解郁　　　　　　B. 润肠通便　　　　　　C. 行气止痛
    D. 清心除烦　　　　　　E. 凉血止血

25. 既能破血祛瘀又能杀虫的中药是
    A. 土鳖虫　　　　　　　B. 自然铜　　　　　　　C. 西红花

D. 干漆　　　　　　　　E. 水蛭
26. 自然铜除散瘀止痛外还能
　　A. 疏肝解郁　　　　　　B. 凉血止血　　　　　　C. 通经下乳
　　D. 接骨疗伤　　　　　　E. 散寒止痛
27. 血竭研末内服的用量为
　　A. 0.1～0.3g　　　　　B. 1～2g　　　　　　　C. 3～9g
　　D. 10～15g　　　　　　E. 5～10g
28. 既化湿豁痰又清心开窍，需用郁金配伍的是
　　A. 延胡索　　　　　　　B. 姜黄　　　　　　　　C. 石菖蒲
　　D. 莪术　　　　　　　　E. 白矾
29. 不宜与人参同用的是
　　A. 五灵脂　　　　　　　B. 延胡索　　　　　　　C. 刘寄奴
　　D. 郁金　　　　　　　　E. 丹参

B 型题（配伍选择题，备选答案在前，试题在后，每题若干组。每组均对应同一组备选答案）

[1～3]
　　A. 丹参　　　　　　　　B. 红花　　　　　　　　C. 水蛭
　　D. 乳香　　　　　　　　E. 五灵脂
1. 能破血逐瘀，通经的药是
2. 能活血止痛，消肿生肌的药是
3. 能化瘀止血，解蛇虫毒的药是

[4～6]
　　A. 疏肝解郁　　　　　　B. 祛风止痛　　　　　　C. 利尿通淋
　　D. 止咳平喘　　　　　　E. 清心除烦
4. 丹参除祛瘀止痛外，又能
5. 牛膝除活血通经外，又能
6. 桃仁除活血祛瘀外，又能

[7～10]
　　A. 苏木　　　　　　　　B. 虎杖　　　　　　　　C. 西红花
　　D. 川牛膝　　　　　　　E. 鸡血藤
7. 能泻下通便的药是
8. 能引血下行的药是
9. 能活血补血的药是
10. 能化痰止咳的药是

[11～12]
　　A. 姜黄　　　　　　　　B. 丹参　　　　　　　　C. 没药
　　D. 自然铜　　　　　　　E. 益母草
11. 能活血止痛，消肿生肌的药是
12. 能活血祛瘀，利尿消肿的药是

[13～16]
　　A. 肠痈肺痈　　　　　　B. 水瘀互结水肿　　　　C. 风湿肢臂痛
　　D. 风寒及血瘀头痛　　　E. 血瘀与食积重症
13. 莪术善治

14. 姜黄善治
15. 川芎善治
16. 益母草善治

[17~20]
　　A. 活血祛瘀，消肿止痛　　B. 破血逐瘀，通经　　C. 散瘀止痛，接骨疗伤
　　D. 活血消癥，消肿排脓　　E. 破血消癥，杀虫
17. 苏木的功效为
18. 干漆的功效为
19. 自然铜的功效为
20. 水蛭的功效为

[21~24]
　　A. 敛疮生肌　　B. 续筋接骨　　C. 消肿生肌
　　D. 养血生肌　　E. 消肿排脓
21. 没药的功效有
22. 血竭的功效有
23. 土鳖虫的功效有
24. 穿山甲的功效有

X型题（多项选择题。每题的备选答案中有2个或2个以上正确答案。少选或多选均不得分）

1. 郁金的主治证有
　　A. 癥瘕痞块　　B. 癫痫发狂　　C. 妇女倒经
　　D. 胁肋胀痛　　E. 湿热黄疸

2. 桃仁的功效有
　　A. 活血祛瘀　　B. 理气止痛　　C. 止咳平喘
　　D. 润肺通经　　E. 凉血消痈

3. 延胡索的功效有
　　A. 活血　　B. 消积　　C. 行气
　　D. 凉血　　E. 止痛

4. 益母草的功效有
　　A. 祛风杀虫　　B. 活血祛瘀　　C. 利尿消肿
　　D. 清热解毒　　E. 疏肝和脾

5. 活血化瘀药的适应证
　　A. 跌打损伤　　B. 关节痹痛　　C. 痈肿疮疡
　　D. 瘀滞出血　　E. 产后瘀阻

6. 川芎的主治病证
　　A. 胸痹心痛　　B. 小便不利　　C. 痛经经闭
　　D. 风湿痹痛　　E. 头痛

7. 能活血、凉血的药物有
　　A. 月季花　　B. 丹参　　C. 西红花
　　D. 红花　　E. 郁金

8. 川牛膝与怀牛膝均有的功效为
　　A. 引血下行　　B. 利尿通淋　　C. 通经
　　D. 通利关节　　E. 补益肝肾

9. 可行气活血止痛的中药有
    A. 乳香　　　　　　　B. 丹参　　　　　　　C. 川芎
    D. 牛膝　　　　　　　E. 郁金
10. 丹参与郁金共有的功效有
    A. 行气　　　　　　　B. 活血　　　　　　　C. 止痛
    D. 凉血　　　　　　　E. 消痈
11. 益母草的主治病证有
    A. 月经不调　　　　　B. 痛经　　　　　　　C. 小便不利
    D. 水肿　　　　　　　E. 皮肤痒疹
12. 刘寄奴的主治病证有
    A. 癥瘕　　　　　　　B. 经闭　　　　　　　C. 赤白痢疾
    D. 跌打损伤　　　　　E. 虫积腹痛
13. 欲治下焦湿热，增强清热燥湿之力，当以牛膝配伍
    A. 黄连　　　　　　　B. 黄柏　　　　　　　C. 白术
    D. 黄芩　　　　　　　E. 苍术
14. 活血化瘀药不适用于
    A. 月经色暗　　　　　B. 月经量多　　　　　C. 血虚经闭
    D. 孕妇　　　　　　　E. 出血无瘀
15. 郁金和姜黄均可
    A. 清心凉血　　　　　B. 止痛　　　　　　　C. 利胆退黄
    D. 行气解郁　　　　　E. 行气

第十三章 化痰止咳平喘药

A 型题（最佳选择题，每题的备选答案中只有一个最佳答案）

1. 白前的功效是
   A. 降气祛痰   B. 发散表邪   C. 润肺止咳
   D. 清泄肺火   E. 宣肺平喘
2. 既燥湿化痰，又祛风止痉的药是
   A. 橘红   B. 半夏   C. 蝉蜕
   D. 天南星   E. 牛黄
3. 半夏和天南星除燥湿化痰外还可以
   A. 止咳   B. 止痉   C. 散结
   D. 通络   E. 消痞
4. 款冬花的功效有
   A. 清宣肺气   B. 活血化瘀   C. 纳气平喘
   D. 润肺下气   E. 软坚散结
5. 半夏、浙贝母、白附子除化痰外，还均能
   A. 止呕   B. 安胎   C. 祛风
   D. 清热   E. 散结
6. 长于降逆止呕的是
   A. 法半夏   B. 清半夏   C. 姜半夏
   D. 竹沥半夏   E. 生半夏
7. 不宜与半夏同用的中药是
   A. 瓜蒌   B. 浙贝母   C. 附子
   D. 何首乌   E. 白附子
8. 芥子除能温肺祛痰、利气散结外还可
   A. 通络止痛   B. 宣散风热   C. 清热除烦
   D. 消痰软坚   E. 降气止呕
9. 桔梗不具有的功效是
   A. 排脓   B. 宣肺   C. 利咽
   D. 利尿   E. 祛痰
10. 既可消痰行水又可降气止呕的中药是
    A. 天南星   B. 旋覆花   C. 天竺黄
    D. 川贝母   E. 海浮石
11. 瓜蒌不具有的功效是
    A. 清心除烦   B. 清热润肺化痰   C. 润肠通便
    D. 宽胸利气   E. 消肿散结
12. 善清肺化痰、润肺止咳，为肺热燥咳及虚劳咳嗽之要药的是
    A. 浙贝母   B. 旋覆花   C. 川贝母

D. 黄药子　　　　　　　E. 天竺黄

13. 既清热化痰而止咳、除烦，为治痰热咳嗽及胆火夹痰之良药，又清胃而止呕，为治胃热呕吐之要药的中药是
    A. 竹沥　　　　　　　B. 海藻　　　　　　　C. 天南星
    D. 天竺黄　　　　　　E. 竹茹

14. 既能清热化痰又能清心定惊的中药是
    A. 黄药子　　　　　　B. 竹茹　　　　　　　C. 竹沥
    D. 瓦楞子　　　　　　E. 天竺黄

15. 善降气祛痰而止咳，为肺家要药，凡咳喘无论寒热皆可酌投，属寒者最宜用的中药是
    A. 半夏　　　　　　　B. 白前　　　　　　　C. 前胡
    D. 桔梗　　　　　　　E. 川贝母

16. 黄药子不具有的功效为
    A. 清心定惊　　　　　B. 软坚散结　　　　　C. 凉血止血
    D. 清热解毒　　　　　E. 化痰

17. 瓦楞子除消痰化瘀、软坚散结外还可
    A. 杀虫灭虱　　　　　B. 平肝镇惊　　　　　C. 制酸止痛
    D. 利气宽胸　　　　　E. 缩尿止带

18. 海蛤壳不具有的功效有
    A. 清热化痰　　　　　B. 软坚散结　　　　　C. 利尿消肿
    D. 润肠通便　　　　　E. 制酸止痛

19. 既能清热化痰，又能软坚散结、通淋的是
    A. 紫苏子　　　　　　B. 天竺黄　　　　　　C. 川贝母
    D. 浙贝母　　　　　　E. 海浮石

20. 善下气坠痰，为治顽痰咳喘之佳品，又能平肝镇惊，为治痰积惊痫之良药的中药是
    A. 海蛤壳　　　　　　B. 海浮石　　　　　　C. 瓦楞子
    D. 天南星　　　　　　E. 礞石

21. 润肺止咳，为治新久咳嗽之要药，最宜痨嗽及百日咳，又善杀虫灭虱，为治头虱、体虱、蛲虫病之佳品的中药是
    A. 礞石　　　　　　　B. 白前　　　　　　　C. 前胡
    D. 百部　　　　　　　E. 白果

22. 既能泻肺平喘，又能利水消肿的中药是
    A. 桑白皮　　　　　　B. 款冬花　　　　　　C. 葶苈子
    D. 洋金花　　　　　　E. 海浮石

23. 既能润肺下气，又能化痰止咳的中药是
    A. 前胡　　　　　　　B. 白前　　　　　　　C. 苦杏仁
    D. 紫菀　　　　　　　E. 百部

24. 能润肺下气，又能止咳化痰的中药是
    A. 前胡　　　　　　　B. 白前　　　　　　　C. 紫苏子
    D. 白果　　　　　　　E. 款冬花

25. 枇杷叶除清肺止咳外还可
    A. 清肠通便　　　　　B. 定惊止痛　　　　　C. 降逆止呕
    D. 利水消肿　　　　　E. 消痈散结

26. 可损害肾脏，儿童及老年人慎用，孕妇、婴幼儿及肾功能不全者禁用的是
    A. 生半夏   B. 葶苈子   C. 洋金花
    D. 天南星   E. 马兜铃

27. 既能敛肺平喘，又能止带缩尿的是
    A. 桔梗   B. 瓜蒌   C. 白果
    D. 紫菀   E. 百部

28. 清宣肺气，清肠通便，多用于轻症的是
    A. 桔梗   B. 前胡   C. 竹沥
    D. 昆布   E. 胖大海

29. 洋金花内服用量为
    A. 0.1~0.3g   B. 0.3~0.6g   C. 0.5~1g
    D. 1~3g   E. 3~6g

30. 善治寒痰及痰饮诸证，尤以痰在皮里膜外及经络者最宜的中药是
    A. 芥子   B. 白附子   C. 瓦楞子
    D. 黄药子   E. 葶苈子

31. 天南星与白附子均有的功效是
    A. 降逆止呕   B. 制酸止痛   C. 润肠通便
    D. 祛风止痉   E. 宽胸利气

32. 能温肺祛痰、利气散结、通络止痛的药物是
    A. 芥子   B. 百部   C. 天南星
    D. 半夏   E. 白前

33. 能消痰行水、降气止呕的药物是
    A. 天南星   B. 芥子   C. 半夏
    D. 白附子   E. 旋覆花

34. 川贝母与浙贝母均有的功效是
    A. 清热、化痰、散结   B. 清热化痰，润肠通便   C. 清热化痰，清心定惊
    D. 清热化痰，制酸止痛 E. 清热化痰，利尿通淋

35. 具有肝脏损害作用，肝病患者忌服的药物是
    A. 桔梗   B. 竹沥   C. 黄药子
    D. 半夏   E. 海蛤壳

36. 易损害肾脏，肾功能不全者禁用的药物是
    A. 海浮石   B. 海蛤壳   C. 半夏
    D. 胖大海   E. 马兜铃

37. 既敛肺化痰而平喘，又收涩除湿而止带缩尿的药物是
    A. 枇杷叶   B. 白果   C. 葶苈子
    D. 马兜铃   E. 桑白皮

38. 既平喘止咳，又麻醉镇痛，还兼止痉的中药为
    A. 枇杷叶   B. 紫苏子   C. 胖大海
    D. 马兜铃   E. 洋金花

39. 善治皮里膜外及经络之痰的药物是
    A. 半夏   B. 附子   C. 海藻
    D. 芥子   E. 白前

40. 善清肺化痰、润肺止咳，为肺热燥咳及虚劳咳嗽之要药的是
    A. 天竺黄　　　　　　　B. 川贝母　　　　　　　C. 浙贝母
    D. 葶苈子　　　　　　　E. 胖大海

B 型题（配伍选择题，备选答案在前，试题在后，每题若干组。每组均对应同一组备选答案）
[1~4]
    A. 清热滑痰　　　　　　B. 消痰软坚　　　　　　C. 燥湿化痰
    D. 敛肺平喘　　　　　　E. 泻肺平喘
1. 海藻的功效是
2. 竹沥的功效是
3. 昆布的功效是
4. 白果的功效是

[5~7]
    A. 芥子　　　　　　　　B. 桔梗　　　　　　　　C. 前胡
    D. 白前　　　　　　　　E. 竹茹
5. 性平，能宣肺祛痰的药是
6. 性微寒，能宣散风热的药是
7. 性微温，能降气祛痰的药是

[8~10]
    A. 降气止呕　　　　　　B. 泻肺平喘　　　　　　C. 消痰软坚
    D. 祛风止痛　　　　　　E. 燥湿化痰
8. 海藻的功效是
9. 葶苈子的功效是
10. 旋覆花的功效是

[11~14]
    A. 杀虫灭虱　　　　　　B. 降逆止呕　　　　　　C. 降气祛痰
    D. 散结消痈　　　　　　E. 凉血止血
11. 川贝母的功效为
12. 百部的功效为
13. 黄药子的功效为
14. 枇杷叶的功效为

[15~18]
    A. 止咳平喘　　　　　　B. 润肺止咳　　　　　　C. 泻肺平喘
    D. 敛肺平喘　　　　　　E. 宣肺平喘
15. 麻黄的功效为
16. 白果的功效为
17. 桑白皮的功效为
18. 苦杏仁的功效为

[19~22]
    A. 温肺祛痰，利气散结　B. 燥湿化痰，祛风止痛　C. 清热解毒，祛痰排脓
    D. 燥湿化痰，祛风止痉　E. 燥湿化痰，降逆止呕
19. 半夏的功效是
20. 天南星的功效是

21. 金荞麦的功效是
22. 芥子的功效是

[23～26]

  A. 清心定惊　　　　　　B. 散结消痈　　　　　　C. 软坚散结
  D. 杀虫灭虱　　　　　　E. 清热安胎

23. 川贝母的功效是
24. 百部的功效是
25. 竹茹的功效是
26. 天竺黄的功效是

[27～30]

  A. 利水消肿　　　　　　B. 降逆止呕　　　　　　C. 润肠通便
  D. 清肠疗痔　　　　　　E. 制酸止痛

27. 紫苏子的功效有
28. 桑白皮的功效有
29. 瓦楞子的功效有
30. 马兜铃的功效有

C 型题（综合分析选择题。每题的备选答案中只有一个最佳答案）

[1～5]

  患者，女，57岁。因受风寒，咳痰清稀量多色白，胸脘痞满不适，时有恶心欲吐，苔白腻，脉滑濡。建议选择半夏配伍治疗

1. 半夏的功效是

  A. 清热化痰，开郁散结，润肺止咳
  B. 燥湿化痰，降逆止呕，消痞散结
  C. 燥湿化痰，祛风止痉，解毒散结
  D. 温肺止咳，利气散结，通络止痛
  E. 消痰行水，降逆止呕，通便

2. 为增强半夏燥湿化痰功效，尤宜配伍使用的药物是

  A. 瓜蒌　　　　　　　　B. 川贝母　　　　　　　C. 前胡
  D. 白芥子　　　　　　　E. 陈皮

3. 患者痰清稀量多，尤宜选择的是

  A. 姜半夏　　　　　　　B. 生半夏　　　　　　　C. 法半夏
  D. 半夏曲　　　　　　　E. 竹沥半夏

4. 若患者兼呕吐清水，尤宜选择的是

  A. 法半夏　　　　　　　B. 竹沥半夏　　　　　　C. 生半夏
  D. 半夏曲　　　　　　　E. 姜半夏

5. 不宜与半夏配伍使用的药物是

  A. 乌药　　　　　　　　B. 贝母　　　　　　　　C. 瓜蒌
  D. 乌贼骨　　　　　　　E. 附子

X 型题（多项选择题。每题的备选答案中有 2 个或 2 个以上正确答案。少选或多选均不得分）

1. 半夏的功效

  A. 燥湿化痰　　　　　　B. 降逆止呕　　　　　　C. 祛风止痉
  D. 消痞散结　　　　　　E. 通络止痛

2. 紫苏子的功效
   A. 泻肺平喘　　　　B. 润肺下气　　　　C. 和胃降逆
   D. 降气化痰　　　　E. 润肠通便
3. 苦杏仁与紫苏子均有的功效是
   A. 止咳平喘　　　　B. 降气化痰　　　　C. 纳气平喘
   D. 润肺止咳　　　　E. 润肠通便
4. 能润肺止咳的药有
   A. 百部　　　　　　B. 白果　　　　　　C. 紫菀
   D. 洋金花　　　　　E. 马兜铃
5. 使用半夏应当注意
   A. 热痰慎用　　　　B. 生品毒大不内服　　C. 湿痰咳嗽慎用
   D. 出血者忌用　　　E. 阴虚燥咳忌用
6. 半夏、天南星、白附子均有的功效是
   A. 降逆止呕　　　　B. 燥湿化痰　　　　C. 杀虫灭虱
   D. 散结　　　　　　E. 祛风止痉
7. 不宜与乌头类药材同用的药物是
   A. 海藻　　　　　　B. 川贝母　　　　　C. 瓜蒌
   D. 浙贝母　　　　　E. 半夏
8. 既能清热化痰，又能软坚散结的药物有
   A. 海蛤壳　　　　　B. 黄药子　　　　　C. 半夏
   D. 礞石　　　　　　E. 海浮石
9. 能消痰软坚，利水消肿的是
   A. 竹沥　　　　　　B. 天竺黄　　　　　C. 昆布
   D. 海藻　　　　　　E. 礞石
10. 有止呕功效的药物有
    A. 半夏　　　　　　B. 旋覆花　　　　　C. 苦杏仁
    D. 竹茹　　　　　　E. 枇杷叶
11. 胖大海与马兜铃均有的功效是
    A. 清肠　　　　　　B. 通便　　　　　　C. 清肺
    D. 疗痔　　　　　　E. 利咽
12. 百部的主治病证有
    A. 百日咳　　　　　B. 头虱　　　　　　C. 肺痨咳嗽
    D. 蛲虫病　　　　　E. 便秘
13. 白果的主治病证包括
    A. 外感风寒　　　　B. 尿频遗尿　　　　C. 白浊
    D. 带下　　　　　　E. 咳喘痰多
14. 葶苈子的主治病证包括
    A. 痰壅肺实咳喘　　B. 浮肿　　　　　　C. 胃热呕哕
    D. 尿频　　　　　　E. 肺虚久咳
15. 白附子的主治病证包括
    A. 偏头痛　　　　　B. 中风　　　　　　C. 破伤风
    D. 毒蛇咬伤　　　　E. 瘰疬

16. 竹茹的主治病证包括
    A. 心烦失眠　　　　　B. 胃热呕吐　　　　　C. 妊娠恶阻
    D. 胎热胎动　　　　　E. 咳嗽黄痰
17. 芥子的主治病证包括
    A. 寒痰咳喘　　　　　B. 悬饮胁痛　　　　　C. 痰热咳嗽
    D. 关节疼痛　　　　　E. 阴疽
18. 孕妇不宜使用的药有
    A. 天南星　　　　　　B. 白附子　　　　　　C. 礞石
    D. 马兜铃　　　　　　E. 洋金花

第十四章 安神药

A 型题（最佳选择题，每题的备选答案中只有一个最佳答案）

1. 生用镇惊安神，煅用收湿敛疮的是
   A. 磁石　　　　　　B. 龙骨　　　　　　C. 滑石
   D. 朱砂　　　　　　E. 琥珀
2. 朱砂配磁石的功效是
   A. 滋阴潜阳　　　　B. 重镇安神　　　　C. 清心泻火
   D. 解毒消肿　　　　E. 纳气平喘
3. 忌火煅的中药是
   A. 龙骨　　　　　　B. 朱砂　　　　　　C. 琥珀
   D. 磁石　　　　　　E. 珍珠
4. 不是琥珀功效的是
   A. 利尿通淋　　　　B. 活血散瘀　　　　C. 安神
   D. 清热解毒　　　　E. 定惊
5. 珍珠不具有的功效是
   A. 解毒敛疮　　　　B. 平肝潜阳　　　　C. 明目除翳
   D. 润肤祛斑　　　　E. 安神定惊
6. 除养心安神外还能敛汗的中药是
   A. 朱砂　　　　　　B. 夜交藤　　　　　C. 合欢皮
   D. 珍珠　　　　　　E. 酸枣仁
7. 善治心神不安或痰阻心窍诸证的中药是
   A. 柏子仁　　　　　B. 龙骨　　　　　　C. 远志
   D. 牡蛎　　　　　　E. 夜交藤
8. 夜交藤除养心安神外，还可
   A. 祛风通络　　　　B. 平肝潜阳　　　　C. 利尿通淋
   D. 解毒敛疮　　　　E. 纳气平喘
9. 合欢皮不具有的功效是
   A. 活血　　　　　　B. 安神　　　　　　C. 解郁
   D. 定惊　　　　　　E. 消肿
10. 能养心安神，润肠通便，止汗的药物是
    A. 朱砂　　　　　　B. 夜交藤　　　　　C. 柏子仁
    D. 珍珠　　　　　　E. 酸枣仁

B 型题（配伍选择题，备选答案在前，试题在后，每题若干组。每组均对应同一组备选答案）

[1~3]
   A. 珍珠　　　　　　B. 酸枣仁　　　　　C. 柏子仁
   D. 夜交藤　　　　　E. 合欢皮
1. 既安神，又祛风的药是

2. 既安神，又润肠的药是
3. 既安神，又敛汗的药是

[4~6]
A. 0.1~0.5g B. 1.5~3g C. 15~30g
D. 9~30g E. 3~9g

4. 朱砂冲服或入丸散的用量为
5. 磁石入煎剂的用量为
6. 琥珀冲服或入丸散的用量为

X 型题 （多项选择题。每题的备选答案中有2个或2个以上正确答案。少选或多选均不得分）

1. 磁石的功效是
   A. 镇惊安神 B. 平肝潜阳 C. 聪耳明目
   D. 活血祛瘀 E. 纳气平喘
2. 远志的功效有
   A. 宁心安神 B. 活血化瘀 C. 祛痰开窍
   D. 敛汗生津 E. 消散痈肿

第十五章　平肝息风药

A 型题（最佳选择题，每题的备选答案中只有一个最佳答案）

1. 石决明的功效是
   A. 平肝通络　　　　　B. 平肝养血　　　　　C. 平肝安神
   D. 平肝息风　　　　　E. 平肝潜阳
2. 赭石的主治病证不包括
   A. 喘息　　　　　　　B. 呃逆　　　　　　　C. 肝阳上亢
   D. 心神不宁　　　　　E. 血热气逆之衄血
3. 生用镇惊安神，煅用制酸止痛的是
   A. 琥珀　　　　　　　B. 牡蛎　　　　　　　C. 石决明
   D. 赭石　　　　　　　E. 海浮石
4. 既息风止痉，又通络止痛的药是
   A. 僵蚕　　　　　　　B. 地锦草　　　　　　C. 蒺藜
   D. 羚羊角　　　　　　E. 全蝎
5. 不是珍珠母功效的是
   A. 安神定惊　　　　　B. 平肝潜阳　　　　　C. 清肝明目
   D. 软坚散结　　　　　E. 收湿敛疮
6. 蒺藜不具有的功效是
   A. 清肝　　　　　　　B. 平肝　　　　　　　C. 疏肝
   D. 祛风明目　　　　　E. 散风止痒
7. 既平肝清热，又降压利水的中药是
   A. 蒺藜　　　　　　　B. 珍珠母　　　　　　C. 罗布麻叶
   D. 天麻　　　　　　　E. 钩藤
8. 羚羊角入煎剂宜
   A. 先煎　　　　　　　B. 后下　　　　　　　C. 另煎
   D. 包煎　　　　　　　E. 锉末
9. 既平肝息风、清肝明目，又凉血解毒的中药为
   A. 赭石　　　　　　　B. 石决明　　　　　　C. 珍珠母
   D. 羚羊角　　　　　　E. 牡蛎
10. 钩藤除息风止痉外，还可
    A. 软坚散结　　　　　B. 祛风通络　　　　　C. 凉血解毒
    D. 安神定惊　　　　　E. 清热平肝
11. 善息风止痉、平抑肝阳，治肝阳、肝风诸证，无论寒热虚实皆宜的中药是
    A. 蒺藜　　　　　　　B. 天麻　　　　　　　C. 钩藤
    D. 僵蚕　　　　　　　E. 地龙
12. 能息风止痉、攻毒散结、通络止痛的中药是
    A. 羚羊角与僵蚕　　　B. 天麻与钩藤　　　　C. 全蝎与蜈蚣

D. 龙骨与牡蛎　　　　　E. 石决明与珍珠母
13. 地龙不具有的功效为
    A. 凉血　　　　　　　B. 清热息风　　　　　C. 平喘
    D. 通络　　　　　　　E. 利尿
14. 不是平肝息风药主治病证的是
    A. 头晕目眩　　　　　B. 小儿惊风　　　　　C. 关节肿痛
    D. 癫痫抽搐　　　　　E. 破伤风
15. 平肝息风药中有小毒的是
    A. 蒺藜　　　　　　　B. 罗布麻叶　　　　　C. 钩藤
    D. 僵蚕　　　　　　　E. 蜈蚣
16. 善平肝阳、息肝风、清肝热，兼透散风热之邪的中药是
    A. 赭石　　　　　　　B. 石决明　　　　　　C. 天麻
    D. 钩藤　　　　　　　E. 地龙
17. 不是牡蛎主治病证的是
    A. 阴虚动风　　　　　B. 心悸失眠　　　　　C. 闭经
    D. 癥瘕积聚　　　　　E. 胃痛泛酸
18. 钩藤入煎剂应注意
    A. 先煎　　　　　　　B. 后下　　　　　　　C. 包煎
    D. 另煎　　　　　　　E. 打碎
19. 地龙的主治病证不包括
    A. 风疹瘙痒　　　　　B. 高热神昏狂躁　　　C. 痹痛肢麻
    D. 小便不利　　　　　E. 半身不遂
20. 石决明平肝清肝宜
    A. 煅用　　　　　　　B. 水飞　　　　　　　C. 醋制
    D. 酒制　　　　　　　E. 生用

B 型题（配伍选择题，备选答案在前，试题在后，每题若干组。每组均对应同一组备选答案）

[1~3]
    A. 珍珠　　　　　　　B. 蒺藜　　　　　　　C. 僵蚕
    D. 珍珠母　　　　　　E. 罗布麻叶
1. 既平肝清热，又降压利水的药是
2. 既平肝潜阳，又清肝明目的药是
3. 既平肝疏肝，又祛风明目的药是

[4~7]
    A. 蒺藜　　　　　　　B. 地龙　　　　　　　C. 蜈蚣
    D. 石决明　　　　　　E. 青黛
4. 能平喘的药是
5. 能利尿的药是
6. 能平肝潜阳的药是
7. 能清热息风的药是

[8~11]
    A. 降压利水　　　　　B. 定惊安神　　　　　C. 凉血解毒
    D. 祛风通络　　　　　E. 化痰散结

8. 天麻的功效为
9. 羚羊角的功效为
10. 僵蚕的功效为
11. 珍珠母的功效为

[12~15]
A. 牡蛎　　　　　　B. 赭石　　　　　　C. 蜈蚣
D. 钩藤　　　　　　E. 地龙

12. 可平肝潜阳、制酸止痛的中药是
13. 可息风止痉、清热平肝的中药是
14. 可息风止痉、攻毒散结的中药是
15. 可平肝潜阳、凉血止血的中药是

[16~19]
A. 1~1.5g　　　　　B. 0.6~1g　　　　　C. 3~5g
D. 15~30g　　　　　E. 1~3g

16. 羚羊角入煎剂用量为
17. 蜈蚣入煎剂用量为
18. 全蝎研末用量为
19. 僵蚕研末用量为

X 型题（多项选择题。每题的备选答案中有 2 个或 2 个以上正确答案。少选或多选均不得分）

1. 羚羊角功效
   A. 平肝　　　　　　B. 息风　　　　　　C. 清肝明目
   D. 凉血解毒　　　　E. 通络止痛

2. 治疗肝阳上亢的中药有
   A. 石决明　　　　　B. 钩藤　　　　　　C. 羚羊角
   D. 天麻　　　　　　E. 赭石

3. 平肝、息风的中药有
   A. 蒺藜　　　　　　B. 珍珠母　　　　　C. 天麻
   D. 钩藤　　　　　　E. 羚羊角

4. 具有清肝明目功效的中药有
   A. 石决明　　　　　B. 地龙　　　　　　C. 羚羊角
   D. 珍珠母　　　　　E. 天麻

5. 孕妇忌服的中药有
   A. 赭石　　　　　　B. 天麻　　　　　　C. 全蝎
   D. 蜈蚣　　　　　　E. 地龙

6. 天麻的主治病证包括
   A. 虚风内动　　　　B. 慢惊风　　　　　C. 高热神昏
   D. 肢体麻木　　　　E. 头痛眩晕

7. 蜈蚣的主治病证包括
   A. 痰核瘰疬　　　　B. 风湿顽痹　　　　C. 偏头痛
   D. 疮疡肿毒　　　　E. 破伤风

第十六章 开窍药

A 型题（最佳选择题，每题的备选答案中只有一个最佳答案）

1. 成人内服冰片的一日常用量是
   A. 0.15~0.3g
   B. 0.4~06g
   C. 0.7~0.9g
   D. 1~1.2g
   E. 1.5~3g

2. 既开窍，又止痛的药是
   A. 木香
   B. 沉香
   C. 青木香
   D. 苏合香
   E. 小茴香

3. 安息香的功效是
   A. 开窍清热
   B. 开窍化湿
   C. 开窍息风
   D. 开窍活血
   E. 开窍祛痰

4. 能开窍醒神，活血通经，消肿止痛的药物是
   A. 远志
   B. 石菖蒲
   C. 苏合香
   D. 麝香
   E. 冰片

5. 冰片不具有的功效是
   A. 清热
   B. 醒神
   C. 化湿
   D. 开窍
   E. 止痛

6. 既开窍宁神，又化湿和胃的是
   A. 石菖蒲
   B. 麝香
   C. 苏合香
   D. 白豆蔻
   E. 安息香

7. 石菖蒲与远志均有的功效是
   A. 开窍和胃
   B. 开窍宁神
   C. 开窍散寒
   D. 开窍清热
   E. 开窍活血

8. 为开窍醒神之良药，治闭证神昏无论寒热皆宜的中药是
   A. 石菖蒲
   B. 牛黄
   C. 冰片
   D. 苏合香
   E. 麝香

9. 内服开窍醒神，为治神昏窍闭之要药；外用清热止痛、消肿生肌，为治热毒肿痛之良药的中药是
   A. 苏合香
   B. 安息香
   C. 麝香
   D. 冰片
   E. 石菖蒲

B 型题（配伍选择题，备选答案在前，试题在后，每题若干组。每组均对应同一组备选答案）

[1~3]
   A. 化湿和胃
   B. 活血通经
   C. 行气活血
   D. 回阳救逆
   E. 辟秽止痛

1. 苏合香的功效有
2. 石菖蒲的功效有
3. 麝香的功效有

X 型题（多项选择题。每题的备选答案中有 2 个或 2 个以上正确答案。少选或多选均不得分）

1. 石菖蒲主治
   A. 健忘　　　　　　　　B. 顽痹久痛　　　　　　C. 湿浊中阻
   D. 耳聋耳鸣　　　　　　E. 痰湿蒙蔽心窍之神昏
2. 孕妇不宜使用的中药有
   A. 麝香　　　　　　　　B. 冰片　　　　　　　　C. 石菖蒲
   D. 苏合香　　　　　　　E. 安息香
3. 石菖蒲的主治病证包括
   A. 痰蒙心窍之癫痫　　　B. 肝阳上亢之耳鸣　　　C. 心气不足之健忘
   D. 湿浊中阻之脘腹痞胀　E. 外感热病之神昏
4. 开窍药的使用注意有
   A. 不宜久服　　　　　　B. 只用于闭证神昏　　　C. 内服多入丸散
   D. 只能暂用　　　　　　E. 一般不用于脱证神昏

第十七章 补虚药

A 型题（最佳选择题，每题的备选答案中只有一个最佳答案）

1. 补中益气，生津养血的是
   A. 党参　　　　B. 蜂蜜　　　　C. 饴糖
   D. 红景天　　　E. 绞股蓝
2. 甘补而平，不燥不腻的是
   A. 饴糖　　　　B. 党参　　　　C. 黄芪
   D. 西洋参　　　E. 白术
3. 补骨脂除固精缩尿外，又能
   A. 补肾壮阳　　B. 润肠通便　　C. 补肺定喘
   D. 补肝明目　　E. 补心定惊
4. 核桃仁的功效是
   A. 补肾，益精，缩尿　　B. 补肾，润肺，明目　　C. 补肾，清火，滋阴
   D. 补肾，活血，续伤　　E. 补肾，温肺，润肠
5. 性温，既补肝肾，又祛风湿的药是
   A. 续断　　　　B. 狗脊　　　　C. 骨碎补
   D. 桑寄生　　　E. 雷公藤
6. 既补血活血，又调经润肠的药是
   A. 红花　　　　B. 当归　　　　C. 熟地黄
   D. 肉苁蓉　　　E. 月季花
7. 能滋阴润肺，补益脾气的是
   A. 石斛　　　　B. 黄精　　　　C. 百合
   D. 北沙参　　　E. 枸杞子
8. 既滋肾补肝，又清虚热的药是
   A. 黄精　　　　B. 秦艽　　　　C. 地骨皮
   D. 女贞子　　　E. 枸杞子
9. 人参不具有的功效是
   A. 利水消肿　　B. 生津止渴　　C. 大补元气
   D. 安神益智　　E. 补脾益肺
10. 黄芪不具有的功效是
    A. 利水消肿　　B. 补气升阳　　C. 托毒生肌
    D. 益卫固表　　E. 安胎
11. 白术不具有的功效是
    A. 止汗　　　　B. 生津止渴　　C. 补气健脾
    D. 燥湿利水　　E. 安胎
12. 益气养阴，补脾肺肾，固精止带的药物是
    A. 百合　　　　B. 黄芪　　　　C. 山药

D. 党参　　　　　　　　E. 白术
13. 平补气阴，为治气虚或气阴两虚之佳品的是
　　　A. 蜂蜜　　　　　　　　B. 甘草　　　　　　　　C. 党参
　　　D. 黄芪　　　　　　　　E. 山药
14. 能补气养阴，清热生津的药物是
　　　A. 西洋参　　　　　　　B. 大枣　　　　　　　　C. 蜂蜜
　　　D. 白术　　　　　　　　E. 黄芪
15. 不属于甘草功效的是
　　　A. 补中益气　　　　　　B. 祛痰止咳　　　　　　C. 缓急止痛
　　　D. 解毒和药　　　　　　E. 生津养液
16. 太子参的功效是
　　　A. 补气生津　　　　　　B. 补气缓急　　　　　　C. 大补元气
　　　D. 补气利水　　　　　　E. 补气养血
17. 刺五加不具有的功效是
　　　A. 益肾强腰　　　　　　B. 养心安神　　　　　　C. 补气健脾
　　　D. 活血通络　　　　　　E. 燥湿利水
18. 既能补中益气，又能养血安神、缓和药性的药物是
　　　A. 太子参　　　　　　　B. 大枣　　　　　　　　C. 蜂蜜
　　　D. 白术　　　　　　　　E. 党参
19. 能健脾化湿，消暑解毒的药物是
　　　A. 甘草　　　　　　　　B. 蜂蜜　　　　　　　　C. 白扁豆
　　　D. 白术　　　　　　　　E. 广藿香
20. 蜂蜜不具有的功效是
　　　A. 解毒　　　　　　　　B. 润肠通便　　　　　　C. 活血通络
　　　D. 补中缓急　　　　　　E. 润肺止咳
21. 饴糖不具有的功效是
　　　A. 止咳　　　　　　　　B. 补脾益气　　　　　　C. 缓急止痛
　　　D. 利水　　　　　　　　E. 润肺
22. 红景天不具有的功效是
　　　A. 健骨　　　　　　　　B. 活血　　　　　　　　C. 通脉
　　　D. 平喘　　　　　　　　E. 益气
23. 能健脾益气，祛痰止咳，清热解毒的药物是
　　　A. 白术　　　　　　　　B. 白扁豆　　　　　　　C. 红景天
　　　D. 绞股蓝　　　　　　　E. 大枣
24. 鹿茸不具有的功效是
　　　A. 益精血　　　　　　　B. 补肺气　　　　　　　C. 调冲任
　　　D. 壮肾阳　　　　　　　E. 托疮毒
25. 鹿茸研末冲服的用量是
　　　A. 0.1～0.2g　　　　　　B. 1～2g　　　　　　　 C. 2～6g
　　　D. 6～12g　　　　　　　E. 12～30g
26. 能补肾阳，益精血，润肠通便的药物是
　　　A. 巴戟天　　　　　　　B. 杜仲　　　　　　　　C. 肉苁蓉

D. 锁阳　　　　　　　　　E. 菟丝子

27. 能补肾阳，强筋骨，祛风湿的药物是
    A. 淫羊藿　　　　　　　B. 鹿茸　　　　　　　　C. 补骨脂
    D. 益智仁　　　　　　　E. 肉苁蓉

28. 杜仲不具有的功效是
    A. 安胎　　　　　　　　B. 补肝肾　　　　　　　C. 活血
    D. 强筋骨　　　　　　　E. 降血压

29. 能补肝肾，行血脉，续筋骨的药物是
    A. 杜仲　　　　　　　　B. 续断　　　　　　　　C. 桑寄生
    D. 仙茅　　　　　　　　E. 补骨脂

30. 补骨脂不具有的功效是
    A. 明目安胎　　　　　　B. 补肾壮阳　　　　　　C. 固精缩尿
    D. 纳气平喘　　　　　　E. 温脾止泻

31. 益智仁不具有的功效是
    A. 纳气平喘　　　　　　B. 温脾止泻　　　　　　C. 暖肾
    D. 固精缩尿　　　　　　E. 摄唾

32. 蛤蚧不具有的功效是
    A. 助肾阳　　　　　　　B. 摄唾　　　　　　　　C. 益精血
    D. 定喘嗽　　　　　　　E. 补肺气

33. 菟丝子不具有的功效是
    A. 生津安胎　　　　　　B. 补阳益阴　　　　　　C. 固精缩尿
    D. 纳气平喘　　　　　　E. 明目止泻

34. 骨碎补不具有的功效是
    A. 润肠　　　　　　　　B. 续伤　　　　　　　　C. 补肾
    D. 活血　　　　　　　　E. 止痛

35. 锁阳除补肾阳、益精血外还可
    A. 续骨疗伤　　　　　　B. 补气养血　　　　　　C. 润肠通便
    D. 止血定痛　　　　　　E. 止咳平喘

36. 能补肾阳、强筋骨、祛风湿的药物组是
    A. 杜仲与续断　　　　　B. 鹿茸与紫河车　　　　C. 补骨脂与益智仁
    D. 锁阳与肉苁蓉　　　　E. 巴戟天与淫羊藿

37. 既能益肾补肺，又能止血化痰的药物是
    A. 冬虫夏草　　　　　　B. 鹿茸　　　　　　　　C. 紫河车
    D. 海马　　　　　　　　E. 淫羊藿

38. 紫河车除温肾补精外还可
    A. 润肠通便　　　　　　B. 活血调经　　　　　　C. 润肺止咳
    D. 养血益气　　　　　　E. 健脾利湿

39. 沙苑子除补肾固精外，还可
    A. 柔肝缓急　　　　　　B. 养肝明目　　　　　　C. 疏肝解郁
    D. 镇肝息风　　　　　　E. 健脾养肝

40. 可补肾壮阳，强筋健骨，祛寒除湿的中药是
    A. 菟丝子　　　　　　　B. 沙苑子　　　　　　　C. 紫河车

D. 仙茅　　　　　　　E. 骨碎补

41. 可补肾助阳，活血散结，消肿止痛的中药是
    A. 杜仲　　　　　　B. 海马　　　　　　C. 蛤蚧
    D. 五加皮　　　　　E. 巴戟天

42. 当归不具有的功效是
    A. 补血　　　　　　B. 调经止痛　　　　C. 润肠通便
    D. 敛阴止汗　　　　E. 活血

43. 既能补血滋阴，又能补精益髓的药物是
    A. 熟地黄　　　　　B. 当归　　　　　　C. 紫河车
    D. 龙眼肉　　　　　E. 大枣

44. 既能补血止血，又能滋阴润燥的药物是
    A. 白芍　　　　　　B. 阿胶　　　　　　C. 紫河车
    D. 熟地黄　　　　　E. 何首乌

45. 白芍不具有的功效是
    A. 柔肝止痛　　　　B. 养血调经　　　　C. 敛阴止汗
    D. 润肺止咳　　　　E. 平抑肝阳

46. 白芍与甘草配伍的意义是
    A. 调和营卫　　　　B. 和中解毒　　　　C. 缓和药性
    D. 调和诸药　　　　E. 缓急止痛

47. 能乌须发，治疗精血不足，须发早白首选的是
    A. 白芍　　　　　　B. 制首乌　　　　　C. 龙眼肉
    D. 当归　　　　　　E. 阿胶

48. 南沙参的功效是
    A. 养胃生津，清心除烦　　B. 养阴清肺，益气祛痰　　C. 润肺滋阴，补脾益气
    D. 滋补肝肾，明目退翳　　E. 滋肾除热，润肠通便

49. 可补心脾，益气血，安心神的中药是
    A. 黄精　　　　　　B. 龙眼肉　　　　　C. 大枣
    D. 紫河车　　　　　E. 当归

50. 北沙参除养阴清肺外还可
    A. 益胃生津　　　　B. 明目退翳　　　　C. 润肠通便
    D. 清心除烦　　　　E. 调经止痛

51. 不属于麦冬功效的是
    A. 润肺养阴　　　　B. 清心除烦　　　　C. 止咳化痰
    D. 润肠通便　　　　E. 益胃生津

52. 既能滋阴润肺，又能补脾益气的药物是
    A. 阿胶　　　　　　B. 紫河车　　　　　C. 龙眼肉
    D. 黄精　　　　　　E. 大枣

53. 不属于石斛功效的是
    A. 养胃生津　　　　B. 滋阴除热　　　　C. 明目
    D. 强腰　　　　　　E. 化痰

54. 既养阴润肺，又清心安神的药物是
    A. 百部　　　　　　B. 百合　　　　　　C. 龙眼肉

D. 酸枣仁　　　　　　E. 天冬

55. 可滋补肝肾，明目，润肺的中药是
    A. 菟丝子　　　　　B. 沙苑子　　　　　C. 枸杞子
    D. 决明子　　　　　E. 女贞子

56. 龟甲不具有的功效有
    A. 滋阴潜阳　　　　B. 益肾健骨　　　　C. 软坚散结
    D. 养血补心　　　　E. 凉血止血

57. 可滋阴潜阳，退热除蒸，软坚散结的中药是
    A. 龟甲　　　　　　B. 沙参　　　　　　C. 浙贝母
    D. 海藻　　　　　　E. 鳖甲

58. 可滋阴降火，清肺润燥，润肠通便的中药是
    A. 石斛　　　　　　B. 黄精　　　　　　C. 沙参
    D. 麦冬　　　　　　E. 天冬

59. 玉竹除滋阴润肺外还可
    A. 生津养胃　　　　B. 退热除蒸　　　　C. 润肠通便
    D. 滋阴补血　　　　E. 调经止痛

60. 既滋阴补血，又生津润肠的药物是
    A. 桑椹　　　　　　B. 川贝母　　　　　C. 玉竹
    D. 葛根　　　　　　E. 南沙参

61. 能滋阴益肾，凉血止血的药物是
    A. 女贞子　　　　　B. 墨旱莲　　　　　C. 楮实子
    D. 枸杞子　　　　　E. 桑椹

62. 女贞子不具有的功效是
    A. 明目　　　　　　B. 凉血止血　　　　C. 乌发
    D. 滋阴补肝　　　　E. 清虚热

63. 龟甲与鳖甲均有的功效是
    A. 润肠通便　　　　B. 明目乌发　　　　C. 滋阴潜阳
    D. 凉血止血　　　　E. 软坚散结

64. 哈蟆油除补肾益精外还可
    A. 滋阴潜阳　　　　B. 补骨生髓　　　　C. 养阴润肺
    D. 清热退蒸　　　　E. 益胃生津

65. 楮实子除滋阴益肾、清肝明目外还可
    A. 利尿　　　　　　B. 活血　　　　　　C. 调经
    D. 行气　　　　　　E. 清热

B 型题（配伍选择题，备选答案在前，试题在后，每题若干组。每组均对应同一组备选答案）

[1~4]
    A. 人参　　　　　　B. 甘草　　　　　　C. 白术
    D. 山药　　　　　　E. 大枣

1. 能燥湿利水的药是
2. 能止汗、安胎的药是
3. 能补脾肺肾、固精止带的药是
4. 能缓急止痛、缓和药性的药是

[5~8]
　　A. 益气，养血　　　　B. 益气，解毒　　　　C. 补气，活血
　　D. 益气，养阴　　　　E. 补气，燥湿
5. 甘草的功效是
6. 党参的功效是
7. 山药的功效是
8. 白术的功效是

[9~12]
　　A. 党参　　　　　　　B. 人参　　　　　　　C. 西洋参
　　D. 太子参　　　　　　E. 刺五加
9. 能益肾强腰的药是
10. 能安神益智的药是
11. 能清热生津的药是
12. 能大补元气的药是

[13~16]
　　A. 杜仲　　　　　　　B. 海马　　　　　　　C. 蛤蚧
　　D. 五加皮　　　　　　E. 巴戟天
13. 能补肝肾，安胎的药是
14. 能补肺气，定喘嗽的药是
15. 能补肾阳，祛风湿的药是
16. 能强筋骨，利水的药是

[17~20]
　　A. 续断　　　　　　　B. 紫河车　　　　　　C. 菟丝子
　　D. 何首乌　　　　　　E. 益智仁
17. 温肾补精，益气养血的药是
18. 制用补益精血，生用解毒截疟的药是
19. 内科补肝肾、妇科止崩漏、伤科疗折伤的药是
20. 既可暖肾固精缩尿，又可温脾止泻摄唾的药是

[21~24]
　　A. 肉苁蓉　　　　　　B. 淫羊藿　　　　　　C. 骨碎补
　　D. 补骨脂　　　　　　E. 绞股蓝
21. 能润肠通便的药是
22. 能温脾止泻的药是
23. 能补肾阳，益精血的药是
24. 能纳气平喘的药是

[25~28]
　　A. 当归　　　　　　　B. 鹿茸　　　　　　　C. 墨旱莲
　　D. 沙苑子　　　　　　E. 熟地黄
25. 既补血，又活血的药是
26. 既补血，又滋阴的药是
27. 既益精血，又壮肾阳的药是
28. 既补肾固精，又养肝明目的药是

[29~32]
　　A. 益气　　　　　　B. 清心　　　　　　C. 潜阳
　　D. 明目　　　　　　E. 敛汗
29. 麦冬的功效是
30. 枸杞子的功效是
31. 百合的功效是
32. 石斛的功效是

[33~36]
　　A. 阿胶　　　　　　B. 白芍　　　　　　C. 何首乌
　　D. 龙眼　　　　　　E. 紫河车
33. 补血又滋阴的药是
34. 柔肝止痛的药是
35. 平抑肝阳的药是
36. 截疟又可润肠通便的药是

[37~40]
　　A. 女贞子　　　　　B. 墨旱莲　　　　　C. 南沙参
　　D. 北沙参　　　　　E. 哈蟆油
37. 既清肺养阴又祛痰的是
38. 既补肾益精又养阴润肺的是
39. 既滋阴益肾又凉血止血的是
40. 既清虚热又明目乌发的是

X型题（多项选择题。每题的备选答案中有2个或2个以上正确答案。少选或多选均不得分）

1. 人参的主治病证
　　A. 消渴　　　　　　B. 惊悸健忘　　　　C. 肺气虚弱
　　D. 脾气虚弱　　　　E. 气虚欲脱
2. 菟丝子的功效有
　　A. 益阴　　　　　　B. 固精　　　　　　C. 缩尿
　　D. 止泻　　　　　　E. 明目
3. 白芍的主治病证
　　A. 自汗盗汗　　　　B. 阳亢眩晕　　　　C. 阴虚燥咳
　　D. 血虚萎黄　　　　E. 四肢拘急作痛
4. 龟甲的功效
　　A. 软坚散结　　　　B. 滋阴潜阳　　　　C. 益肾健骨
　　D. 养血补心　　　　E. 活血化瘀
5. 楮实子的功效有
　　A. 利尿　　　　　　B. 补气　　　　　　C. 滋阴益肾
　　D. 润肺　　　　　　E. 清肝明目
6. 生首乌的功效有
　　A. 润肠　　　　　　B. 截疟　　　　　　C. 止汗
　　D. 解毒　　　　　　E. 补气血
7. 石斛的功效有
　　A. 明目　　　　　　B. 化瘀止痛　　　　C. 润肺止咳

D. 养胃生津 E. 滋阴除热
8. 滋养肺胃之阴药
   A. 麦冬 B. 玉竹 C. 天冬
   D. 百合 E. 黄精
9. 能补肾阳、强筋骨的药物有
   A. 仙茅 B. 鹿茸 C. 肉苁蓉
   D. 巴戟天 E. 淫羊藿
10. 能养阴、润肠的药物有
    A. 补骨脂 B. 麦冬 C. 天冬
    D. 生地黄 E. 玄参
11. 能明目的药物有
    A. 沙苑子 B. 女贞子 C. 楮实子
    D. 枸杞子 E. 菟丝子
12. 具有安神功效的药物有
    A. 茯苓 B. 大枣 C. 百合
    D. 刺五加 E. 人参
13. 不宜与甘草同用的药物有
    A. 海藻 B. 京大戟 C. 甘遂
    D. 浙贝母 E. 半夏
14. 白术的主治病证包括
    A. 食少便溏 B. 水肿 C. 自汗
    D. 胎动不安 E. 湿热黄疸
15. 杜仲的主治病证包括
    A. 癥瘕积聚 B. 高血压 C. 胎动不安
    D. 筋骨无力 E. 腰膝酸痛
16. 蛤蚧的主治病证包括
    A. 肺虚咳嗽 B. 肾虚喘促 C. 肾虚阳痿
    D. 肺热咳嗽 E. 精血亏虚
17. 锁阳的主治病证包括
    A. 阳痿 B. 不孕 C. 腰膝痿弱
    D. 肠燥便秘 E. 带下
18. 白芍的主治病证包括
    A. 萎黄 B. 月经不调 C. 痛经
    D. 自汗 E. 胁痛
19. 鳖甲的主治病证包括
    A. 便秘 B. 头晕目眩 C. 虚风内动
    D. 疟母 E. 癥瘕
20. 楮实子的主治病证包括
    A. 肝肾不足 B. 虚劳骨蒸 C. 头晕目昏
    D. 水肿胀满 E. 目生翳膜
21. 女贞子的主治病证包括

A. 阴虚发热　　　　B. 头晕目眩　　　　C. 须发早白
D. 视力减退　　　　E. 目暗不明
22. 淫羊藿的主治病证包括
A. 阳痿　　　　　　B. 不孕　　　　　　C. 头晕
D. 麻木　　　　　　E. 风寒湿痹

第十八章 收涩药

A 型题（最佳选择题，每题的备选答案中只有一个最佳答案）

1. 生姜和肉豆蔻均有的功效是
   A. 涩肠　　　　　　　B. 发表　　　　　　　C. 温中
   D. 止咳　　　　　　　E. 止汗
2. 诃子除涩肠敛肺外还能
   A. 收敛止血　　　　　B. 收湿敛疮　　　　　C. 固崩止带
   D. 固精缩尿　　　　　E. 下气利咽
3. 五味子不具有的功效是
   A. 收敛固涩　　　　　B. 益气生津　　　　　C. 滋肾
   D. 止血　　　　　　　E. 宁心
4. 能补益肝肾，收敛固脱的药物是
   A. 山茱萸　　　　　　B. 肉豆蔻　　　　　　C. 赤石脂
   D. 芡实　　　　　　　E. 莲子
5. 不是乌梅功效的是
   A. 安蛔　　　　　　　B. 止血　　　　　　　C. 生津
   D. 涩肠　　　　　　　E. 疏肝
6. 不是椿皮主治病证的是
   A. 赤白带下　　　　　B. 蛔虫病　　　　　　C. 自汗盗汗
   D. 久泻久痢　　　　　E. 崩漏便血
7. 内服能涩肠止泻、止血止带，外用能收湿敛疮、生肌的中药是
   A. 海螵蛸　　　　　　B. 五倍子　　　　　　C. 罂粟壳
   D. 赤石脂　　　　　　E. 石榴皮
8. 不是莲子肉功效的是
   A. 益肾固精　　　　　B. 敛肺止咳　　　　　C. 止带
   D. 补脾止泻　　　　　E. 养心安神
9. 既能固精缩尿又能补肾助阳的中药是
   A. 桑螵蛸　　　　　　B. 海螵蛸　　　　　　C. 麻黄根
   D. 覆盆子　　　　　　E. 肉豆蔻
10. 功长收涩，尤善止血止带，治崩漏带下效佳，堪称妇科之良药的中药是
    A. 椿皮　　　　　　　B. 海螵蛸　　　　　　C. 金樱子
    D. 覆盆子　　　　　　E. 麻黄根
11. 不是诃子功效的是
    A. 下气　　　　　　　B. 利咽　　　　　　　C. 止带
    D. 涩肠　　　　　　　E. 敛肺
12. 能涩肠止泻，温中行气的药物是
    A. 赤石脂　　　　　　B. 五味子　　　　　　C. 肉豆蔻

D. 石榴皮　　　　　　　E. 五倍子
13. 能益肾固精，补脾祛湿的药物是
    A. 芡实　　　　　　　B. 椿皮　　　　　　　C. 赤石脂
    D. 乌梅　　　　　　　E. 莲子肉
14. 生用能敛肺清火开音，煨用涩肠止泻的药物是
    A. 覆盆子　　　　　　B. 五倍子　　　　　　C. 金樱子
    D. 诃子　　　　　　　E. 五味子
15. 不是覆盆子功效的是
    A. 明目　　　　　　　B. 益肾　　　　　　　C. 固精
    D. 缩尿　　　　　　　E. 止汗
16. 能益气、除热止汗的药物是
    A. 麻黄根　　　　　　B. 糯稻根　　　　　　C. 浮小麦
    D. 五倍子　　　　　　E. 山茱萸
17. 不是金樱子主治病证的是
    A. 自汗盗汗　　　　　B. 遗精滑精　　　　　C. 尿频遗尿
    D. 久泻久痢　　　　　E. 崩漏带下
18. 适用于多种滑脱之证，兼热者尤宜的药是
    A. 五味子　　　　　　B. 五倍子　　　　　　C. 金樱子
    D. 覆盆子　　　　　　E. 莲子肉
19. 功专收敛止汗，治自汗、盗汗，既可内服，亦可研粉外扑的中药是
    A. 麻黄根　　　　　　B. 浮小麦　　　　　　C. 五味子
    D. 糯稻根　　　　　　E. 金樱子
20. 糯稻根除止汗退热外还可
    A. 涩肠止泻　　　　　B. 敛肺止咳　　　　　C. 固精缩尿
    D. 燥湿止带　　　　　E. 益胃生津
21. 能敛肺、涩肠、止痛的药物是
    A. 金樱子　　　　　　B. 桑螵蛸　　　　　　C. 赤石脂
    D. 覆盆子　　　　　　E. 罂粟壳
22. 椿皮与石榴皮除涩肠、止血外还均可
    A. 杀虫　　　　　　　B. 止痒　　　　　　　C. 补肾
    D. 燥湿　　　　　　　E. 止带
23. 罂粟壳煎汤内服的用量是
    A. 0.1～0.5g　　　　　B. 3～6g　　　　　　　C. 1～3g
    D. 6～10g　　　　　　E. 10～15g

B型题（配伍选择题，备选答案在前，试题在后，每题若干组。每组均对应同一组备选答案）

[1～3]
    A. 芡实　　　　　　　B. 椿皮　　　　　　　C. 赤石脂
    D. 山茱萸　　　　　　E. 覆盆子
1. 外用治外伤出血的药是
2. 内服治湿热泻痢的药是
3. 内服治虚汗不止的药是

[4~7]
　　A. 涩肠止痛　　　　　　　B. 补脾止泻　　　　　　　C. 生津安蛔
　　D. 燥湿止带　　　　　　　E. 补肾助阳
4. 乌梅的功效是
5. 莲子的功效是
6. 桑螵蛸的功效是
7. 罂粟壳的功效是

[8~11]
　　A. 赤石脂　　　　　　　　B. 海螵蛸　　　　　　　　C. 诃子
　　D. 浮小麦　　　　　　　　E. 金樱子
8. 可固精缩尿的中药是
9. 可除热止汗的中药是
10. 可下气利咽的中药是
11. 可制酸止痛的中药是

X型题（多项选择题。每题的备选答案中有2个或2个以上正确答案。少选或多选均不得分）

1. 椿皮的功效
　　A. 涩肠　　　　　　　　　B. 杀虫　　　　　　　　　C. 止带
　　D. 止血　　　　　　　　　E. 清热燥湿
2. 乌梅的功效有
　　A. 敛肺　　　　　　　　　B. 安蛔　　　　　　　　　C. 生津
　　D. 止带　　　　　　　　　E. 补肝肾
3. 五味子的功效有
　　A. 敛肺　　　　　　　　　B. 敛汗　　　　　　　　　C. 止泻
　　D. 止血　　　　　　　　　E. 止带
4. 收涩药的主治病证有
　　A. 湿热泻痢　　　　　　　B. 遗精滑精　　　　　　　C. 自汗盗汗
　　D. 久咳虚喘　　　　　　　E. 遗尿尿频
5. 海螵蛸的主治病证
　　A. 崩漏下血　　　　　　　B. 肺胃出血　　　　　　　C. 胃痛吞酸
　　D. 溃疡不敛　　　　　　　E. 骨蒸劳热
6. 能止汗的药物有
　　A. 麻黄根　　　　　　　　B. 五倍子　　　　　　　　C. 五味子
　　D. 糯稻根　　　　　　　　E. 浮小麦
7. 能涩肠的药物有
　　A. 石榴皮　　　　　　　　B. 五倍子　　　　　　　　C. 肉豆蔻
　　D. 椿皮　　　　　　　　　E. 诃子
8. 能敛肺的药物有
　　A. 罂粟壳　　　　　　　　B. 五倍子　　　　　　　　C. 诃子
　　D. 五味子　　　　　　　　E. 乌梅
9. 莲子肉的主治病证有
　　A. 脾虚久泻　　　　　　　B. 肾虚遗精　　　　　　　C. 带下
　　D. 虚热消渴　　　　　　　E. 月经过多

第十九章 涌吐药

A型题（最佳选择题，每题的备选答案中只有一个最佳答案）

1. 涌吐热痰、宿食的药
   A. 儿茶　　　　　　B. 轻粉　　　　　　C. 铅丹
   D. 毛茛　　　　　　E. 瓜蒂

2. 研末吹鼻，能引去湿热的药是
   A. 常山　　　　　　B. 明矾　　　　　　C. 瓜蒂
   D. 细辛　　　　　　E. 冰片

3. 能涌吐痰饮的药是
   A. 硼砂　　　　　　B. 铅丹　　　　　　C. 常山
   D. 香薷　　　　　　E. 儿茶

4. 能截疟的是
   A. 常山　　　　　　B. 瓜蒂　　　　　　C. 藜芦
   D. 硫黄　　　　　　E. 轻粉

5. 内服致呕吐不止，可用麝香开水冲服缓解的药物是
   A. 常山　　　　　　B. 瓜蒂　　　　　　C. 藜芦
   D. 冰片　　　　　　E. 雄黄

6. 涌吐药的适应证不包括
   A. 误食毒物，停胃未被吸收　　B. 宿食入肠腹泻　　C. 痰涎壅盛，阻碍呼吸
   D. 宿食停滞不化，尚未入肠　　E. 癫痫发狂

B型题（配伍选择题，备选答案在前，试题在后，每题若干组。每组均对应同一组备选答案）

[1~3]
　　A. 涌吐痰热宿食，引去湿热　　B. 涌吐，发疱　　C. 涌吐水饮，活血化瘀
　　D. 涌吐风痰，杀虫疗癣　　　　E. 涌吐痰饮，截疟

1. 常山的功效是
2. 瓜蒂的功效是
3. 藜芦的功效是

[4~6]
　　A. 酒制　　　　　　B. 蜜制　　　　　　C. 外敷
　　D. 吹鼻　　　　　　E. 含糖

4. 常山截疟的用法是
5. 瓜蒂引去湿热的用法是
6. 增强瓜蒂内服药力的用法是

X型题（多项选择题。每题的备选答案中有2个或2个以上正确答案。少选或多选均不得分）

1. 涌吐药的使用注意有
   A. 服用后多饮开水以助药力
   B. 忌用于老人、胎前产后及体虚者

C. 吐后宜立即进食
D. 中病即止，不可久服
E. 一般从小剂量渐增

2. 不宜与藜芦同用的药物有
   A. 玄参　　　　　B. 赤芍　　　　　C. 苦参
   D. 辛夷　　　　　E. 丹参

第二十章 杀虫燥湿止痒药

A 型题（最佳选择题，每题的备选答案中只有一个最佳答案）

1. 入药忌火煅的药是
   A. 礞石　　　　　　B. 珍珠母　　　　　C. 雄黄
   D. 炉甘石　　　　　E. 牡蛎

2. 外用解毒杀虫，内能清热消痰的药是
   A. 雄黄　　　　　　B. 白矾　　　　　　C. 铅丹
   D. 蛇床子　　　　　E. 露蜂房

3. 既攻毒杀虫，又逐水通便的药是
   A. 轻粉　　　　　　B. 硫黄　　　　　　C. 雄黄
   D. 鸦胆子　　　　　E. 土荆皮

4. 外用解毒杀虫止痒，内服补火助阳通便的中药是
   A. 轻粉　　　　　　B. 硫黄　　　　　　C. 雄黄
   D. 白矾　　　　　　E. 铅丹

5. 露蜂房除攻毒杀虫外，还具有的功效为
   A. 坠痰镇静　　　　B. 截疟定痛　　　　C. 温肾壮阳
   D. 止血止泻　　　　E. 祛风止痛

6. 外用拔毒止痒，敛疮生肌；内服坠痰镇惊，攻毒截疟的中药是
   A. 轻粉　　　　　　B. 白矾　　　　　　C. 砒石
   D. 铅丹　　　　　　E. 雄黄

7. 土荆皮除杀虫疗癣外还可
   A. 止痒　　　　　　B. 止痛　　　　　　C. 止血
   D. 止带　　　　　　E. 止泻

8. 下列药中无毒的是
   A. 土荆皮　　　　　B. 雄黄　　　　　　C. 硫黄
   D. 白矾　　　　　　E. 轻粉

B 型题（配伍选择题，备选答案在前，试题在后，每题若干组。每组均对应同一组备选答案）

[1～3]
   A. 杀虫壮阳　　　　B. 杀虫补火　　　　C. 杀虫截疟
   D. 杀虫止血　　　　E. 杀虫逐水

1. 雄黄的功效是
2. 轻粉的功效是
3. 白矾的功效为

X 型题（多项选择题。每题的备选答案中有 2 个或 2 个以上正确答案。少选或多选均不得分）

1. 蛇床子的功效

A. 健脾止泻　　B. 燥湿祛风　　C. 杀虫止痒
D. 温肾壮阳　　E. 坠痰镇惊

2. 杀虫燥湿止痒药使用过程中当注意
A. 当大面积使用　　B. 不宜在头面及五官使用　　C. 宜制丸剂，缓解毒性
D. 避免持续服用　　E. 严格控制炮制方法及用量

第二十一章　拔毒消肿敛疮药

A 型题（最佳选择题，每题的备选答案中只有一个最佳答案）

1. 既攻毒蚀疮，又破血逐瘀的药是
   A. 砒石　　　　　　B. 斑蝥　　　　　　C. 升药
   D. 干漆　　　　　　E. 猫爪草
2. 升药的功效是
   A. 拔毒祛腐　　　　B. 软坚散结　　　　C. 清热解毒
   D. 开窍醒神　　　　E. 化瘀散结
3. 马钱子的用量
   A. 0.3~0.6g　　　　B. 0.9~1.2g　　　　C. 0.2~0.35g
   D. 4~5g　　　　　　E. 2.5~3g
4. 蟾酥除解毒消肿、止痛外还可
   A. 开窍醒神　　　　B. 破血逐瘀　　　　C. 软坚散结
   D. 清肺化痰　　　　E. 生肌止血
5. 既能明目祛翳又能收湿生肌的中药是
   A. 硼砂　　　　　　B. 砒石　　　　　　C. 毛茛
   D. 猫爪草　　　　　E. 炉甘石
6. 儿茶不具有的功效为
   A. 收湿敛疮　　　　B. 止咳平喘　　　　C. 生肌止血
   D. 活血定痛　　　　E. 清肺化痰
7. 外用蚀疮祛腐；内服劫痰平喘，截疟的药物是
   A. 升药　　　　　　B. 斑蝥　　　　　　C. 大蒜
   D. 硼砂　　　　　　E. 砒石
8. 硼砂内服可
   A. 解毒消肿　　　　B. 杀虫止痢　　　　C. 发疱止痛
   D. 清肺化痰　　　　E. 清热凉血
9. 既可化痰散结又可解毒消肿的药物是
   A. 马钱子　　　　　B. 猫爪草　　　　　C. 毛茛
   D. 儿茶　　　　　　E. 大蒜

B 型题（配伍选择题，备选答案在前，试题在后，每题若干组。每组均对应同一组备选答案）

[1~4]
   A. 炉甘石　　　　　B. 猫爪草　　　　　C. 硼砂
   D. 砒石　　　　　　E. 大蒜
1. 性温，能解毒消肿、杀虫止痢的药物是
2. 性大热，能蚀疮祛腐、平喘截疟的药物是
3. 性凉，能清热解毒、清肺化痰的药物是
4. 性平，能明目祛翳、收湿生肌的药物是

X 型题（多项选择题。每题的备选答案中有 2 个或 2 个以上正确答案。少选或多选均不得分）

1. 大蒜的功效为
   A. 解毒
   B. 消肿
   C. 杀虫
   D. 止痛
   E. 平喘

2. 有毒的药物有
   A. 升药
   B. 马钱子
   C. 炉甘石
   D. 蟾酥
   E. 斑蝥

3. 拔毒消肿敛疮药的主治病证有
   A. 痈疽疮疖肿痛
   B. 脓成不溃
   C. 腐肉不尽
   D. 久溃不敛
   E. 癣疥湿疹

第二部分 常用中成药

第一章 内科常用中成药

第一节 解表剂

A 型题（最佳选择题，每题的备选答案中只有一个最佳答案）

1. 既可益气解表，疏风散寒，又可祛痰止咳的非处方药是
   A. 桂枝合剂　　　　　B. 参苏丸　　　　　　C. 表实感冒颗粒
   D. 银翘解毒片　　　　E. 连花清瘟颗粒

2. 荆防颗粒适用于
   A. 风寒感冒　　　　　B. 阴虚外感　　　　　C. 风热感冒
   D. 风寒夹湿　　　　　E. 气虚外感

3. 藿香正气水的功能是
   A. 疏风解表，散寒除湿　　B. 解表化湿，理气和中　　C. 疏风解表，清热解毒
   D. 发汗解表，祛风散寒　　E. 发散风寒，解热止痛

4. 可用于晕车晕船，具有解表祛湿和中功能的药是
   A. 保济丸　　　　　　B. 藿香正气水　　　　C. 参苏丸
   D. 九味羌活丸　　　　E. 午时茶颗粒

5. 既能发散风寒，又能解热止痛的中成药是
   A. 午时茶颗粒　　　　B. 表实感冒颗粒　　　C. 荆防颗粒
   D. 感冒清热颗粒　　　E. 正柴胡饮颗粒

6. 孕妇禁用的药是
   A. 九味羌活丸　　　　B. 参苏丸　　　　　　C. 保济丸
   D. 葛根芩连丸　　　　E. 银翘解毒丸

7. 桂枝合剂除可解肌发表外，还可
   A. 清热解毒　　　　　B. 止咳化痰　　　　　C. 化湿和中
   D. 宣肺利咽　　　　　E. 调和营卫

8. 可发汗解表，祛风散寒的非处方药有
   A. 银翘解毒丸　　　　B. 表实感冒颗粒　　　C. 九味羌活丸
   D. 藿香正气水　　　　E. 参苏丸

9. 既可疏风散寒，又能清热解表的非处方药有
   A. 桂枝合剂　　　　　B. 羚羊感冒片　　　　C. 荆防颗粒
   D. 感冒清热颗粒　　　E. 银翘解毒片

10. 下列非处方药中不能治疗风热感冒的是
    A. 荆防颗粒　　　　　B. 羚羊感冒片　　　　C. 双黄连口服液
    D. 银翘解毒片　　　　E. 桑菊感冒片

11. 双黄连口服液的功效是
    A. 清热泻火，散风止痛　　B. 散风清热，泻火解毒　　C. 疏风解表，清热解毒

D. 清热疏风，利咽解毒　　　　E. 清热化湿，行气止痛

B 型题（配伍选择题，备选答案在前，试题在后，每题若干组。每组均对应同一组备选答案）

[1~3]
　　A. 疏风解表　　　　　　B. 解表清热　　　　　　C. 宣肺止咳
　　D. 益气解表　　　　　　E. 解肌清热

1. 银翘解毒丸既能清热解毒，又能
2. 感冒清热颗粒既能疏风解表，又能
3. 参苏丸既能疏风散寒、祛痰止咳，又能

[4~6]
　　A. 益气固表　　　　　　B. 解表散寒　　　　　　C. 清热解毒
　　D. 宣肺止咳　　　　　　E. 止泻止痢

4. 荆防颗粒除祛风胜湿外，又能
5. 桑菊感冒片除疏风清热外，又能
6. 葛根芩连丸除解肌清热外，又能

[7~10]
　　A. 疏风解表　　　　　　B. 宣肺止咳　　　　　　C. 解表通里
　　D. 解肌清热　　　　　　E. 益气解表

7. 桑菊感冒片
8. 防风通圣丸
9. 参苏丸
10. 九味羌活丸

C 型题（综合分析选择题。每题的备选答案中只有一个最佳答案）

[1~3]
　　患者，女，16岁。症见发热，头痛，咳嗽，咽痛，舌尖红，苔薄黄，脉浮数，中医辨证论治之后处方银翘解毒片

1. 银翘解毒片的功能是
　　A. 发汗祛湿，兼清里热　　B. 疏风解表，清热解毒　　C. 发汗解表，宣肺平喘
　　D. 辛凉疏表，宣肺止咳　　E. 疏风解表，泄热通便

2. 银翘解毒片的主治病证是
　　A. 风热感冒证　　　　　　B. 外感风寒湿邪，内有蕴热证　　C. 外感风邪，邪热壅肺证
　　D. 外感风寒，郁而化热证　E. 风热壅盛，表里俱实证

3. 下列对银翘解毒片叙述错误的是
　　A. 处方中的君药为连翘、金银花
　　B. 风寒感冒者慎用
　　C. 适用于风寒感冒者
　　D. 孕妇慎用
　　E. 处方中薄荷、牛蒡子、荆芥、淡豆豉为臣药

X 型题（多项选择题。每题的备选答案中有 2 个或 2 个以上正确答案。少选或多选均不得分）

1. 用来治疗风寒感冒的中成药有
　　A. 羚羊感冒片　　　　　　B. 荆防颗粒　　　　　　C. 双黄连口服液
　　D. 感冒清热颗粒　　　　　E. 正柴胡饮颗粒

2. 藿香正气水的功能有

A. 解表 B. 和中 C. 化湿
D. 理气 E. 止咳
3. 可以解表胜湿的非处方药有
A. 九味羌活丸 B. 午时茶颗粒 C. 荆防颗粒
D. 桂枝合剂 E. 感冒清热颗粒
4. 感冒清热颗粒的君药为
A. 紫苏叶 B. 苦地丁 C. 防风
D. 荆芥穗 E. 葛根
5. 九味羌活丸的功能为
A. 发汗祛湿 B. 疏风解表 C. 解表散寒
D. 温肺化饮 E. 散寒除湿

第二节 祛暑剂

A 型题（最佳选择题，每题的备选答案中只有一个最佳答案）
1. 具有清暑利湿功效，常用于治疗感受暑湿之邪所致的暑湿证的中成药是
A. 十滴水 B. 六一散 C. 紫金锭（散）
D. 甘露消毒丸 E. 六合定中丸
2. 下列中成药中孕妇禁用，尤其驾驶员及高空作业者慎用的是
A. 十滴水（软胶囊） B. 六和定中丸 C. 甘露消毒丸
D. 六一散 E. 清暑益气丸
3. 主治中暑发热，气津两伤，症见头晕身热、四肢倦怠、自汗心烦、咽干口渴的中成药是
A. 六合定中丸 B. 六一散 C. 清暑益气丸
D. 紫金锭（散） E. 藿香正气水
4. 主治暑湿蕴结所致的湿温，症见身热肢酸、胸闷腹胀、尿赤黄疸的中成药是
A. 六和定中丸 B. 清暑益气丸 C. 参苏丸
D. 六一散 E. 甘露消毒丸
5. 既能辟瘟解毒，又可消肿止痛的中成药是
A. 紫金锭 B. 六一散 C. 十滴水
D. 清暑益气丸 E. 甘露消毒丸

B 型题（配伍选择题，备选答案在前，试题在后，每题若干组。每组均对应同一组备选答案）
[1～3]
A. 祛暑利湿，补气生津 B. 祛暑除湿，和中消食 C. 祛暑解表，清热生津
D. 解表化湿，理气和中 E. 清热解毒，利湿化浊
1. 六合定中丸的功效
2. 藿香正气水的功效
3. 清暑益气丸的功效
[4～6]
A. 六一散 B. 清暑益气丸 C. 紫金锭
D. 十滴水 E. 六合定中丸
4. 主治感受暑湿所致的暑湿证的是
5. 主治中暑发热，气津两伤证的是

6. 主治夏伤暑湿，宿食停滞证的是

X型题（多项选择题。每题的备选答案中有2个或2个以上正确答案。少选或多选均不得分）

1. 清暑益气丸服用时应注意
   A. 不宜与滋补性中药同时服用
   B. 忌茶与萝卜
   C. 不宜与含人参成分的制剂同时服用
   D. 忌食辛辣油腻食物
   E. 孕妇慎用

2. 以下哪些是六合定中丸的功能
   A. 益气   B. 消食   C. 和中
   D. 祛暑   E. 除湿

3. 具有祛除暑邪作用，主治暑病的中成药有
   A. 甘露消毒丸   B. 清暑益气丸   C. 银翘解毒丸
   D. 紫金锭（散） E. 六一散

4. 甘露消毒丸的君药有
   A. 石菖蒲   B. 滑石   C. 茵陈
   D. 浙贝母   E. 黄芩

第三节 表里双解剂

A型题（最佳选择题，每题的备选答案中只有一个最佳答案）

1. 葛根芩连丸的功能是
   A. 解表通里，清热解毒
   B. 疏透表邪，清热解毒
   C. 解肌透表，清热解毒，利湿止泻
   D. 疏风解表，散寒除湿
   E. 解表化湿，理气和中

2. 用于治疗风温肺热，卫气同病，症见发热、微恶风寒、咳嗽、痰黄、头痛、口渴的中成药是
   A. 感冒清热颗粒   B. 葛根芩连丸   C. 双清口服液
   D. 防风通圣丸   E. 正柴饮颗粒

3. 防风通圣丸除可解表通里外，还可
   A. 清热解毒   B. 渗湿止泻   C. 祛暑和中
   D. 清喉利咽   E. 解热止痛

B型题（配伍选择题，备选答案在前，试题在后，每题若干组。每组均对应同一组备选答案）

[1~4]
   A. 桂枝合剂   B. 防风通圣丸   C. 正柴胡饮颗粒
   D. 葛根芩连丸 E. 双清口服液

1. 具有风温肺热，卫气同病证，症见发热、微恶风寒、咳嗽、痰黄、头痛、口渴的病人可选用
2. 主治外寒内热，表里俱实证，症见恶寒壮热、头痛咽干、小便短赤、大便秘结、瘰疬初起、风疹湿疮的中成药是
3. 流感初起，症见发热恶寒、无汗、头痛、喷嚏、咽痒咳嗽、四肢酸痛的病人可选用
4. 湿热蕴结所致的泄泻腹痛、便黄而黏、肛门灼热的病人可选用

C 型题（综合分析选择题。每题的备选答案中只有一个最佳答案）

[1~3]

患者，男，19岁。恶寒壮热1日，头痛咽干，大便秘结，小便短赤，舌红，脉浮数，中医诊断为外寒内热，表里俱实证，处方以防风通圣丸

1. 防风通圣丸的功能为
   A. 解肌透表，清热解毒　　B. 疏透表邪，清热解毒　　C. 解表通里，清热解毒
   D. 疏散风寒，清热解毒　　E. 散风清热，解毒利咽

2. 下列不是防风通圣丸君药的是
   A. 麻黄　　　　　　　　B. 荆芥穗　　　　　　　C. 防风
   D. 薄荷　　　　　　　　E. 甘草

3. 使用注意事项下列错误的是
   A. 虚寒证者慎用
   B. 服药期间忌食辛辣、油腻食物
   C. 孕妇慎用
   D. 实热者慎用
   E. 服药期间忌饮酒

X 型题（多项选择题。每题的备选答案中有 2 个或 2 个以上正确答案。少选或多选均不得分）

1. 葛根芩连丸的功能有
   A. 利湿止泻　　　　　　B. 解肌透表　　　　　　C. 清热解毒
   D. 疏透表邪　　　　　　E. 泻下通便

2. 葛根芩连丸的药物组成有
   A. 炙甘草　　　　　　　B. 黄连　　　　　　　　C. 黄芩
   D. 桔梗　　　　　　　　E. 葛根

第四节　泻下剂

A 型题（最佳选择题，每题的备选答案中只有一个最佳答案）

1. 下列不属于舟车丸使用注意的是
   A. 食宜清淡、低盐
   B. 不可过量、久服
   C. 孕妇及水肿属阴水者禁用
   D. 服药应从小剂量开始，逐渐加量
   E. 水气停滞者慎用

2. 由于水停气滞所致的水肿，症见蓄水腹胀，四肢浮肿，胸腹胀满，停饮喘急，大便秘结，小便短少，应选用
   A. 苁蓉通便口服液　　　B. 清宁丸　　　　　　　C. 清火片
   D. 舟车丸　　　　　　　E. 九制大黄丸

3. 可治疗中老年人、病后产后等虚性便秘的通便类药物是
   A. 通便灵胶囊　　　　　B. 便秘通　　　　　　　C. 苁蓉通便口服液
   D. 通乐颗粒　　　　　　E. 清宁丸

4. 通便宁片除可泻下通便外，还可
   A. 增液润燥　　　　　　B. 行气逐水　　　　　　C. 健脾利湿

    D. 宽中理气 E. 活血化瘀
5. 高热后，阴津亏损所致的便秘，症见大便秘结，兼见口渴咽干、口唇干燥、小便短赤、舌红少津，宜选用的中成药为
    A. 通便宁片 B. 九制大黄丸 C. 增液口服液
    D. 麻仁胶囊 E. 通便灵胶囊

B型题（配伍选择题，备选答案在前，试题在后，每题若干组。每组均对应同一组备选答案）

[1~4]
    A. 九制大黄丸 B. 苁蓉通便口服液 C. 麻仁胶囊
    D. 清宁丸 E. 通便灵胶囊
1. 热结便秘和长期卧床引起的便秘可推荐服用
2. 中老年人、病后产后等虚性便秘及习惯性便秘
3. 除润肠通便作用外，还具有泻热导滞作用的药是
4. 肠热津亏所致的便秘应选用

[5~8]
    A. 理气通便 B. 润肠通便 C. 泻火通便
    D. 泻下导滞 E. 行气逐水
5. 通便宁片的功能是
6. 当归龙荟丸的功能是
7. 麻仁胶囊的功能是
8. 九制大黄丸的功能是

X型题（多项选择题。每题的备选答案中有2个或2个以上正确答案。少选或多选均不得分）

1. 具有润肠通便作用的药有
    A. 通便宁片 B. 增液口服液 C. 麻仁丸
    D. 通便灵胶囊 E. 苁蓉通便口服液
2. 尿毒清颗粒的功能
    A. 消食化积 B. 通腑降浊 C. 健脾利湿
    D. 活血化瘀 E. 润肠通便
3. 苁蓉通便口服液的功能有
    A. 滋阴补肾 B. 润肠通便 C. 清热通便
    D. 养阴清热 E. 活血润燥

第五节　清热剂

A型题（最佳选择题，每题的备选答案中只有一个最佳答案）

1. 龙胆泻肝丸的功效为
    A. 清肝利肺，降逆除烦 B. 清热泻火，散风止痛 C. 清泄胃火，解毒消肿
    D. 清热泻火，利尿通淋 E. 清肝胆，利湿热
2. 既能清热泻火解毒，又可化瘀凉血止血的中成药是
    A. 黄连上清片 B. 一清颗粒 C. 黛蛤散
    D. 新雪颗粒 E. 清热解毒口服液
3. 肝火犯肺所致的头晕耳鸣、咳嗽吐衄、痰多黄稠、咽膈不利、口渴心烦，宜用
    A. 黛蛤散 B. 清胃黄连片 C. 导赤散

  D. 芩连片   E. 西黄丸

4. 关于牛黄上清胶囊的用药注意描述错误的是
  A. 素体脾胃虚弱者慎服
  B. 阴虚火旺所致的头痛、眩晕、牙痛、咽痛忌用
  C. 服药期间，忌食辛辣、油腻食物
  D. 治疗口疮、口糜、牙宣时，可配合使用外用药物
  E. 实火所致的头痛、眩晕、牙痛、咽痛忌用

5. 治疗肺胃火盛所致的口舌生疮、齿龈、咽喉肿痛宜选用
  A. 牛黄上清丸   B. 清胃黄连丸   C. 牛黄解毒丸
  D. 牛黄至宝丸   E. 黄连上清片

6. 牛黄至宝丸除清热解毒，还可
  A. 利尿通淋   B. 消肿止痛   C. 疏散风热
  D. 泻火通便   E. 凉血止泻

7. 风热上攻、肺胃热盛所致的头晕目眩、牙齿疼痛、口舌生疮、咽喉肿痛、耳痛耳鸣，宜选用
  A. 黄连上清片   B. 龙胆泻肝片   C. 黛蛤散
  D. 牛黄上清丸   E. 芩连片

8. 导赤丸除清热泻火外还可
  A. 利尿通便   B. 散瘀止痛   C. 疏散风热
  D. 泻火解毒   E. 凉血止血

9. 急性扁桃体炎，属肺胃热盛，症见咽喉肿痛、口咽干燥、腮部肿胀者，宜选用
  A. 清热解毒口服液   B. 芩连片   C. 新雪颗粒
  D. 一清颗粒   E. 板蓝根颗粒

10. 抗癌平片除清热解毒外，还可
  A. 凉血利咽   B. 化瘀止血   C. 散瘀止痛
  D. 消肿止痛   E. 降逆除烦

11. 热毒壅结所致的痈疽疔毒、瘰疬、流注、癌肿，宜选用
  A. 抗癌平片   B. 西黄丸   C. 新雪颗粒
  D. 芩连片   E. 一清颗粒

B 型题（配伍选择题，备选答案在前，试题在后，每题若干组。每组均对应同一组备选答案）

[1~3]
  A. 清热解毒，凉血利咽   B. 清热疏风，利咽解毒   C. 清热化湿．行气止痛
  D. 清热泻火，散风止痛   E. 清热泻火，散结消肿

1. 香连丸的功能是
2. 板蓝根颗粒的功能是
3. 牛黄上清丸的功能是

[4~7]
  A. 清肝胆，利湿热   B. 散风清热，泻火止痛   C. 化瘀凉血止血
  D. 清肝利肺，降逆除烦   E. 散风止痛

4. 龙胆泻肝丸的功能是
5. 黄连上清片的功能是
6. 一清颗粒的功能是
7. 黛蛤散的功能是

[8~11]
A. 导赤散 B. 清胃黄连丸 C. 芩连片
D. 黛蛤散 E. 龙胆泻肝丸

8. 肝胆湿热所致的头晕目赤、耳鸣耳聋、耳肿疼痛，宜选用
9. 肺胃火盛所致的口舌生疮、齿龈、咽喉肿痛，宜选用
10. 脏腑蕴热，头痛目赤，口鼻生疮，热痢腹痛，湿热带下，疮疖肿痛，宜选用
11. 火热内盛所致的口舌生疮、咽喉疼痛、心胸烦热、小便短赤、大便秘结，宜选用

C 型题（综合分析选择题。每题的备选答案中只有一个最佳答案）

[1~3]
患者，女，40岁。日常急躁易怒，时有头晕目赤，耳鸣耳聋，耳肿疼痛，胁痛口苦，尿赤涩痛，舌红苔黄腻，脉弦数。中医诊断后处方龙胆泻肝丸

1. 龙胆泻肝丸的主治是
   A. 肝火犯胃证 B. 上中二焦邪郁生热证 C. 心经火热证
   D. 肝胆湿热证 E. 阳证痈阳肿毒初起

2. 龙胆泻肝丸的功能是
   A. 清热解毒 B. 疏肝解郁 C. 平肝潜阳
   D. 清肝明目 E. 清肝胆，利湿热

3. 该药的配伍意义叙述错误的是
   A. 炙甘草清热缓急，调和诸药，为使药
   B. 黄芩苦寒清泄，善泻火解毒、清热燥湿
   C. 君药为龙胆草
   D. 酒当归甘润温补，用于补血，为佐药
   E. 盐车前子、泽泻、木通为臣药

X 型题（多项选择题。每题的备选答案中有2个或2个以上正确答案。少选或多选均不得分）

1. 牛黄解毒丸的使用注意有
   A. 不宜过量、久服 B. 冷秘者慎用 C. 孕妇禁用
   D. 脾胃虚弱者慎用 E. 虚火上炎所致口疮、牙痛、喉痹者慎服

2. 能够清热解毒的中成药是
   A. 黄连上清丸 B. 牛黄解毒颗粒 C. 新雪胶囊
   D. 芩连片 E. 清热解毒口服液

3. 龙胆泻肝丸的使用注意有
   A. 应中病即止，不可久用
   B. 身体壮实者可长期服用
   C. 服药期间，忌食辛辣油腻食物
   D. 服药后头痛不见减轻，伴有高血压危象者，应立即停药并采取相应急救措施
   E. 孕妇、脾胃虚寒及体弱年老者慎用

4. 药物组成中含有人工牛黄的中成药有
   A. 牛黄至宝丸 B. 牛黄上清丸 C. 新雪颗粒
   D. 抗癌平片 E. 牛黄解毒胶囊

第六节 温里剂

A 型题（最佳选择题，每题的备选答案中只有一个最佳答案）

1. 小建中颗粒既能温中补虚，又能
   A. 散寒止痛　　B. 泻火止痛　　C. 活血止痛
   D. 行气止痛　　E. 缓急止痛

2. 可治疗胃阳不足、湿阻气滞所致的胃痛、痞满，症见胃痛隐隐、脘闷不舒、呕吐酸水、嘈杂不适、不思饮食、四肢倦怠的中成药是
   A. 小建中合剂　　B. 四逆汤　　C. 香砂平胃丸
   D. 良附丸　　E. 香砂养胃颗粒

3. 四逆汤除了回阳救逆还有的功能是
   A. 和胃止痛　　B. 理气化湿　　C. 温中祛寒
   D. 温中补虚　　E. 温胃理气

4. 阳虚欲脱、冷汗自出、四肢厥逆、下利清谷、脉微欲绝，应选用的常用中成药是
   A. 党参理中丸　　B. 四逆汤　　C. 小青龙胶囊
   D. 小建中合剂　　E. 附子理中丸

5. 香砂平胃丸的功效为
   A. 止痛　　B. 健脾　　C. 补虚
   D. 祛寒　　E. 疏肝

6. 附子理中丸的功效为
   A. 温中健脾　　B. 救逆回阳　　C. 缓急止痛
   D. 温胃理气　　E. 温中和胃

7. 小建中合剂药物组成中君药为
   A. 饴糖　　B. 芍药　　C. 白芍
   D. 炙甘草　　E. 陈皮

B 型题（配伍选择题，备选答案在前，试题在后，每题若干组。每组均对应同一组备选答案）

[1~4]
   A. 温中健脾　　B. 温中散寒、健胃　　C. 温中祛寒、回阳救逆
   D. 温中补虚、缓急止痛　　E. 温胃理气

1. 小建中合剂的功能是
2. 附子理中丸的功能是
3. 良附丸的功能是
4. 党参理中丸的功能是

X 型题（多项选择题。每题的备选答案中有 2 个或 2 个以上正确答案。少选或多选均不得分）

1. 党参理中丸的适应证是
   A. 胸满腹痛，消化不良　　B. 湿浊中阻，脾胃不和　　C. 脾胃虚寒
   D. 呕吐泄泻　　E. 胃阳不足

2. 能够治疗脾胃虚寒证的常用中成药是
   A. 小建中合剂　　B. 附子理中丸　　C. 四逆汤
   D. 香砂平胃丸　　E. 党参理中丸

3. 不宜过量与久服的药物是
    A. 香砂养胃颗粒   B. 四逆汤   C. 良附丸
    D. 附子理中丸   E. 小建中合剂
4. 良附丸的药物组成有
    A. 附子   B. 醋香附   C. 高良姜
    D. 白附片   E. 甘草
5. 四逆汤使用注意正确的是
    A. 不宜单独用于休克，应结合其他抢救措施
    B. 冠心病心绞痛病情急重者应配合抢救措施
    C. 湿热、阴虚、实热所致腹痛、泄泻者忌用
    D. 孕妇禁用
    E. 不宜过量久服

第七节　祛痰剂

A 型题（最佳选择题，每题的备选答案中只有一个最佳答案）

1. 二陈丸的功效是
    A. 燥湿化痰，理气和胃   B. 逐痰降火   C. 健脾祛湿，化痰息风
    D. 化痰止咳，宽中下气   E. 清热化痰，止咳
2. 痰火扰心所致的癫狂惊悸，或喘咳痰稠、大便秘结，应该选用的常用中成药是
    A. 半夏天麻丸   B. 消瘿丸   C. 礞石滚痰丸
    D. 复方鲜竹沥液   E. 清气化痰丸
3. 橘贝半夏颗粒除止咳化痰外还可
    A. 宽中下气   B. 理气和胃   C. 清肺利咽
    D. 健脾祛湿   E. 消瘿散结
4. 痰热阻肺所致的咳嗽痰多、痰黄黏稠、胸腹满闷宜选用
    A. 二陈丸   B. 橘贝半夏颗粒   C. 半夏天麻丸
    D. 清气化痰丸   E. 礞石滚痰丸
5. 半夏天麻丸除健脾祛湿，还可
    A. 散结消瘿   B. 化痰息风   C. 理气和胃
    D. 清肺止咳   E. 逐痰降火
6. 单纯型地方性甲状腺肿，症见痰火郁结所致的瘿瘤初起者宜选用
    A. 消瘿丸   B. 半夏天麻丸   C. 礞石滚痰丸
    D. 清气化痰丸   E. 二陈丸

B 型题（配伍选择题，备选答案在前，试题在后，每题若干组。每组均对应同一组备选答案）

[1~3]
    A. 健脾祛湿，化痰息风   B. 化痰止咳，宽中下气   C. 散结消瘿
    D. 清热化痰，止咳   E. 燥湿化痰，理气和胃

1. 复方鲜竹沥液的功能是
2. 橘贝半夏颗粒的功能是
3. 半夏天麻丸的功能是

C 型题（综合分析选择题。每题的备选答案中只有一个最佳答案）

[1~3]
患者，男，37岁。咳嗽，痰多色白，易咳出，胸脘胀满，恶心呕吐，肢体困倦，形体胖，舌苔白滑，脉滑，处方二陈丸

1. 二陈丸的功能为
   A. 燥湿化痰，理气和胃　　B. 清肺润燥　　　　　　C. 理气化痰，和胃利胆
   D. 祛痰，止咳，平喘　　　E. 清热解毒，化痰止咳

2. 二陈丸配伍意义解释错误的是
   A. 茯苓渗湿健脾，助君臣药利湿化痰，为佐药
   B. 半夏善温化燥散中焦寒湿痰饮
   C. 甘草润肺和中，调和诸药
   D. 生姜为臣药
   E. 全方配伍，温燥中兼淡渗辛散

3. 关于二陈丸的说法错误的是
   A. 二陈是指陈皮、半夏
   B. 肺阴虚所致燥咳、咯血忌用
   C. 方中半夏为制半夏
   D. 服药期间，忌食辛辣、生冷、油腻食物
   E. 方中只含两味药

X 型题（多项选择题。每题的备选答案中有 2 个或 2 个以上正确答案。少选或多选均不得分）

1. 二陈丸的主治证候有
   A. 恶心呕吐　　　　　　　B. 胸脘胀闷　　　　　　C. 咳嗽痰多
   D. 大便秘结　　　　　　　E. 癫狂惊悸

2. 可治热痰的中成药有
   A. 橘贝半夏颗粒　　　　　B. 礞石滚痰丸　　　　　C. 清气化痰丸
   D. 复方鲜竹沥液　　　　　E. 半夏天麻丸

3. 关于礞石滚痰丸使用注意描述正确的是
   A. 孕妇忌服
   B. 非痰热实证、体虚及小儿虚寒成惊者慎用
   C. 癫狂重症者，须在专业医生指导下配合其他治疗方法
   D. 服药期间，忌食辛辣、油腻食物
   E. 药性峻猛，易耗损气血，须病除即止，切勿过量久用

第八节　止咳平喘剂

A 型题（最佳选择题，每题的备选答案中只有一个最佳答案）

1. 含罂粟壳不宜久服的中成药
   A. 川贝止咳露　　　　　　B. 强力枇杷露　　　　　C. 蛇胆陈皮胶囊
   D. 橘红丸　　　　　　　　E. 二母宁嗽丸

2. 急支糖浆的功能是
   A. 散寒解表，宣肺止嗽　　B. 清热化痰，宣肺止咳　　C. 清热化痰，敛肺止咳
   D. 养阴润燥，清肺利咽　　E. 清热润肺，止咳化痰

3. 二母宁嗽丸除了化痰止咳，还具有的功能是
   A. 解表散寒 B. 化痰通便 C. 清肺润燥
   D. 养阴润燥 E. 清肺利咽

4. 具有解表化饮，止咳平喘功能的是
   A. 小青龙胶囊 B. 止嗽定喘口服液 C. 桂龙咳喘宁胶囊
   D. 橘贝半夏颗粒 E. 二陈丸

5. 咳嗽新发者慎用的是
   A. 止嗽定喘口服液 B. 蛤蚧定喘胶囊 C. 降气定喘丸
   D. 蠲哮片 E. 川贝止咳露

6. 可解表散寒，宣肺止咳的中成药有
   A. 通宣理肺丸 B. 清肺抑火丸 C. 养阴清肺膏
   D. 人参保肺丸 E. 七味都气丸

7. 杏苏止咳颗粒除止咳祛痰外还可
   A. 清热解毒 B. 养阴润燥 C. 解表化饮
   D. 理气和中 E. 宣肺散寒

8. 清肺抑火丸除清肺止咳外还可
   A. 养阴润燥 B. 化痰通便 C. 疏风散寒
   D. 补肾健脾 E. 缓急止痛

9. 蛇胆川贝散主治
   A. 风寒感冒，咳嗽气逆 B. 阴虚咳嗽，咽喉干痛 C. 肺热咳嗽，痰多
   D. 肺气亏虚，气短喘促 E. 风寒水饮，喘咳痰稀

10. 橘红丸的功效为
    A. 清肺，润燥，止咳 B. 清肺，化痰，通便 C. 理气，化痰，止咳
    D. 清肺，化痰，止咳 E. 补虚，止咳，定喘

11. 强力枇杷露除清热化痰外，还可
    A. 润肺止咳 B. 清肺止咳 C. 敛肺止咳
    D. 燥湿止咳 E. 止咳通便

12. 关于强力枇杷露用药注意描述不正确的是
    A. 服药期间，忌食辛辣厚味食物
    B. 孕妇禁用
    C. 不可过量或久用
    D. 外感咳嗽及痰浊壅盛者慎用
    E. 痰热伤肺咳嗽禁用

13. 川贝止咳露的功效为
    A. 敛肺止咳 B. 止嗽祛痰 C. 清肺利咽
    D. 宣肺止咳 E. 止咳平喘

14. 可养阴润燥，清肺利咽的中成药是
    A. 养阴清肺膏 B. 川贝止咳露 C. 急支糖浆
    D. 降气定喘丸 E. 人参保肺丸

15. 可清热润肺，化痰止咳的中成药为
    A. 川贝止咳露 B. 强力枇杷露 C. 蛇胆川贝散
    D. 蜜炼川贝枇杷膏 E. 桂龙咳喘宁胶囊

16. 桂龙咳喘宁胶囊的功效为
    A. 止咳化痰，敛肺平喘   B. 解表化饮，止咳平喘   C. 止咳化痰，降气平喘
    D. 益气补肺，止嗽定喘   E. 辛凉宣泄，清肺平喘

17. 可辛凉宣泄，清肺平喘的中成药是
    A. 止嗽定喘口服液   B. 降气定喘丸   C. 苏子降气丸
    D. 二母宁嗽丸   E. 固本咳喘片

18. 降气定喘丸的功效为
    A. 降气定喘，清肺抑火   B. 降气定喘，涤痰祛瘀   C. 降气定喘，温肾纳气
    D. 降气定喘，祛痰止咳   E. 降气定喘，敛肺润燥

19. 不是蠲哮片功能的是
    A. 泻肺除壅   B. 涤痰   C. 祛瘀
    D. 利气平喘   E. 益气补肺

20. 可益气补肺，止嗽定喘的中成药是
    A. 人参保肺丸   B. 降气定喘丸   C. 苏子降气丸
    D. 固本咳喘片   E. 七味都气丸

21. 可降气化痰，温肾纳气的中成药为
    A. 蠲哮片   B. 降气定喘丸   C. 苏子降气丸
    D. 杏苏止咳颗粒   E. 蛤蚧定喘胶囊

22. 七味都气丸除补肾纳气外，还可
    A. 益气固表   B. 祛咳止痰   C. 润肠通便
    D. 涩精止遗   E. 敛肺平喘

23. 可益气固表，健脾补肾的中成药为
    A. 七味都气丸   B. 固本咳喘片   C. 蛤蚧定喘胶囊
    D. 苏子降气丸   E. 降气定喘丸

24. 蛤蚧定喘胶囊的功效为
    A. 滋阴清肺，止咳平喘   B. 益气补肺，止咳定喘   C. 降气化痰，温肾纳气
    D. 辛凉宣泄，清肺平喘   E. 止咳化痰，降气平喘

25. 阴虚、舌红无苔者忌服的中成药是
    A. 蛤蚧定喘胶囊   B. 固本咳喘片   C. 苏子降气丸
    D. 降气定喘丸   E. 二母宁嗽丸

26. 关于降气定喘丸的用药注意描述不正确的是
    A. 孕妇禁用
    B. 虚喘、年老体弱者慎用
    C. 高血压病、心脏病、青光眼者慎用
    D. 服药期间，忌食辛辣、生冷、油腻食物
    E. 外感或实热咳嗽禁用

27. 七味都气丸的君药为
    A. 熟地黄、醋五味子   B. 熟地黄、山茱萸   C. 熟地黄、牡丹皮
    D. 山茱萸、醋五味子   E. 山药、泽泻

28. 关于固本咳喘片用药注意描述错误的是
    A. 外感咳嗽慎用
    B. 慢性支气管炎急性发作期慎用

C. 脾虚痰盛、肾气不固所致的咳嗽慎用
D. 服药期间，忌食辛辣食物
E. 支气管哮喘急性发作期慎用

29. 关于小青龙胶囊的方义描述错误的是
    A. 麻黄桂枝共为君药
    B. 细辛辛温发散，为臣药
    C. 干姜辛散温通，为佐药
    D. 五味子酸涩收敛，以敛肺止咳，为佐药
    E. 炙甘草甘平，既益气和中，又调和诸药，为使药

30. 通宣理肺丸主治
    A. 风寒束表、肺气不宣所致的感冒咳嗽
    B. 痰热阻肺所致的咳嗽
    C. 阴虚燥咳，咽喉干痛，干咳少痰，或痰中带血
    D. 外感风寒，痰湿内阻引起的咳嗽、气喘
    E. 肺气亏虚，肺失宣降所致的虚劳久嗽

B 型题（配伍选择题，备选答案在前，试题在后，每题若干组。每组均对应同一组备选答案）

[1~3]
A. 二陈丸　　　　　　B. 急支糖浆　　　　　C. 蛇胆川贝散
D. 清肺抑火丸　　　　E. 蜜炼川贝枇杷膏

1. 治风热咳嗽宜用的是
2. 治痰热咳嗽宜用的是
3. 治肺燥咳嗽宜用的是

[4~5]
A. 二母宁嗽丸　　　　B. 清肺抑火丸　　　　C. 苏子降气丸
D. 蛇胆川贝散　　　　E. 川贝止咳露

4. 治燥热咳嗽宜用
5. 治肺热咳嗽宜用

[6~8]
A. 苏子降气丸　　　　B. 蛤蚧定喘丸　　　　C. 小青龙合剂
D. 蛇胆川贝散　　　　E. 桂龙咳喘宁胶囊

6. 治风寒水饮咳喘宜用
7. 治肺肾两虚咳喘宜用
8. 治痰湿阻肺咳喘宜用

[9~11]
A. 通宣理肺丸　　　　B. 养阴清肺丸　　　　C. 蛇胆川贝胶囊
D. 人参保肺丸　　　　E. 苏子降气丸

9. 治风寒束表咳嗽宜用
10. 治肺热咳嗽宜用
11. 治阴虚肺燥咳嗽宜用

[12~15]
A. 风寒束表，肺气不宣　　B. 肾不纳气所致的喘促　　C. 肺肾两虚，阴虚肺热
D. 肺气亏虚，肺失宣降　　E. 上盛下虚，气逆痰壅

12. 人参保肺丸的主治是
13. 苏子降气丸的主治是
14. 蛤蚧定喘丸的主治是
15. 通宣理肺丸的主治是

[16～19]
  A. 清肺化痰   B. 滋阴清肺   C. 益气固表
  D. 温肾纳气   E. 涩精止遗
16. 蛤蚧定喘丸除了止咳平喘还可
17. 七味都气丸除了补肾纳气外还可
18. 固本咳喘片除了健脾补肾还可
19. 苏子降气丸除了降气化痰外还可

[20～23]
  A. 止嗽定喘口服液   B. 橘红丸   C. 蛤蚧定喘丸
  D. 通宣理肺丸   E. 养阴清肺丸
20. 润肺止咳类中成药的代表性药物是
21. 泄热平喘类中成药的代表性药物是
22. 散寒止咳类中成药的代表性药物是
23. 清肺止咳类中成药的代表性药物是

C 型题（综合分析选择题。每题的备选答案中只有一个最佳答案）

[1～3]
  患者，男，64 岁。素体阴虚蕴热，复感疫毒，致阴虚肺燥，咽喉干痛，干咳少痰，痰中带血，鼻干唇燥，脉数无力。中医诊断处方养阴清肺膏
1. 养阴清肺膏的主治为
  A. 阴虚燥咳   B. 风邪初中经络   C. 湿热下注
  D. 胃阴不足   E. 心火亢盛，阴血不足
2. 对养阴清肺膏的叙述错误的为
  A. 地黄"乃补肾家之要药，益阴血之上品"
  B. 脾虚便溏，痰多湿盛咳嗽者慎用
  C. 服药期间，忌食辛辣、生冷、油腻食物
  D. 孕妇慎用
  E. 牡丹皮清热凉血为臣药
3. 养阴清肺膏的君药为
  A. 地黄   B. 玄参   C. 麦冬
  D. 白芍   E. 牡丹皮

[4～6]
  患者，7 岁，冬季外感风寒，恶寒，发热，头身疼痛，无汗，痰涎清稀而量多，舌苔白滑，脉浮。辨证风寒水饮证，处方小青龙胶囊
4. 小青龙胶囊的功能为
  A. 解表化饮，止咳平喘   B. 解表清里   C. 助阳解表
  D. 养血健脾   E. 发汗祛湿，兼清里热
5. 小青龙胶囊的配伍意义错误的是
  A. 干姜、细辛为臣药   B. 半夏为臣药   C. 麻黄、桂枝为君药

D. 炙甘草为使药　　　　E. 五味子、芍药为佐药

6. 对小青龙胶囊的叙述错误的是
   A. 本品含麻黄，高血压、青光眼者慎用
   B. 诸药合用，主辛散温化，兼酸甘收敛
   C. 适用于内热咳喘及虚喘者
   D. 干姜、细辛助君药解表散寒、温化痰饮
   E. 麻黄、桂枝善解表散寒化饮、宣肺止咳平喘，共为君药

X 型题（多项选择题。每题的备选答案中有 2 个或 2 个以上正确答案。少选或多选均不得分）

1. 强力枇杷露使用注意事项
   A. 年老体弱者慎用　　B. 外感咳嗽者慎用　　C. 高血压及心脏病者忌用
   D. 不得过量久服　　　E. 痰浊壅盛者慎用

2. 因其含麻黄，故青光眼、高血压病、心脏病者慎用的药物有
   A. 蛤蚧定喘丸　　　　B. 人参保肺丸　　　　C. 降气定喘丸
   D. 止嗽定喘口服液　　E. 小青龙胶囊

3. 可润肺止咳的中成药有
   A. 急支糖浆　　　　　B. 强力枇杷露　　　　C. 养阴清肺膏
   D. 二母宁嗽丸　　　　E. 蜜炼川贝枇杷膏

4. 止嗽定喘口服液的组成包括
   A. 麻黄　　　　　　　B. 苦杏仁　　　　　　C. 石膏
   D. 陈皮　　　　　　　E. 甘草

5. 蠲哮片的功效为
   A. 泻肺除壅　　　　　B. 益气补肺　　　　　C. 涤痰祛瘀
   D. 温肾纳气　　　　　E. 利气平喘

6. 可清肺止咳的中成药包括
   A. 清肺抑火丸　　　　B. 蛇胆川贝散　　　　C. 急支糖浆
   D. 强力枇杷露　　　　E. 川贝止咳露

7. 杏苏止咳颗粒使用时当注意
   A. 风热咳嗽慎用　　　B. 燥热咳嗽慎用　　　C. 阴虚干咳慎用
   D. 脾胃虚弱慎用　　　E. 外感风寒慎用

第九节　开窍剂

A 型题（最佳选择题，每题的备选答案中只有一个最佳答案）

1. 安宫牛黄丸的功能是
   A. 清热解毒，镇惊开窍　　B. 开窍醒神，凉血止血　　C. 清热解毒，镇静安神
   D. 清热开窍，止痉安神　　E. 芳香开窍，行气止痛

2. 痰迷心窍所致的痰厥昏迷、中风偏瘫及中暑、心胃气痛应该选用的常用中成药是
   A. 橘贝半夏颗粒　　　　　B. 苏合香丸　　　　　　　C. 紫雪膏
   D. 安宫牛黄丸　　　　　　E. 万氏牛黄清心丸

3. 紫雪散的功能为
   A. 芳香开窍，行气止痛　　B. 清热解毒，镇惊开窍　　C. 清热解毒，镇静安神

  D. 清热开窍，止痉安神　　　　E. 开窍醒神，凉血止血
4. 局方至宝散的功能为
  A. 清热解毒，开窍镇惊　　B. 清热解毒，镇静安神　　C. 芳香开窍，行气止痛
  D. 开窍醒神，凉血止血　　E. 清热开窍，止痉安神
5. 关于万氏牛黄清心丸的使用注意描述不正确的是
  A. 孕妇慎用
  B. 虚风内动、脱证神昏者不宜使用
  C. 外感热病表证未解时慎用
  D. 可长期服用
  E. 肝肾功能不全或造血系统疾病患者慎用
6. 清开灵口服液除清热解毒外，还可
  A. 镇静安神　　　　　　　B. 凉血止血　　　　　　　C. 开窍镇惊
  D. 息风止痉　　　　　　　E. 缓急止痛

B 型题（配伍选择题，备选答案在前，试题在后，每题若干组。每组均对应同一组备选答案）

[1~2]
  A. 止痉安神　　　　　　　B. 镇惊开窍　　　　　　　C. 镇惊祛风
  D. 平肝潜阳　　　　　　　E. 开窍醒神
1. 紫雪散既能清热开窍，又能
2. 安宫牛黄丸既能清热解毒，又能

[3~4]
  A. 清热解毒　　　　　　　B. 行气止痛　　　　　　　C. 凉血止血
  D. 止痉安神　　　　　　　E. 开窍镇惊
3. 万氏牛黄清心丸除了镇惊安神还具有的功能是
4. 苏合香丸除了芳香开窍外还具有的功能是

[5~6]
  A. 栀子　　　　　　　　　B. 牛黄、麝香　　　　　　C. 麝香
  D. 冰片、安息香　　　　　E. 牛黄
5. 安宫牛黄丸中的君药是
6. 属于苏合香丸中的药是

X 型题（多项选择题。每题的备选答案中有 2 个或 2 个以上正确答案。少选或多选均不得分）

1. 寒闭神昏者不宜使用的常用中成药是
  A. 安宫牛黄丸　　　　　　B. 苏合香丸　　　　　　　C. 紫雪散
  D. 局方至宝散　　　　　　E. 万氏牛黄清心丸
2. 具有安神功能的开窍剂有
  A. 安宫牛黄丸　　　　　　B. 紫雪散　　　　　　　　C. 苏合香丸
  D. 万氏牛黄清心丸　　　　E. 清开灵口服液
3. 不宜过量或久服，肝肾功能不全者慎用的药物有
  A. 局方至宝散　　　　　　B. 安宫牛黄丸　　　　　　C. 紫雪散
  D. 苏合香丸　　　　　　　E. 万氏牛黄清心丸

第十节 固涩剂

A型题（最佳选择题，每题的备选答案中只有一个最佳答案）

1. 固本益肠丸的功能
   A. 健脾温肾，涩肠止泻　　B. 调和肝脾，涩肠止泻　　C. 收敛止泻，健脾和胃
   D. 温肾固精，涩肠止泻　　E. 温肾散寒，涩肠止泻

2. 玉屏风胶囊除了固表止汗还具有的功能是
   A. 止血　　B. 止咳　　C. 益气
   D. 养血　　E. 止遗

3. 服用时，应该用淡盐水送服的常用中成药是
   A. 止血定痛片　　B. 金锁固精丸　　C. 四神丸
   D. 固本益肠片　　E. 缩泉丸

4. 四神丸的功能是
   A. 补益肝肾，固肾涩精　　B. 温肾散寒，补肾缩尿　　C. 健脾温肾，涩肠止泻
   D. 温肾散寒，固肾涩精　　E. 温肾散寒，涩肠止泻

5. 肾虚所致的小便频数、夜间遗尿应该选用的药物是
   A. 玉屏风颗粒　　B. 固本益肠片　　C. 缩泉丸
   D. 金锁固精丸　　E. 四神丸

B型题（配伍选择题，备选答案在前，试题在后，每题若干组。每组均对应同一组备选答案）

[1~3]
　　A. 固表止汗　　B. 健脾温肾　　C. 固肾涩精
　　D. 涩肠止泻　　E. 补肾缩尿

1. 金锁固精丸的功能是
2. 固本益肠片除了涩肠止泻还具有的功能是
3. 缩泉丸的功能是

[4~7]
　　A. 表虚不固自汗　　B. 肾虚夜尿频多　　C. 肾虚遗精滑泄
　　D. 肾阳不足泄泻　　E. 脾肾阳虚泄泻

4. 玉屏风胶囊主治
5. 四神丸主治
6. 固本益肠片主治
7. 缩泉丸主治

X型题（多项选择题。每题的备选答案中有2个或2个以上正确答案。少选或多选均不得分）

1. 四神丸的主治有
   A. 面黄肢冷　　B. 食少不化　　C. 久泻不止
   D. 五更泄泻　　E. 肠鸣腹胀

2. 玉屏风胶囊的组成为
   A. 黄芪　　B. 羌活　　C. 白术
   D. 防风　　E. 茯苓

3. 缩泉丸的组成为

A. 益智仁　　　　　B. 乌药　　　　　　C. 山药
D. 没药　　　　　　E. 远志

第十一节　补虚剂

A 型题（最佳选择题，每题的备选答案中只有一个最佳答案）

1. 启脾丸不适用于哪个病证
   A. 湿热泄泻　　　　B. 脾胃虚弱　　　　C. 消化不良
   D. 脾虚泄泻　　　　E. 腹胀便溏
2. 可补中益气、升阳举陷的常用中成药是
   A. 参苓白术散　　　B. 人参归脾丸　　　C. 补中益气丸
   D. 人参养荣丸　　　E. 桂附地黄丸
3. 参苓白术散除补脾胃还可
   A. 补心血　　　　　B. 益肺气　　　　　C. 补肾精
   D. 养肝血　　　　　E. 益肾阳
4. 脾胃虚弱，食量不多，气虚痰多，腹胀便溏者适用
   A. 四君子丸　　　　B. 六君子丸　　　　C. 四物合剂
   D. 香砂六君丸　　　E. 五子衍宗丸
5. 香砂六君丸的功效为
   A. 调理脾胃，益气和营　　B. 益气健脾，和胃　　C. 温肾化气，利水消肿
   D. 滋阴清热，补肾益肺　　E. 滋肾养阴，益气生津
6. 右归丸的功效为
   A. 温补肾阳，填精止遗　　B. 温肾化气，利水消肿　　C. 滋补阴血，清退虚火
   D. 清热养阴，生津止咳　　E. 益气补血，健脾宁心
7. 治疗肾虚精亏所致的阳痿不育、遗精早泄、腰痛、尿后余沥宜用
   A. 济生肾气丸　　　B. 当归补血口服液　　C. 五子衍宗丸
   D. 知柏地黄丸　　　E. 河车大造丸
8. 下列选项中是济生肾气丸功能的是
   A. 健脾益气　　　　B. 养阴生津　　　　C. 温肾化气
   D. 滋阴补肾　　　　E. 温补气血
9. 启脾丸的功能是
   A. 健脾益肾　　　　B. 健脾养心　　　　C. 健脾和胃
   D. 健脾疏肝　　　　E. 健脾清热
10. 黄芪在补中益气丸中的配伍意义是
    A. 益气生血　　　　B. 补气行血　　　　C. 补气升阳
    D. 补气摄血　　　　E. 补气利水
11. 左归丸的功能为
    A. 滋肾补阴　　　　B. 调经补血　　　　C. 滋肾养肝
    D. 滋阴养肺　　　　E. 温补气血
12. 大补阴丸的功能为
    A. 健脾和胃　　　　B. 养阴益胃　　　　C. 滋阴降火
    D. 生津止渴　　　　E. 补养心血

13. 阴虚火旺，潮热盗汗，口干咽痛，耳鸣遗精，小便短赤宜用
    A. 六味地黄丸 B. 知柏地黄丸 C. 桂附地黄丸
    D. 杞菊地黄丸 E. 麦味地黄丸
14. 麦味地黄丸的功效为
    A. 滋养肝阴 B. 滋养胃阴 C. 滋养肾阴
    D. 滋肾养肺 E. 滋养心阴
15. 阴虚内热所致的消渴，症见多饮、多食、多尿，适用
    A. 玉泉丸 B. 缩泉丸 C. 左归丸
    D. 启脾丸 E. 消渴丸
16. 杞菊地黄丸的功能为
    A. 滋肾养肺 B. 滋养心阴 C. 滋肾养肝
    D. 滋养胃阴 E. 滋养肝阴
17. 八珍颗粒的功能为
    A. 补气益血 B. 滋阴清热 C. 调经补血
    D. 温肾补阳 E. 健胃和脾
18. 人参养荣丸与十全大补丸均可
    A. 滋阴益气 B. 复脉生津 C. 健脾和胃
    D. 温补气血 E. 补血调经
19. 健脾生血颗粒除健脾和胃外还可
    A. 滋肾补阴 B. 养血安神 C. 滋肾养肝
    D. 滋阴养肺 E. 温补气血
20. 气阴两亏，心悸气短，脉微自汗适用
    A. 消渴丸 B. 生脉饮 C. 右归丸
    D. 青娥丸 E. 薯蓣丸
21. 人参固本丸除培元固本外还可
    A. 健脾和胃 B. 补养心血 C. 生津止渴
    D. 滋阴益气 E. 养阴益胃
22. 中西合璧，甘寒清养，共奏滋肾养阴、益气生津之功的中成药为
    A. 生脉饮 B. 人参固本丸 C. 参芪降糖胶囊
    D. 消渴丸 E. 养胃舒颗粒
23. 参芪降糖胶囊除益气养阴外，还可
    A. 温补气血 B. 健脾补肾 C. 养阴生津
    D. 滋阴补肾 E. 温肾化气
24. 肝肾不足所致的须发早白适用于
    A. 龟鹿二仙膏 B. 七宝美髯丸 C. 六味地黄丸
    D. 河车大造丸 E. 人参固本丸
25. 患者症见胃纳不佳，食少便溏，治宜选用
    A. 生脉饮 B. 四君子丸 C. 补中益气丸
    D. 右归丸 E. 左归丸
26. 薯蓣丸除调理脾胃外，还可
    A. 益气和营 B. 温补肾阳 C. 养阴生津
    D. 补气养血 E. 止渴生津

27. 用于血虚所致的面色萎黄、头晕眼花、月经不调的常用中成药是
    A. 当归补血口服液　　　B. 八珍颗粒　　　　　C. 十全大补丸
    D. 四物合剂　　　　　　E. 人参归脾丸
28. 桂附地黄丸的功能
    A. 滋阴清热　　　　　　B. 滋阴降火　　　　　C. 滋肾养肺
    D. 温补肾阳　　　　　　E. 滋肾养肝
29. 青娥丸的主治是
    A. 血虚失眠　　　　　　B. 阳虚泄泻　　　　　C. 肺虚久咳
    D. 阴虚潮热　　　　　　E. 肾虚腰痛
30. 四物合剂与补中益气丸中共同的药物是
    A. 白芍　　　　　　　　B. 当归　　　　　　　C. 白术
    D. 黄芪　　　　　　　　E. 熟地
31. 当归补血口服液用黄芪的配伍意义是
    A. 补气生血　　　　　　B. 补气固表　　　　　C. 益气行血
    D. 补气行血　　　　　　E. 补气行水
32. 人参归脾丸中的理气药是
    A. 木香　　　　　　　　B. 枳壳　　　　　　　C. 陈皮
    D. 砂仁　　　　　　　　E. 香附
33. 六味地黄丸的臣药是
    A. 丹皮、茯苓　　　　　B. 泽泻、丹皮　　　　C. 山萸肉、丹皮
    D. 山药、山萸肉　　　　E. 山药、泽泻
34. 六味地黄丸的配伍特点是
    A. 散中有收　　　　　　B. 三补三泻　　　　　C. 寒热共用
    D. 辛开苦降　　　　　　E. 体用并调
35. 龟鹿二仙膏的功效除了温肾补精，还有
    A. 补气养血　　　　　　B. 补气养阴　　　　　C. 养血安神
    D. 补益气血　　　　　　E. 滋补肝肾
36. 下列具有滋肾养阴、益气生津功能的常用中成药是
    A. 消渴丸　　　　　　　B. 大补阴丸　　　　　C. 参芪降糖胶囊
    D. 玉泉丸　　　　　　　E. 麦味地黄丸
37. 河车大造丸的功效除了补肾益肺，还有
    A. 滋阴清热　　　　　　B. 温肾补精　　　　　C. 滋补肝肾
    D. 滋肾养阴　　　　　　E. 固本培元

B 型题（配伍选择题，备选答案在前，试题在后，每题若干组。每组均对应同一组备选答案）

[1~3]
    A. 健脾宁心　　　　　　B. 升阳举陷　　　　　C. 疏肝和胃
    D. 益气健脾　　　　　　E. 温补气血
1. 补中益气丸既能补中益气，又能
2. 香砂六君丸既能和胃，又能
3. 人参归脾丸既能益气补血，又能

[4~5]
    A. 消肿止痛　　　　　　B. 益气和营　　　　　C. 益中健脾

D. 健脾消食　　　　　　E. 健脾养血
4. 薯蓣丸除调理脾胃外，又能
5. 加味逍遥丸除疏肝清热外，又能

[6～9]
A. 滋肾补阴　　　　B. 滋阴降火　　　　C. 补肾益精
D. 补养气血　　　　E. 温补肾阳
6. 左归丸的功能
7. 大补阴丸的功能
8. 五子衍宗丸的功能
9. 右归丸的功能

[10～13]
A. 肾阳不足　　　　B. 肺肾两虚　　　　C. 阴虚火旺
D. 肝肾阴亏　　　　E. 肾阴亏损
10. 杞菊地黄丸主治
11. 知柏地黄丸主治
12. 桂附地黄丸主治
13. 六味地黄丸主治

[14～17]
A. 左归丸　　　　　B. 八珍丸　　　　　C. 生脉饮
D. 人参固本丸　　　E. 健脾生血颗粒
14. 功专补气益血的常用中成药是
15. 功专滋肾补阴的常用中成药是
16. 既健脾和胃，又养血安神的常用中成药是
17. 既滋阴益气，又固本培元的常用中成药是

[18～20]
A. 升阳举陷　　　　B. 健脾宁心　　　　C. 温补气血
D. 益气健脾　　　　E. 疏肝和胃
18. 补中益气丸既能补中益气，又能
19. 香砂六君丸既能和胃，又能
20. 人参归脾丸既能益气补血，又能

[21～24]
A. 参芪降糖胶囊　　B. 济生肾气丸　　　C. 桂附地黄丸
D. 消渴丸　　　　　E. 健脾生血颗粒
21. 勿与鞣酸类药物合用的常用中成药是
22. 含附子且勿与磺胺类药物同用的常用中成药是
23. 孕妇禁用的常用中成药是
24. 禁与磺酰脲类药物同用的常用中成药是

[25～26]
A. 补益元气　　　　B. 补气养阴　　　　C. 温补气血
D. 补养气血　　　　E. 益气复脉
25. 十全大补丸的功能是

26. 当归补血口服液的功能是

C 型题（综合分析选择题。每题的备选答案中只有一个最佳答案）

[1~3]
女，40岁，阴道淋漓出血，肢体消瘦，但闻腥臊，口出津液，强食少许，腹中作胀，此血枯之证，肺肝脾亏损之病，处方八珍颗粒

1. 八珍颗粒的功能
   A. 滋阴补肾　　　　B. 滋阴补肺　　　　C. 平肝潜阳
   D. 补气益血　　　　E. 通阳复脉

2. 八珍颗粒的配伍意义错误的是
   A. 党参、熟地为君药　　B. 白芍、川芎为臣药　　C. 白术、当归为臣药
   D. 川芎补而不滞为佐药　E. 甘草为使药

3. 下列对八珍颗粒说法错误的是
   A. 体实有热者慎用
   B. 为治疗气血两虚常用方
   C. 可用于感冒治疗
   D. 可用于月经过多证属气血两虚者
   E. 为四物汤和四君子汤合成，只是将人参换成党参

X 型题（多项选择题。每题的备选答案中有2个或2个以上正确答案。少选或多选均不得分）

1. 具有益气健脾之功的有
   A. 香砂六君丸　　　　B. 生脉饮　　　　C. 四君子丸
   D. 人参归脾丸　　　　E. 济生肾气丸

2. 六味地黄丸中被后世称为"三补"的药物是
   A. 山茱萸　　　　　　B. 泽泻　　　　　　C. 山药
   D. 熟地黄　　　　　　E. 茯苓

3. 人参归脾丸的主治证候包括
   A. 带下　　　　　　　B. 心悸　　　　　　C. 便血
   D. 崩漏　　　　　　　E. 病后虚弱

4. 可治消渴的补虚剂有
   A. 消渴丸　　　　　　B. 六味地黄丸　　　C. 参芪降糖片
   D. 麦味地黄丸　　　　E. 玉泉丸

5. 四物合剂的配伍特点是
   A. 补血不滞血　　　　B. 补中兼升　　　　C. 补中兼行
   D. 行血不破血　　　　E. 气旺血生

6. 养胃舒颗粒的功能为
   A. 行气导滞　　　　　B. 健脾和胃　　　　C. 益气养阴
   D. 滋补肝肾　　　　　E. 养血调经

7. 四物合剂的组成为
   A. 党参　　　　　　　B. 熟地　　　　　　C. 白芍
   D. 川芎　　　　　　　E. 当归

第十二节 安神剂

A型题（最佳选择题，每题的备选答案中只有一个最佳答案）

1. 天王补心丸的功能是补心安神和
   A. 清心养血 B. 补气 C. 疏肝解郁
   D. 清热燥湿 E. 滋阴养血

2. 柏子养心丸的功能是
   A. 补气、养血、安神 B. 补气、养血、润肠 C. 疏肝、养血、安神
   D. 疏肝、镇惊、安神 E. 补气、养阴、安神

3. 心火亢盛、阴血不足之心烦、心悸、失眠者宜用
   A. 朱砂安神丸 B. 解郁安神颗粒 C. 天王补心丸
   D. 养血安神丸 E. 枣仁安神液

4. 阴虚血少所致的头眩心悸、失眠健忘宜用
   A. 柏子养心丸 B. 养血安神丸 C. 枣仁安神丸
   D. 朱砂安神丸 E. 天王补心丸

5. 枣仁安神液的功效为
   A. 养血安神 B. 重镇安神 C. 清热安神
   D. 解郁安神 E. 补气安神

6. 服用天王补心丸的注意事项
   A. 可服用兴奋性饮品 B. 胃酸过多者慎用 C. 主治阴血不足、虚热内燥者
   D. 不宜过量或久服 E. 体质虚弱者禁用

7. 朱砂安神丸的功效是清心养血和
   A. 养血安神 B. 补心安神 C. 宁心安神
   D. 镇惊安神 E. 益气安神

8. 治疗情志不畅致失眠、心烦等宜用
   A. 天王补心丸 B. 通心络胶囊 C. 枣仁安神液
   D. 柏子养心丸 E. 解郁安神颗粒

B型题（配伍选择题，备选答案在前，试题在后，每题若干组。每组均对应同一组备选答案）

[1~2]
A. 补益元气 B. 补气养阴 C. 滋阴养血
D. 补气养血 E. 益气复脉

1. 养血安神丸的功能是
2. 柏子养心丸的功能是

[3~5]
A. 心气虚寒，心悸易惊 B. 心火亢盛，阴血不足 C. 阴虚血少所致的头眩心悸
D. 心阴不足，心悸健忘 E. 气滞血瘀所致的胸痹

3. 朱砂安神丸的主治
4. 柏子养心丸的主治
5. 天王补心丸的主治

[6~9]
A. 枣仁安神液 B. 养血安神丸 C. 朱砂安神丸

D. 解郁安神颗粒   E. 天王补心丸
6. 脾胃虚弱者慎用的是
7. 胃酸过多者慎用的是
8. 心气不足、脾胃虚弱者忌服的是
9. 脾胃虚寒、大便稀溏者慎用的是

X 型题（多项选择题。每题的备选答案中有 2 个或 2 个以上正确答案。少选或多选均不得分）

天王补心丸主治
A. 失眠多梦，大便干燥   B. 心阴不足，心悸健忘者   C. 内热或瘀血之心悸、失眠者
D. 大便稀溏者   E. 肝肾功能不全者

第十三节 和解剂

A 型题（最佳选择题，每题的备选答案中只有一个最佳答案）

1. 具有解表散热，疏肝和胃功能，治疗外感病邪犯少阳者，出现寒热往来、心烦喜呕、胸胁苦满等症的常用中成药有
   A. 感冒舒颗粒   B. 参苏片   C. 正柴胡饮颗粒
   D. 小柴胡颗粒   E. 午时茶颗粒
2. 以下常用中成药中功能为解表散热，舒肝和胃的是
   A. 左金丸   B. 加味左金丸   C. 逍遥丸
   D. 小柴胡颗粒   E. 正柴胡饮颗粒
3. 逍遥颗粒的功效为
   A. 疏肝健脾，滋补肝肾   B. 疏肝健脾，养血调经   C. 疏肝健脾，清热活血
   D. 解表散热，疏肝和胃   E. 疏肝清热，健脾养血
4. 既能清热，又善治肝郁血虚的常用中成药是
   A. 加味逍遥丸   B. 小柴胡颗粒   C. 逍遥丸
   D. 逍遥颗粒   E. 左金丸

B 型题（配伍选择题，备选答案在前，试题在后，每题若干组。每组均对应同一组备选答案）

［1～3］
A. 小柴胡颗粒   B. 逍遥颗粒   C. 四物合剂
D. 加味逍遥丸   E. 左归丸

1. 可疏肝清热，健脾养血的是
2. 可疏肝健脾，养血调经的是
3. 可解表散热，疏肝和胃的是

C 型题（综合分析选择题。每题的备选答案中只有一个最佳答案）

［1～3］
女，35 岁，平素情志不遂，胸胁胀痛，月经不调，食欲欠佳，诊其舌胖大有齿痕，脉弦细，辨为肝郁脾虚证，拟予逍遥颗粒治疗

1. 逍遥颗粒组方中君药为
   A. 香附   B. 当归   C. 柴胡
   D. 白术   E. 薄荷
2. 逍遥颗粒除疏肝健脾外，还可
   A. 清热凉血   B. 疏散风寒   C. 养血调经

D. 滋补肝肾　　　　　　　　E. 养心安神
3. 关于逍遥颗粒的用药注意描述不正确的是
   A. 肝肾阴虚所致的胁肋胀痛慎用
   B. 忌辛辣生冷食物，饮食宜清淡
   C. 肝肾阴虚所致的咽干口燥慎用
   D. 肝肾阴虚所致的舌红少津慎用
   E. 肝郁脾虚所致的月经不调慎用

X 型题（多项选择题。每题的备选答案中有 2 个或 2 个以上正确答案。少选或多选均不得分）

1. 下列关于加味逍遥丸的说法错误的是
   A. 具有疏肝清热、健脾养血的作用
   B. 适用于肝郁气滞证
   C. 适用于脾胃虚寒、大便溏薄者
   D. 适用于脾胃虚寒、脘腹冷痛者
   E. 适用于肝郁血虚、肝脾不和者
2. 下列关于小柴胡颗粒功效正确的是
   A. 健脾养血　　　　　　B. 疏肝健脾　　　　　　C. 疏肝和胃
   D. 解表散热　　　　　　E. 养血调经

第十四节　理气剂

A 型题（最佳选择题，每题的备选答案中只有一个最佳答案）

1. 木香顺气丸既能健脾和胃，又能
   A. 宽中除满　　　　　　B. 理气消胀　　　　　　C. 行气化湿
   D. 疏肝理气　　　　　　E. 疏肝消滞
2. 胃苏颗粒除和胃止痛外，又能
   A. 疏肝泄热　　　　　　B. 健脾养心　　　　　　C. 理气化湿
   D. 行气活血　　　　　　E. 理气消胀
3. 气滞胃痛颗粒的功效
   A. 疏肝理气，和胃止痛　B. 理气解郁，宽中除满　C. 健脾和胃，行气化湿
   D. 消炎止痛，理气健脾　E. 柔肝理气，制酸止痛
4. 四逆散除疏肝理脾外还可
   A. 透解郁热　　　　　　B. 和胃止痛　　　　　　C. 行气化湿
   D. 宽中除满　　　　　　E. 健脾养血
5. 不是左金丸功能的是
   A. 泻火　　　　　　　　B. 健脾　　　　　　　　C. 疏肝
   D. 和胃　　　　　　　　E. 止痛
6. 肝气不舒，症见胸胁痞闷、食滞不消、呕吐酸水，适用于
   A. 胃苏颗粒　　　　　　B. 木香顺气丸　　　　　C. 柴胡舒肝丸
   D. 越鞠丸　　　　　　　E. 左金丸
7. 越鞠丸的功能为
   A. 疏肝理气，和胃止痛　B. 理气消胀，和胃止痛　C. 行气化湿，健脾和胃
   D. 理气解郁，宽中除满　E. 透解郁热，疏肝理脾

B 型题（配伍选择题，备选答案在前，试题在后，每题若干组。每组均对应同一组备选答案）

[1~2]
  A. 健脾消食   B. 解表散热   C. 疏肝解郁
  D. 疏肝清热   E. 消胀止痛
1. 柴胡舒肝丸既能疏肝理气，又能
2. 小柴胡颗粒既能疏肝和胃，又能

[3~4]
  A. 温阳化气，利湿行水   B. 温阳散寒，益肾强腰   C. 健脾利湿，益肝补肾
  D. 健胃理气，利湿和中   E. 行气化湿，健脾和胃
3. 五苓散的功能是
4. 木香顺气丸的功能是

[5~8]
  A. 阴虚火旺者慎用
  B. 血热所致的肠风便血、痔疮不宜
  C. 寒厥所致四肢不温者慎用
  D. 肝阴不足胁痛者不宜
  E. 肝胃郁火、胃阴不足所致胃痛者
5. 左金丸的使用注意是
6. 气滞胃痛颗粒的使用注意是
7. 越鞠丸的使用注意是
8. 四逆散的使用注意是

X 型题（多项选择题。每题的备选答案中有 2 个或 2 个以上正确答案。少选或多选均不得分）

左金丸的主治是
  A. 口苦嘈杂，呕吐酸水   B. 脘胁疼痛   C. 痢疾
  D. 肝火犯胃所致的胃痛   E. 热厥手足不温

第十五节   活 血 剂

A 型题（最佳选择题，每题的备选答案中只有一个最佳答案）

1. 有关于血府逐瘀口服液的君药是红花和
  A. 丹参   B. 黄芪   C. 延胡索
  D. 川芎   E. 炒桃仁
2. 服用方法为口含的是
  A. 九气拈痛丸   B. 抗栓再造丸   C. 麝香保心丸
  D. 速效救心丸   E. 养血安神丸
3. 大便秘结者不宜用的是
  A. 麝香保心丸   B. 元胡止痛片   C. 人参再造丸
  D. 华佗再造丸   E. 冠心苏合滴丸
4. 具有活血祛瘀、行气止痛作用的是
  A. 保和丸   B. 血府逐瘀口服液   C. 速效救心丸
  D. 木瓜丸   E. 九气拈痛丸
5. 复方丹参片除活血化瘀外，还可

A. 通经活络 B. 宽胸止痛 C. 益气养阴
D. 化痰通络 E. 理气止痛

6. 丹参、三七合用，共奏活血化瘀、通脉止痛之功的中成药是
   A. 复方丹参片 B. 消栓通络胶囊 C. 丹七片
   D. 逐瘀通脉胶囊 E. 血塞通颗粒

7. 血塞通颗粒的成分是
   A. 人参皂苷 B. 冰片 C. 三七总皂苷
   D. 水蛭 E. 丹参提取物

8. 消栓通络胶囊除活血化瘀外，还可
   A. 行气止痛 B. 温经通络 C. 搜风通络
   D. 宽中理气 E. 益气养阴

9. 逐瘀通脉胶囊的功效为
   A. 活血祛瘀，行气止痛 B. 芳香温通，益气强心 C. 破血逐瘀，通经活络
   D. 益气活血，通络止痛 E. 活血化瘀，养阴生津

10. 气滞血瘀所致的胃痛、胁痛、头痛及痛经适用
    A. 逐瘀通脉胶囊 B. 心可舒胶囊 C. 麝香保心丸
    D. 诺迪康胶囊 E. 元胡止痛片

11. 冠心苏合滴丸除理气止痛外还可
    A. 养阴 B. 益气 C. 宽胸
    D. 逐瘀 E. 温经

12. 关于心可舒胶囊使用注意描述不正确的是
    A. 气虚血瘀、痰瘀互阻之胸痹、心悸者不宜单用
    B. 孕妇、出血性疾病及有出血倾向者慎用
    C. 服药期间，忌食生冷、辛辣、油腻食物，忌烟酒、浓茶
    D. 脑梗死发作期当立即用药
    E. 治疗期间，心绞痛持续发作宜加用硝酸酯类药

13. 九气拈痛丸的君药为
    A. 延胡索、木香 B. 延胡索、香附 C. 延胡索、莪术
    D. 延胡索、五灵脂 E. 延胡索、川楝子

14. 可芳香温通，益气强心的中成药是
    A. 稳心颗粒 B. 麝香保心丸 C. 人参再造丸
    D. 参松养心胶囊 E. 速效救心丸

15. 消栓胶囊除活血通络外还可
    A. 补气 B. 补血 C. 养阴
    D. 助阳 E. 增液

16. 通心络胶囊和诺迪康胶囊除通脉止痛外还均可
    A. 益气养阴 B. 滋补肝肾 C. 健脾除湿
    D. 清热化痰 E. 益气活血

17. 稳心颗粒除活血化瘀外还可
    A. 理气止痛 B. 化痰通络 C. 益气养阴
    D. 宽胸止痛 E. 通经活络

18. 参松养心胶囊的功能为

A. 益气养血，祛风化痰，活血通络
B. 活血化瘀，化痰通络，行气止痛
C. 活血祛瘀，通脉活络，健脾和胃
D. 益气养阴，活血通络，清心安神
E. 益气复脉，活血化瘀，养阴生津

19. 益心舒胶囊除活血化瘀，养阴生津外还可
   A. 健脾除湿　　　　B. 益气复脉　　　　C. 清热化痰
   D. 益气养阴　　　　E. 益气活血

20. 气虚血瘀、风痰阻络所致的中风、口眼㖞斜、半身不遂宜用
   A. 抗栓再造丸　　　B. 益心舒胶囊　　　C. 人参再造丸
   D. 麝香保心丸　　　E. 速效救心丸

21. 关于抗栓再造丸描述正确的是
   A. 适于年老体弱者服用　　B. 孕妇禁用　　　C. 可长期服用
   D. 药物组成安全无毒　　　E. 适于阴虚风动者

B型题（配伍选择题，备选答案在前，试题在后，每题若干组。每组均对应同一组备选答案）

[1～3]
　　A. 理气，宽胸，止痛　　　B. 行气活血，祛瘀止痛　　C. 散瘀止血，消肿止痛
　　D. 芳香温通，益气强心　　E. 益气和中，通络止痛

1. 麝香保心丸的功能是
2. 速效救心丸的功能是
3. 冠心苏合丸的功能是

[4～7]
　　A. 气滞血瘀之胸痹
　　B. 瘀血痹阻致眩晕头痛，经期腹痛
　　C. 血热所致的肠风便血、痔疮
　　D. 气虚血瘀所致的中风
　　E. 气阴两虚，瘀血阻脉所致的胸痹

4. 血府逐瘀口服液的主治是
5. 消栓胶囊的主治是
6. 槐角丸的主治是
7. 丹七片的主治是

[8～11]
　　A. 复方丹参片　　　　B. 元胡止痛片　　　C. 稳心颗粒
　　D. 抗栓再造丸　　　　E. 麝香保心丸

8. 可益气养阴，活血化瘀的中成药是
9. 可活血化瘀，舒筋通络，息风镇痉的中成药是
10. 可理气，活血，止痛的中成药是
11. 可芳香温通，益气强心的中成药是

[12～15]
　　A. 通脉活络　　　　B. 行气止痛　　　C. 益气活血
　　D. 清心安神　　　　E. 祛风化痰

12. 参松养心胶囊除益气养阴，活血通络外还可

13. 血塞通颗粒除活血祛瘀外还可
14. 通心络胶囊除通络止痛外还可
15. 心可舒胶囊除活血化瘀外还可

[16~19]
A. 抗栓再造丸 B. 麝香保心丸 C. 九气拈痛丸
D. 冠心苏合滴丸 E. 血府逐瘀口服液

16. 气虚血瘀者慎用的中成药是
17. 胃热引起的胃痛慎用的中成药是
18. 不宜与洋地黄类药物同用的中成药是
19. 阴虚血瘀之胸痹忌用的中成药是

C 型题（综合分析选择题。每题的备选答案中只有一个最佳答案）

[1~3]
患者，女，62岁。胸闷憋气，伴短暂刺痛反复发作6年，近1周因生气而诱发加重。刻下胸痛较剧，为刺痛感，发作频繁，每次持续1~2分钟，憋气满闷，心悸头晕，烦躁少寐，便干，舌暗红，苔黄腻，脉弦细、滑数。辨为心血闭阻，肝气化火，兼有痰浊。处方血府逐瘀口服液

1. 血府逐瘀口服液的功能为
   A. 养血祛瘀，温经止痛 B. 温阳健脾，养血止血 C. 凉肝息风，增液舒筋
   D. 活血祛瘀，行气止痛 E. 破血下瘀，通络止痛

2. 下列关于血府逐瘀口服液说法错误的是
   A. 牛膝能引血下行 B. 赤芍、川芎为佐药 C. 方中桔梗能载药上行
   D. 桃仁、红花同为君药 E. 全方配伍，苦辛泄散，善治气滞血瘀之胸痹

3. 下列有关血府逐瘀口服液使用注意错误的是
   A. 食用含油脂高的食品
   B. 气虚血瘀者慎用
   C. 如出现剧烈心绞痛、心肌梗死，应及时救治
   D. 孕妇忌用
   E. 若治疗期间心绞痛持续发作，宜加用硝酸酯类药

[4~6]
女，25岁，痛经自初潮始，平素情志不舒，舌淡红有瘀斑，脉弦涩，辨为气滞血瘀痛经，予元胡止痛片治疗

4. 元胡止痛片中除醋延胡索还含有
   A. 川楝子 B. 丹参 C. 白芷
   D. 白芍 E. 三七

5. 元胡止痛片的功效为
   A. 理气，宽胸，止痛 B. 理气，活血，止痛 C. 散瘀止血，消肿止痛
   D. 芳香温通，益气强心 E. 益气和中，通络止痛

6. 关于元胡止痛片用药注意描述正确的是
   A. 孕妇慎用 B. 经期妇女禁用 C. 不宜多服、久服
   D. 中风痰热壅盛证不宜用 E. 胃阴虚者宜用

X 型题（多项选择题。每题的备选答案中有2个或2个以上正确答案。少选或多选均不得分）

1. 复方丹参片的使用注意事项
   A. 孕妇慎用 B. 年老者慎用 C. 脾胃虚寒者慎用

D. 肝肾功能异常者慎用　　　E. 心肺功能异常者慎用
2. 下列有关活血剂的叙述中，正确的是
   A. 有活血化瘀之功，兼有行气、止痛、益气、补阴、化痰、息风等作用
   B. 某些活血制剂，易伤正气，不宜过量服用和久服
   C. 除活血化瘀的作用外，兼有清热凉血作用
   D. 不宜单用中药活血剂
   E. 本类中成药又可分为活血化瘀剂、活血行气剂、益气活血剂、益气补阴活血剂等四类
3. 益心舒胶囊的功能为
   A. 活血化瘀　　　　　B. 益气复脉　　　　　C. 祛风化痰
   D. 养阴生津　　　　　E. 行气止痛
4. 组成中含有三七的中成药有
   A. 复方丹参片　　　　B. 丹七片　　　　　　C. 消栓通络胶囊
   D. 心可舒胶囊　　　　E. 稳心颗粒
5. 华佗再造丸可治疗
   A. 中风后遗症　　　　B. 口眼㖞斜　　　　　C. 言语不清
   D. 痛经　　　　　　　E. 拘挛麻木
6. 消栓胶囊的功能为
   A. 养阴　　　　　　　B. 补肾　　　　　　　C. 补气
   D. 活血　　　　　　　E. 通络
7. 稳心颗粒的药物组成描述正确的是
   A. 黄精为君药　　　　B. 党参为臣药　　　　C. 三七为佐药
   D. 琥珀为佐药　　　　E. 甘松为使药
8. 速效救心丸的功能为
   A. 行气活血　　　　　B. 开窍醒神　　　　　C. 祛瘀止痛
   D. 增加冠脉血流量　　E. 缓解心绞痛
9. 速效救心丸的组成有
   A. 三七　　　　　　　B. 丹参　　　　　　　C. 冰片
   D. 川芎　　　　　　　E. 麝香
10. 逐瘀通脉胶囊的组成为
    A. 大黄　　　　　　　B. 芒硝　　　　　　　C. 水蛭
    D. 虻虫　　　　　　　E. 桃仁
11. 参松养心胶囊的功能为
    A. 清心安神　　　　　B. 益气养阴　　　　　C. 活血通络
    D. 祛风化痰　　　　　E. 行气止痛
12. 诺迪康胶囊的功能为
    A. 益气活血　　　　　B. 滋补肝肾　　　　　C. 清热解毒
    D. 消炎镇痛　　　　　E. 通脉止痛
13. 冠心苏合滴丸的君药为
    A. 紫苏　　　　　　　B. 苏合香　　　　　　C. 冰片
    D. 檀香　　　　　　　E. 川芎
14. 复方丹参片的功能有
    A. 活血化瘀　　　　　B. 清心除烦　　　　　C. 解毒消肿

D. 通脉活络　　　　　　　E. 理气止痛

第十六节　止血剂

A 型题（最佳选择题，每题的备选答案中只有一个最佳答案）

1. 槐角丸的功能是
   A. 清肠疏风，凉血止血　　B. 散瘀止血，消肿止痛　　C. 凉血止血，消肿止痛
   D. 清热凉血，行气止痛　　E. 清肠疏风，化瘀止血

2. 出血兼瘀血证，症见咯血、吐血、衄血、便血、崩漏、外伤出血、胸腹刺痛、跌仆肿痛，应该选用的常用中成药是
   A. 缩泉丸　　　　　　　　B. 槐角丸　　　　　　　　C. 三七片
   D. 金锁固精丸　　　　　　E. 止血定痛片

3. 十二指肠溃疡疼痛、出血、胃酸过多，适用于
   A. 三七片　　　　　　　　B. 槐角丸　　　　　　　　C. 止血定痛片
   D. 元胡止痛片　　　　　　E. 保和丸

B 型题（配伍选择题，备选答案在前，试题在后，每题若干组。每组均对应同一组备选答案）

[1~3]
   A. 散瘀止痛　　　　　　　B. 消肿止痛　　　　　　　C. 清肠疏风
   D. 益气活血　　　　　　　E. 清热解毒

1. 槐角丸除凉血止血外还可
2. 三七片除散瘀止血外还可
3. 止血定痛片除止血外还可

C 型题（综合分析选择题。每题的备选答案中只有一个最佳答案）

[1~2]
患者，男，41 岁。因久患痔疮，便血，有脱肛症状，辨证为风邪热毒所致肠风下血，处方槐角丸

1. 槐角丸的功能是
   A. 清肠疏风，凉血止血　　B. 清热凉血，泻火解毒　　C. 温阳健脾，养血止血
   D. 祛风清热，养血活血　　E. 镇肝息风，滋阴潜阳

2. 下列关于槐角丸说法错误的是
   A. 若痔疮便血，肿痛严重和便血呈喷射状者，应立即采取综合急救措施
   B. 可治痔疮
   C. 适用于体弱年迈者
   D. 虚寒性便血慎用
   E. 忌食辛辣油腻食物

X 型题（多项选择题。每题的备选答案中有 2 个或 2 个以上正确答案。少选或多选均不得分）

1. 下列属于化瘀止血药的是
   A. 止血定痛片　　　　　　B. 四神丸　　　　　　　　C. 三七片
   D. 槐角丸　　　　　　　　E. 固本益肠片

2. 三七片的用药注意描述正确的是
   A. 孕妇忌用
   B. 服药期间，忌食生冷、油腻、辛辣食物
   C. 出血量大者应立即采取综合急救措施

D. 用本品治疗软组织损伤时，可配合外用正红花油等活血之品，以增疗效
E. 出血兼血瘀证慎用

第十七节　消导剂

A 型题（最佳选择题，每题的备选答案中只有一个最佳答案）

1. 保和丸的功能是消食导滞和
   A. 镇静安神　　　　B. 清利湿热　　　　C. 和胃
   D. 活血止痛　　　　E. 补气
2. 食积停滞，脘腹胀满，嗳腐吞酸应选用
   A. 抗栓再造丸　　　B. 六味安消散　　　C. 血府逐瘀口服液
   D. 枳实导滞丸　　　E. 保和丸
3. 虚寒痢疾者不宜用的是
   A. 枳实导滞丸　　　B. 麝香保心丸　　　C. 开胃健脾丸
   D. 六味安消散　　　E. 保和丸
4. 枳实导滞丸除消积导滞外还可
   A. 清利湿热　　　　B. 健脾和胃　　　　C. 活血止痛
   D. 活血止血　　　　E. 养阴益气
5. 孕妇忌用的药品是
   A. 枣仁安神液　　　B. 保和丸　　　　　C. 柏子养心丸
   D. 开胃健脾丸　　　E. 六味安消散
6. 脾胃不和、积滞内停所致的胃痛胀满宜用
   A. 开胃健脾丸　　　B. 六味安消散　　　C. 枳实导滞丸
   D. 越鞠丸　　　　　E. 保和丸
7. 开胃健脾丸的功能为
   A. 行气导致　　　　B. 渗湿止泻　　　　C. 健脾和胃
   D. 活血止痛　　　　E. 清热利湿

B 型题（配伍选择题，备选答案在前，试题在后，每题若干组。每组均对应同一组备选答案）

[1~4]
   A. 脾胃不和之胃痛胀满
   B. 血热所致的肠风便血
   C. 气虚血瘀所致的中风
   D. 食积停滞之脘腹胀满、嗳腐吞酸
   E. 积滞、湿热内阻所致的脘腹胀痛

1. 消栓胶囊的主治是
2. 枳实导滞丸的主治是
3. 六味安消散的主治是
4. 保和丸的主治是

C 型题（综合分析选择题。每题的备选答案中只有一个最佳答案）

[1~3]
　　患者，男，65 岁。面白，脉弦数，独胃脉沉滑，因饮白酒作痢，便脓血，脘腹疼满胀痛，嗳腐吞酸，小便不利，此为酒食混杂，生湿化热，阻碍气血，辨证为食积证。故以保和丸为处方

1. 保和丸的功能有
   A. 理气健脾　　　　　B. 消食和胃　　　　　C. 清热解毒
   D. 养血祛瘀　　　　　E. 涤痰息风
2. 保和丸的配伍意义解释错误的是
   A. 全方配伍，消散健运
   B. 以消食为主
   C. 组方中莱菔子为生品，是佐使之药
   D. 山楂长于消肉食油腻之积，为君药
   E. 神曲长于消谷积，为臣药
3. 下列关于保和丸的说法错误的是
   A. 攻伐之剂，中病即止，不宜久服
   B. 与枳实导滞丸相比，更长于清湿热
   C. 忌暴饮暴食及油腻食物
   D. 为消导平剂，为食积停滞证之常用方
   E. 服用期间，宜进食清淡且易消化的食物

X型题（多项选择题。每题的备选答案中有2个或2个以上正确答案。少选或多选均不得分）

1. 保和丸的功能是
   A. 消食　　　　　　　B. 和胃　　　　　　　C. 活血止痛
   D. 导滞　　　　　　　E. 清利湿热
2. 六味安消散的功能为
   A. 和胃健脾　　　　　B. 化湿醒脾　　　　　C. 消积导滞
   D. 活血止痛　　　　　E. 平胃止吐
3. 开胃健脾丸的君药为
   A. 大黄　　　　　　　B. 木香　　　　　　　C. 白术
   D. 党参　　　　　　　E. 茯苓

第十八节　治风剂

A型题（最佳选择题，每题的备选答案中只有一个最佳答案）

1. 肝阳上亢所致的头痛、眩晕、耳鸣宜用
   A. 天麻钩藤颗粒　　　B. 脑立清丸　　　　　C. 芎菊上清丸
   D. 正天丸　　　　　　E. 川芎茶调散
2. 外感风邪所致的头痛，伴有恶寒、发热、鼻塞，宜用
   A. 川芎茶调散　　　　B. 蛇胆陈皮胶囊　　　C. 四逆散
   D. 红药气雾剂　　　　E. 正天丸
3. 天麻钩藤颗粒的功能是
   A. 平肝息风、镇心安神　　B. 平肝潜阳、醒脑安神　　C. 理气解郁、宽中除满
   D. 疏风活血、通络止痛　　E. 平肝息风、清热安神
4. 肝阳上亢头痛者慎用
   A. 胃苏颗粒　　　　　B. 脑立清丸　　　　　C. 松龄血脉康胶囊
   D. 正天丸　　　　　　E. 川芎茶调散
5. 芎菊上清丸的功能为

A. 平肝息风、疏风止痛 B. 平肝潜阳、醒脑安神 C. 清热解表、散风止痛
D. 养血平肝、通络止痛 E. 平肝息风、通络止痛

6. 脑立清丸除醒脑安神外还可
   A. 平肝潜阳 B. 清热安神 C. 通络止痛
   D. 疏风活血 E. 清热解表

7. 松龄血脉康胶囊除平肝潜阳外还可
   A. 平肝息风 B. 醒脑安神 C. 理气解郁
   D. 疏风活血 E. 镇心安神

B 型题（配伍选择题，备选答案在前，试题在后，每题若干组。每组均对应同一组备选答案）

[1~4]
A. 脑立清丸 B. 天麻钩藤颗粒 C. 正天丸
D. 越鞠丸 E. 川芎茶调散

1. 肝阳上亢所致的头痛选用
2. 外感风邪所致的头痛选用
3. 外感风邪、瘀血阻络所致的头痛选用
4. 肝阳上亢所致的头晕目眩选用

C 型题（综合分析选择题。每题的备选答案中只有一个最佳答案）

[1~3]
患者，男，60岁，头痛头晕2年，烦躁易怒，多梦易醒，西医诊断为原发性高血压，常服用降压及镇静止痛药，现头痛头胀剧烈，眩晕欲仆，烦热面赤，夜寐不宁，噩梦纷纭，舌质暗，脉弦劲而数。证属肝阳上亢，肝风萌动，以天麻钩藤颗粒为处方治疗

1. 天麻钩藤颗粒的功能是
   A. 平肝 B. 清热 C. 安神
   D. 息风 E. 以上都是

2. 天麻钩藤颗粒的配伍特点错误的是
   A. 全方配伍，潜降清泄补益 B. 钩藤为君药 C. 栀子、黄芩可补肝益肾
   D. 石决明质重潜阳，为臣药 E. 天麻善平肝息风、通络止痛

3. 下列对天麻钩藤颗粒的说法错误的是
   A. 可用于血虚头痛
   B. 常用于高血压病等证属肝阳上亢者
   C. 可治疗失眠证属肝阳上亢者
   D. 辨证辨病结合，中西医理融汇
   E. 为肝阳上亢致头痛、眩晕的常用方

X 型题（多项选择题。每题的备选答案中有 2 个或 2 个以上正确答案。少选或多选均不得分）

1. 天麻钩藤颗粒的使用注意事项是
   A. 戒烟酒，戒恼怒，节房事
   B. 肾精亏虚所致头晕、耳鸣者，体弱、虚寒者慎用
   C. 血虚头痛者、阴虚动风者忌用
   D. 孕妇及体弱虚寒者忌用
   E. 气血不足证者慎用

2. 正天丸的功能为
   A. 清热解表 B. 疏风活血 C. 养血平肝

D. 通络止痛　　　　　　　E. 醒脑安神

第十九节　祛湿剂

A 型题（最佳选择题，每题的备选答案中只有一个最佳答案）

1. 八正合剂的功能是利尿通淋和
   A. 清热　　　　　　　　B. 消胀止痛　　　　　　C. 疏肝理气
   D. 通淋排石　　　　　　E. 益肾活血

2. 香连丸的功能是清热化湿和
   A. 温阳化气　　　　　　B. 分清化浊　　　　　　C. 疏肝理气
   D. 行气止痛　　　　　　E. 行血化滞

3. 阴黄者不宜用的是
   A. 茵陈五苓丸　　　　　B. 四逆散　　　　　　　C. 消炎利胆片
   D. 木香顺气丸　　　　　E. 茵栀黄口服液

4. 湿热下注所致的淋证宜用
   A. 三金片　　　　　　　B. 肾炎四味片　　　　　C. 癃闭舒胶囊
   D. 八正合剂　　　　　　E. 九气拈痛丸

5. 八正合剂的君药为车前子和
   A. 川木通　　　　　　　B. 木香　　　　　　　　C. 滑石
   D. 栀子　　　　　　　　E. 大黄

6. 肾炎四味片除清热利尿外，还可
   A. 通淋排石　　　　　　B. 凉血止血　　　　　　C. 补气健脾
   D. 行气止痛　　　　　　E. 利胆退黄

7. 气阴两虚，脾肾不足，水湿内停所致的体虚浮肿宜用
   A. 三金片　　　　　　　B. 银花泌炎灵　　　　　C. 萆薢分清丸
   D. 茵栀黄口服液　　　　E. 肾炎康复片

8. 癃闭舒胶囊除清热通淋外还可
   A. 利胆退黄　　　　　　B. 益肾活血　　　　　　C. 通淋排石
   D. 健脾和胃　　　　　　E. 补肾滋阴

9. 下焦湿热所致的热淋，症见小便短赤、淋沥涩痛、尿急频数宜用
   A. 三金片　　　　　　　B. 排石颗粒　　　　　　C. 肾炎康复片
   D. 茵栀黄口服液　　　　E. 五苓散

10. 下焦湿热所致的石淋，症见腰腹疼痛、排尿不畅或伴有血尿宜用
    A. 癃闭舒胶囊　　　　　B. 八正合剂　　　　　　C. 萆薢分清丸
    D. 排石颗粒　　　　　　E. 茵栀黄口服液

11. 癃清片的功能为
    A. 清热利水，通淋排石　B. 清热解毒，利湿退黄　C. 清热解毒，凉血通淋
    D. 清热化湿，行气止痛　E. 温阳化气，利湿行水

12. 不是茵栀黄口服液组成成分的是
    A. 丹参提取物　　　　　B. 栀子提取物　　　　　C. 黄芩提取物
    D. 金银花提取物　　　　E. 茵陈提取物

13. 茵陈五苓丸的功效为

A. 清热解毒，利湿退黄　　B. 清热利湿，行血化滞　　C. 分清化浊，温肾利湿
D. 清湿热，利小便　　　　E. 清热解毒，利湿通淋，益肾

14. 急性胆囊炎、胆管炎见肝胆湿热所致的胁痛、口苦者宜用
    A. 香连丸　　　　　　　B. 癃清片　　　　　　　C. 茵栀黄口服液
    D. 消炎利胆片　　　　　E. 萆薢分清丸

15. 肾不化气、清浊不分所致的白浊、小便频数者宜用
    A. 香连化滞丸　　　　　B. 五苓散　　　　　　　C. 萆薢分清丸
    D. 消炎利胆片　　　　　E. 癃闭舒胶囊

16. 香连丸的组成为
    A. 香附、黄连　　　　　B. 香附、连翘　　　　　C. 木香、连翘
    D. 木香、黄连　　　　　E. 檀香、黄连

17. 香连丸除清热化湿外还可
    A. 利胆退黄　　　　　　B. 益肾活血　　　　　　C. 通淋排石
    D. 行气止痛　　　　　　E. 补肾滋阴

18. 五苓散的君药为
    A. 泽泻　　　　　　　　B. 茯苓　　　　　　　　C. 猪苓
    D. 炒白术　　　　　　　E. 肉桂

19. 萆薢分清丸的功效为
    A. 清热解毒，凉血通淋　B. 分清化浊，温肾利湿　C. 温阳化气，利湿行水
    D. 清热利水，通淋排石　E. 清热化湿，行气止痛

20. 大肠湿热所致的痢疾，症见大便脓血、里急后重、发热腹痛宜用
    A. 萆薢分清丸　　　　　B. 香连化滞丸　　　　　C. 茵陈五苓丸
    D. 癃清片　　　　　　　E. 癃闭舒胶囊

B 型题（配伍选择题，备选答案在前，试题在后，每题若干组。每组均对应同一组备选答案）

[1~2]
A. 行气利湿　　　　　　B. 分清化浊　　　　　　C. 清热利水
D. 利湿行水　　　　　　E. 除湿祛痰

1. 排石颗粒除通淋排石外，又能
2. 萆薢分清丸除温肾利湿外，又能

[3~6]
A. 清热利尿、补气健脾
B. 清热解毒、利湿通淋、益肾
C. 清湿热、利小便
D. 疏风散寒、解表清热
E. 温阳化气、利湿行水

3. 茵陈五苓丸的功能是
4. 肾炎四味片的功能是
5. 五苓散的功能是
6. 三金片的功能是

[7~10]
A. 萆薢分清丸　　　　　B. 癃清片　　　　　　　C. 茵陈五苓丸
D. 癃闭舒胶囊　　　　　E. 排石颗粒

7. 既可清热解毒又可凉血通淋的是

8. 既可补肾活血又可清热通淋的是

9. 既可清热利水又可通淋排石的是

10. 既可分清化浊又可温肾利湿的是

C 型题（综合分析选择题。每题的备选答案中只有一个最佳答案）

[1~3]

患者，男，30 岁。近一周面目渐黄，胸胁肿痛，恶心呕吐，小便黄赤，舌红苔黄腻，脉弦滑，中医辨为肝胆湿热黄疸，予茵栀黄口服液治疗

1. 茵栀黄口服液中君药为
   A. 大黄
   B. 黄连
   C. 栀子
   D. 茵陈
   E. 金银花

2. 茵栀黄口服液的功能为
   A. 清热化湿，行气止痛
   B. 清热利水，通淋排石
   C. 温阳化气，利湿行水
   D. 清热解毒，凉血通淋
   E. 清热解毒，利湿退黄

3. 使用茵栀黄口服液时当注意
   A. 阴黄者不宜使用
   B. 孕妇禁用
   C. 阳黄者不宜使用
   D. 不可长期服用
   E. 服药期间不禁饮食

[4~6]

患者，男，50 岁，发热而小便不利，有时带有血块，口燥咽干，舌苔黄腻，脉滑数。此为热结膀胱之湿热淋证，高年之所忌也，故处方八正合剂

4. 八正合剂可用于治疗
   A. 肝胆湿热所致的胁痛、口苦
   B. 大肠湿热所致的痢疾
   C. 肾气不足、湿热瘀阻所致的癃闭
   D. 肝胆湿热、脾肺郁结所致的黄疸
   E. 湿热下注之淋证

5. 八正合剂的配伍意义说法错误的是
   A. 滑石为臣药
   B. 川木通为君药
   C. 甘草为使药
   D. 栀子为臣药
   E. 车前子为君药

6. 下列说法错误的是
   A. 诸药配伍，苦寒清泄通利
   B. 组方中有大量寒凉药
   C. 久病体虚者、儿童、老年人慎用
   D. 孕妇禁用
   E. 服药期间注意避免喝水，注意休息

X 型题（多项选择题。每题的备选答案中有 2 个或 2 个以上正确答案。少选或多选均不得分）

1. 香连丸的注意事项是
   A. 淋证属于肝郁气滞或脾肾两虚者慎用
   B. 虚寒下痢者慎用
   C. 寒湿者慎用
   D. 脾肾阳虚者慎用
   E. 孕妇慎用

2. 孕妇禁用的中成药有
   - A. 肾炎四味片
   - B. 八正合剂
   - C. 癃闭舒胶囊
   - D. 排石颗粒
   - E. 香连丸
3. 三金片的功能为
   - A. 清热解毒
   - B. 益肾
   - C. 利湿通淋
   - D. 排石
   - E. 消肿
4. 萆薢分清丸使用时当注意
   - A. 膀胱湿热壅盛所致小便白浊忌用
   - B. 孕妇禁用
   - C. 膀胱湿热壅盛所致尿频、淋沥涩痛者忌用
   - D. 肾气不化所致的小便频数忌用
   - E. 服药期间,忌食油腻、茶、醋及辛辣刺激食物

第二十节 蠲痹剂

A 型题(最佳选择题,每题的备选答案中只有一个最佳答案)

1. 仙灵骨葆胶囊既能滋补肝肾,又能
   - A. 活血通络
   - B. 祛风通络
   - C. 蠲痹通络
   - D. 舒筋通络
   - E. 除湿通络
2. 独活寄生合剂适用于
   - A. 风寒湿痹
   - B. 下肢丹毒
   - C. 风湿热痹
   - D. 下肢麻木
   - E. 闪腰岔气
3. 可以用于肝肾不足所致关节疼痛,局部肿大,屈伸不利,还有风湿性关节炎的非处方药是
   - A. 天麻丸
   - B. 尪痹颗粒
   - C. 活血止痛散
   - D. 舒筋活络丸
   - E. 云南白药酊
4. 痰瘀阻络所致的痹证宜选用
   - A. 风湿骨痛丸
   - B. 尪痹颗粒
   - C. 小活络丸
   - D. 颈复康颗粒
   - E. 痛风定胶囊
5. 湿热下注所致的痹证,适宜的常用中成药是
   - A. 四妙丸
   - B. 壮腰健肾丸
   - C. 保和丸
   - D. 尪痹颗粒
   - E. 木瓜丸
6. 木瓜丸除除湿通络外还可
   - A. 活血止痛
   - B. 化痰除痹
   - C. 祛风散寒
   - D. 疏风清热
   - E. 补肝益肾
7. 风湿骨痛丸的功能为
   - A. 清热疏风,除湿通络
   - B. 清热祛湿,活血通络
   - C. 养血舒筋,祛风除湿
   - D. 滋补肝肾,活血通络
   - E. 温经散寒,通络止痛
8. 湿热瘀阻所致的痹证,红肿热痛,伴有发热,宜用
   - A. 颈复康颗粒
   - B. 独活寄生合剂
   - C. 痛风定胶囊
   - D. 仙灵骨葆胶囊
   - E. 尪痹颗粒
9. 风湿瘀阻所致的颈椎病,症见头晕、颈项僵硬、肩背酸痛、手臂麻木,宜用
   - A. 颈复康颗粒
   - B. 壮腰健肾丸
   - C. 独活寄生合剂

D. 尪痹颗粒　　　　　　　　E. 仙灵骨葆胶囊

10. 不是独活寄生合剂功能的是
    A. 养血舒筋　　　　B. 活血　　　　C. 祛风
    D. 除湿　　　　　　E. 补益肝肾

11. 天麻丸的功能为
    A. 养血舒筋，祛风除湿，补益肝肾
    B. 滋补肝肾，活血通络，强筋壮骨
    C. 补肝肾，强筋骨，祛风湿
    D. 活血通络，散风止痛，祛湿化痰
    E. 祛风除湿，通络止痛，补益肝肾

12. 肝肾不足，瘀血阻络所致的骨质疏松症，症见腰脊疼痛、足膝酸软、乏力者，宜用
    A. 壮腰健肾丸　　　B. 仙灵骨葆胶囊　　C. 小活络丸
    D. 四妙丸　　　　　E. 风湿骨痛丸

13. 不是尪痹颗粒功能的是
    A. 补肝肾　　　　　B. 强筋骨　　　　C. 化瘀血
    D. 祛风湿　　　　　E. 通经络

14. 壮腰健骨丸除壮腰健肾外还可
    A. 活血通络　　　　B. 清热疏风　　　C. 祛风活络
    D. 温通经脉　　　　E. 化痰除湿

15. 四妙丸的君药为
    A. 苍术　　　　　　B. 盐黄柏　　　　C. 薏苡仁
    D. 牛膝　　　　　　E. 川芎

B 型题（配伍选择题，备选答案在前，试题在后，每题若干组。每组均对应同一组备选答案）

[1~4]
　　A. 小活络丸　　　　B. 痛风定胶囊　　　C. 木瓜丸
　　D. 独活寄生合剂　　E. 四妙丸

1. 具祛风散寒，化痰除湿，活血止痛功能的是
2. 具祛风散寒，除湿通络功能的是
3. 具清热利湿功能的是
4. 具养血舒筋，祛风除湿，补益肝肾功能的是

C 型题（综合分析选择题。每题的备选答案中只有一个最佳答案）

[1~3]
　　女，60岁，腰痛近10年，足膝酸软，乏力，足跟隐痛，西医诊断为骨质疏松，舌淡有瘀斑，脉微弦，中医辨证为肝肾不足，瘀血阻络，予仙灵骨葆胶囊治疗

1. 仙灵骨葆胶囊成分中君药为
    A. 续断　　　　　　B. 补骨脂　　　　C. 丹参
    D. 淫羊藿　　　　　E. 知母

2. 仙灵骨葆胶囊的功能为
    A. 滋补肝肾，强筋健骨，祛散风湿
    B. 祛风除湿，通络止痛，补益肝肾
    C. 养血舒筋，祛风除湿，补益肝肾
    D. 滋补肝肾，活血通络，强筋壮骨

E. 活血通络，散风止痛，祛湿化痰

3. 关于仙灵骨葆胶囊使用注意描述不正确的是

A. 孕妇及肝功能失代偿者禁用

B. 对本品过敏者禁用，过敏体质、湿热痹证者慎用

C. 有瘀血者不宜服用

D. 高血压、心脏病、糖尿病、肝病、肾病等慢性病严重者慎用

E. 感冒时不宜服用

X 型题（多项选择题。每题的备选答案中有 2 个或 2 个以上正确答案。少选或多选均不得分）

1. 服用小活络丸的注意事项

   A. 脾胃虚弱者慎用　　　B. 阴虚有热者慎用　　　C. 不可过量或久服

   D. 湿热瘀阻者慎用　　　E. 孕妇禁用

2. 痛风定胶囊的功能为

   A. 清热　　　　　　　　B. 祛湿　　　　　　　　C. 活血

   D. 通络　　　　　　　　E. 定痛

3. 可补虚的蠲痹药有

   A. 尪痹颗粒　　　　　　B. 仙灵骨葆胶囊　　　　C. 天麻丸

   D. 壮腰健肾丸　　　　　E. 独活寄生合剂

4. 使用痛风定胶囊时当注意

   A. 孕妇慎用

   B. 风寒湿痹者慎用

   C. 服药后不宜立即饮茶

   D. 湿热瘀阻所致的痹证慎用

   E. 服药期间，宜食清淡食品，忌食肉类、鱼虾、豆类、辛辣之品，忌饮酒

第二章 外科、皮肤科常用中成药

A 型题（最佳选择题，每题的备选答案中只有一个最佳答案）

1. 有关连翘败毒丸的描述错误的是
   A. 主治热毒蕴结肌肤所致的疮疡
   B. 孕妇慎用
   C. 忌食辛辣、油腻食物及海鲜等发物
   D. 肝功能不良者须在医生指导下使用
   E. 疮疡属阴证者慎用

2. 如意金黄散治疗红肿、烦热、疼痛时，需要用
   A. 植物油调敷　　　B. 蜂蜜调敷　　　C. 葱酒调敷
   D. 清茶调敷　　　　E. 醋调敷

3. 生肌玉红膏能解毒生肌，适用于疮疡之
   A. 阴证疮疡，症见疮面色鲜、脓腐将尽
   B. 热毒壅盛所致的疮疡，症见疮面浓液稠厚、腐肉未脱
   C. 热毒壅盛所致的疮疡，症见疮面色鲜、脓腐将尽
   D. 溃疡无脓者
   E. 阴证疮疡，症见疮面浓液稠厚、腐肉未脱

4. 当归苦参丸的功能为
   A. 活血化瘀，清热解毒　　B. 活血化瘀，燥湿清热　　C. 化腐生肌，散瘀止痛
   D. 凉血化瘀，消肿止痛　　E. 软坚散结，凉血止血

5. 妊娠期慎用的常用中成药不包括
   A. 马应龙麝香痔疮膏　　B. 紫草膏　　　C. 如意金黄散
   D. 小金丸　　　　　　　E. 乳癖消胶囊

6. 既可疏风凉血，又可泻热润燥的是
   A. 京万红软膏　　　B. 地榆槐角丸　　　C. 消银颗粒
   D. 小金丸　　　　　E. 消风止痒颗粒

7. 主治轻度水、火烫伤，疮疡肿痛，创面溃烂的是
   A. 紫草膏　　　　B. 阳和解凝膏　　　C. 京万红软膏
   D. 如意金黄散　　E. 拔毒生肌散

8. 主治血热风燥型白疕的是
   A. 消风止痒颗粒　　B. 消银颗粒　　　C. 地榆槰角丸
   D. 紫草膏　　　　　E. 京万红软膏

9. 孕妇及溃疡无脓者禁用的是
   A. 生肌玉红膏　　　B. 地榆槐角丸　　　C. 拔毒生肌散
   D. 紫草膏　　　　　E. 马应龙麝香痔疮膏

10. 连翘败毒丸的功能是
    A. 清热解毒，消肿止痛　　B. 清热解毒，凉血祛湿　　C. 清热解毒，活血消肿

D. 清热解毒，祛风化湿　　　E. 清热解毒，凉血泄热

11. 紫草膏的功能为
   A. 化腐生肌，解毒止痛　　B. 疏风凉血，泄热燥湿　　C. 软坚散结，凉血止血
   D. 凉血化瘀，消肿止痛　　E. 化腐生肌，散瘀止痛

12. 热毒郁滞、痰瘀互结所致的痈疽发背、瘰疬流注宜用
   A. 连翘败毒丸　　　　　　B. 牛黄醒消丸　　　　　　C. 当归苦参丸
   D. 内消瘰疬丸　　　　　　E. 地榆槐角丸

13. 内消瘰疬丸的功能为
   A. 化痰，软坚，活血　　　B. 清热，软坚，活血　　　C. 化痰，软坚，散结
   D. 消肿，凉血，散结　　　E. 清热，化痰，散结

14. 小金丸除散结消肿外还可
   A. 化瘀止痛　　　　　　　B. 清热解毒　　　　　　　C. 温阳化湿
   D. 祛腐生肌　　　　　　　E. 泄热燥湿

15. 脾肾阳虚、痰瘀互结所致的阴疽、瘰疬未溃、寒湿痹痛，宜用
   A. 乳癖消胶囊　　　　　　B. 小金丸　　　　　　　　C. 内消瘰疬丸
   D. 生肌玉红膏　　　　　　E. 阳和解凝膏

16. 乳癖消胶囊的功能为
   A. 疏风凉血，泻热润燥
   B. 化痰，软坚，散结
   C. 软坚散结，活血消痈，清热解毒
   D. 清热燥湿，活血消肿，祛腐生肌
   E. 清热凉血，养血润肤，祛风止痒

17. 地榆槐角丸除疏风凉血外还可
   A. 泻热润燥　　　　　　　B. 活血消肿　　　　　　　C. 涩肠止利
   D. 清热解毒　　　　　　　E. 祛湿止痒

18. 湿热瘀阻所致的各类痔疮、肛裂，症见大便出血，宜外用
   A. 如意金黄散　　　　　　B. 生肌玉红膏　　　　　　C. 紫草膏
   D. 阳和解凝膏　　　　　　E. 马应龙麝香痔疮膏

19. 消风止痒颗粒的功能为
   A. 消风止痒，解毒止痛　　B. 疏风凉血，泄热燥湿　　C. 消风止痒，凉血止血
   D. 清热除湿，消风止痒　　E. 化腐生肌，消风止痒

20. 下列药物中不可内服的是
   A. 牛黄醒消丸　　　　　　B. 当归苦参丸　　　　　　C. 连翘败毒丸
   D. 拔毒生肌散　　　　　　E. 内消瘰疬丸

B 型题（配伍选择题，备选答案在前，试题在后，每题若干组。每组均对应同一组备选答案）

[1~4]
   A. 连翘败毒丸　　　　　　B. 紫草膏　　　　　　　　C. 地榆槐角丸
   D. 牛黄醒消丸　　　　　　E. 马应龙麝香痔疮膏

1. 具有清热解毒，活血祛瘀，消肿止痛作用的是
2. 可以治疗肛周湿疹的是
3. 具有清热解毒，消肿止痛作用的是
4. 具有化腐生肌，解毒止痛作用的是

[5~8]
A. 拔毒生肌散　　　　B. 牛黄醒消丸　　　　C. 连翘败毒丸
D. 如意金黄散　　　　E. 生肌玉红膏
5. 主治热毒郁滞、痰瘀互结所致的痈疽发背、瘰疬流注、乳痈乳岩的是
6. 主治热毒蕴结肌肤所致的疮疡，症见局部红肿热痛、未溃破的是
7. 主治热毒壅盛所致的疮疡，症见疮面色鲜、脓腐将尽，或久不收口，亦用于乳痈的是
8. 主治热毒内蕴所致的溃疡，症见疮面脓液稠厚、腐肉未脱、久不生肌的是

[9~12]
A. 乳癖消胶囊　　　　B. 阳和解凝膏　　　　C. 内消瘰疬丸
D. 如意金黄散　　　　E. 连翘败毒丸
9. 疮疡阳证者慎用的是
10. 疮疡阳证者禁用的是
11. 疮疡阴证者慎用的是
12. 疮疡阴证者禁用的是

[13~16]
A. 消银颗粒　　　　B. 阳和解凝膏　　　　C. 小金丸
D. 内消瘰疬丸　　　　E. 乳癖消胶囊
13. 用于治疗痰湿凝滞所致的瘰疬
14. 用于治疗痰气凝滞所致的瘰疬
15. 用于治疗痰瘀互结所致的阴疽
16. 用于治疗痰热互结所致的乳癖

C型题（综合分析选择题。每题的备选答案中只有一个最佳答案）

[1~3]
患者，女，25岁。发现乳腺增生伴结节半年，左乳房外上象限一处肿块推之能动，平素急躁易怒，饮食不节，舌胖大有瘀斑，脉弦滑，辨为痰气凝滞之乳癖，予小金丸治疗
1. 小金丸组成中君药为
　　A. 人工麝香，地龙　　　　B. 人工麝香，乳香　　　　C. 人工麝香，木鳖子
　　D. 人工麝香，草乌　　　　E. 人工麝香，当归
2. 小金丸的功能为
　　A. 散结消肿，化瘀止痛　　　B. 凉血化瘀，消肿止痛　　　C. 软坚散结，凉血止血
　　D. 疏风凉血，泄热燥湿　　　E. 化腐生肌，解毒止痛
3. 关于小金丸用药注意描述不正确的是
　　A. 孕妇、哺乳期妇女禁用　　B. 疮疡阳证者禁用　　　　C. 脾胃虚弱者慎用
　　D. 肝、肾功能不全者慎用　　E. 可长期服用

X型题（多项选择题。每题的备选答案中有2个或2个以上正确答案。少选或多选均不得分）

1. 乳癖消胶囊的功能为
　　A. 清热解毒　　　　B. 活血消痈　　　　C. 温阳化湿
　　D. 软坚散结　　　　E. 疏肝解郁
2. 消银颗粒的功能为
　　A. 健脾和胃　　　　B. 调和营卫　　　　C. 清热凉血
　　D. 养血润肤　　　　E. 祛风止痒
3. 牛黄醒消丸的功能为

A. 清热解毒　　　　　B. 开窍醒脑　　　　　C. 活血祛瘀
   D. 消肿止痛　　　　　E. 化腐生肌
4. 京万红软膏的功能为
   A. 消肿止痛　　　　　B. 活血解毒　　　　　C. 清热解毒
   D. 祛腐生肌　　　　　E. 祛风止痒
5. 可以生肌的中成药有
   A. 生肌玉红膏　　　　B. 紫草膏　　　　　　C. 拔毒生肌散
   D. 如意金黄散　　　　E. 京万红软膏

第三章 妇科常用中成药

A 型题（最佳选择题，每题的备选答案中只有一个最佳答案）

1. 乌鸡白凤丸除补气养血外，又能
   A. 活血通络　　　　　B. 除烦安神　　　　　C. 理气疏肝
   D. 理气止痛　　　　　E. 调经止带

2. 七制香附丸既能调经养血，又能
   A. 散寒止带　　　　　B. 舒肝理气　　　　　C. 理气健脾
   D. 补气益血　　　　　E. 温阳散寒

3. 既补气养血，又调经止带的常用中成药是
   A. 乌鸡白凤丸　　　　B. 更年舒片　　　　　C. 四物合剂
   D. 益母草膏　　　　　E. 安坤颗粒

4. 大黄䗪虫丸的方义，错误的是
   A. 水蛭、虻虫、蛴螬、干漆、桃仁助君药破血逐瘀、通经消癥，为臣药
   B. 地黄、白芍、黄芩、苦杏仁养血滋阴以扶正，又清热苦泄以祛邪，为佐药
   C. 熟大黄、土鳖虫破血逐瘀、通经消癥，为君药
   D. 甘草调和诸药，为使药
   E. 熟大黄、土鳖虫相使为用，达到破血逐瘀的功能

5. 妇科十味片除了养血舒肝，还可
   A. 理气活血　　　　　B. 调经止带　　　　　C. 调经止痛
   D. 滋阴清热　　　　　E. 通经消癥

6. 能滋补肝肾，养血安神的常用中成药是
   A. 妇科得生丸　　　　B. 元胡止痛片　　　　C. 益母草膏
   D. 坤宝丸　　　　　　E. 痛经丸

7. 能舒肝理气，养血调经的常用中成药是
   A. 妇科十味片　　　　B. 益母草颗粒　　　　C. 乌鸡白凤丸
   D. 安坤颗粒　　　　　E. 七制香附丸

8. 既滋阴清热，又固经止带的常用中成药是
   A. 七制香附丸　　　　B. 元胡止痛片　　　　C. 加味逍遥丸
   D. 乌鸡白凤丸　　　　E. 固经丸

9. 产复康颗粒除了补气养血外，还可
   A. 活血止血　　　　　B. 散寒止痛　　　　　C. 舒肝养血
   D. 通络下乳　　　　　E. 祛瘀生新

10. 关于生化丸的方义，正确的是
    A. 全方配伍，善治产后受寒
    B. 炮姜善温经散寒，为使药
    C. 当归助君补血活血，为臣药
    D. 炮姜助君补中缓急，为佐药

E. 川芎、桃仁活血祛瘀，为君药
11. 女金丸除了理气活血止痛外，还可
    A. 益气养血　　　　　B. 软坚散结　　　　　C. 温经散寒
    D. 疏肝理气　　　　　E. 活血化瘀
12. 安坤颗粒除了滋阴清热外，还可
    A. 活血调经　　　　　B. 补气养血　　　　　C. 养血调经
    D. 养血行气　　　　　E. 疏肝理气
13. 八珍益母丸的功能是
    A. 补气养血，活血调经　B. 补气养血，调经止带　C. 滋阴清热，养血调经
    D. 益气养血，活血调经　E. 益气养血调经
14. 少腹逐瘀颗粒除了温经活血外，还可
    A. 调经止带　　　　　B. 活血调经　　　　　C. 散寒活血
    D. 补气养血　　　　　E. 散寒止痛
15. 艾附暖宫丸除了暖宫调经外，还可
    A. 调经止带　　　　　B. 散寒活血　　　　　C. 补气养血
    D. 理气养血　　　　　E. 散寒止痛
16. 具有清热解毒，燥湿止带，祛瘀止痛功能的常用中成药是
    A. 花红颗粒　　　　　B. 妇科千金片　　　　C. 固经丸
    D. 妇炎平胶囊　　　　E. 消糜栓
17. 关于益母草颗粒的用药注意描述不正确的是
    A. 孕妇禁用
    B. 月经量多者慎用
    C. 肝肾不足之月经不调者慎用
    D. 气血亏虚之月经不调者慎用
    E. 安全无毒，可长期服用
18. 宫血宁胶囊的组成为
    A. 益母草　　　　　　B. 重楼　　　　　　　C. 地黄
    D. 川芎　　　　　　　E. 荆芥
19. 更年安片除滋阴清热外还可
    A. 除烦安神　　　　　B. 滋养肝肾　　　　　C. 清热凉血
    D. 疏肝解郁　　　　　E. 化瘀止痛
20. 千金止带丸除调经止带外还可
    A. 调经止带　　　　　B. 活血调经　　　　　C. 健脾补肾
    D. 补气养血　　　　　E. 散寒止痛
21. 白带丸除除湿止带外还可
    A. 健脾　　　　　　　B. 清热　　　　　　　C. 活血
    D. 疏肝　　　　　　　E. 止痛
22. 湿热下注所致的带下病、阴痒、带下量多、色黄味臭宜用
    A. 妇科千金片　　　　B. 艾附暖宫丸　　　　C. 乌鸡白凤丸
    D. 妇炎平颗粒　　　　E. 花红颗粒
23. 保妇康栓的组成为冰片与
    A. 莪术油　　　　　　B. 紫草　　　　　　　C. 黄柏

D. 苦参　　　　　　　　E. 儿茶

24. 下乳涌泉散除通乳外还可
    A. 行气止痛　　　　B. 活血调经　　　　C. 健脾益气
    D. 舒肝养血　　　　E. 养血调经

25. 通乳颗粒除通络下乳外还可
    A. 除烦安神　　　　B. 养血益气　　　　C. 清热凉血
    D. 疏肝解郁　　　　E. 化瘀止痛

26. 桂枝茯苓丸的功能为
    A. 清热，燥湿，止带　　B. 疏肝，活血，调经　　C. 活血，化瘀，消癥
    D. 温经，理气，止痛　　E. 养血，疏肝，止崩

27. 血瘀所致的月经不调、产后恶露不绝宜用
    A. 益母草颗粒　　　B. 宫血宁胶囊　　　C. 坤宝丸
    D. 千金止带丸　　　E. 花红颗粒

28. 阴虚血热所致的月经先期、月经量多、经期延长宜用
    A. 妇科十味片　　　B. 大黄䗪虫丸　　　C. 乌鸡白凤丸
    D. 安坤颗粒　　　　E. 益母草颗粒

29. 消糜栓的功能为
    A. 滋阴清热，养血调经，杀虫止痒
    B. 活血破瘀，通经消癥，燥湿止带
    C. 清热解毒，燥湿止带，祛瘀止痛
    D. 行气破瘀，生肌止痛，健脾清热
    E. 清热解毒，燥湿杀虫，祛腐生肌

B 型题（配伍选择题，备选答案在前，试题在后，每题若干组。每组均对应同一组备选答案）

[1~2]
A. 益气养血　　　　B. 理气活血　　　　C. 理气养血
D. 理气止痛　　　　E. 理气疏肝

1. 艾附暖宫丸既能暖宫调经，又能
2. 八珍益母丸既能活血调经，又能

[3~6]
A. 妇炎平胶囊　　　B. 妇科千金片　　　C. 七制香附丸
D. 乌鸡白凤丸　　　E. 益母草膏

3. 具有舒肝理气，养血调经功能的是
4. 具有活血调经功能的是
5. 具有清热除湿，益气化瘀功能的是
6. 具有清热解毒，燥湿止带，杀虫止痒功能的是

[7~10]
A. 下乳涌泉散　　　B. 艾附暖宫丸　　　C. 女金丸
D. 乌鸡白凤丸　　　E. 固经丸

7. 用于肝郁气滞所致的产后乳汁过少的是
8. 用于阴虚血热引起的月经先期的是
9. 用于气血两虚、气滞血瘀引起的月经不调的是
10. 用于血虚气滞、下焦虚寒引起的月经不调的是

[11~12]
  A. 女金丸　　　　　　B. 妇科十味片　　　　C. 香砂六君丸
  D. 乌鸡白凤丸　　　　E. 益母草颗粒
11. 孕妇禁用的药是
12. 孕妇慎用的药是

[13~16]
  A. 桂枝茯苓丸　　　　B. 千金止带丸　　　　C. 七制香附丸
  D. 生化丸　　　　　　E. 更年安片
13. 治绝经前后诸证的是
14. 属止带剂的是
15. 属调经剂的是
16. 属产后康复剂的是

[17~20]
  A. 通乳颗粒　　　　　B. 生化丸　　　　　　C. 消糜栓
  D. 千金止带丸　　　　E. 大黄䗪虫丸
17. 可通经消癥的中成药是
18. 可通络下乳的中成药是
19. 可祛腐生肌的中成药是
20. 可健脾补肾的中成药是

C 型题（综合分析选择题。每题的备选答案中只有一个最佳答案）

[1~3]
患者，女，30 岁。近一周白带量多，黏稠色黄，阴痒，时有下腹隐痛，妇科检查细菌（+），双附件压痛，诊断为细菌性阴道病、慢性盆腔炎，舌胖苔黄腻，脉滑数，中医辨为湿热瘀滞证，予花红颗粒治疗

1. 花红颗粒的主治病证为
   A. 湿热下注所致的带下病　　B. 脾肾两虚所致的带下病　　C. 湿热瘀滞所致的带下病
   D. 血瘀所致的月经不调　　　E. 湿热下注所致的月经不调
2. 花红颗粒的功能为
   A. 清热解毒，燥湿杀虫，祛腐生肌
   B. 行气破瘀，生肌止痛，健脾清热
   C. 清热解毒，燥湿止带，祛瘀止痛
   D. 活血破瘀，通经消癥，燥湿止带
   E. 滋阴清热，养血调经，杀虫止痒
3. 花红颗粒用药描述正确的是
   A. 孕妇可用
   B. 气血虚弱所致腹痛、带下者慎用
   C. 湿热瘀滞所致腹痛、带下者慎用
   D. 可长期连续服用
   E. 服药期间饮食不忌

[4~5]
患者，女，42 岁。月经先期半年，半年前上环后月经紊乱，周期 20 天，经期 8~10 天，色红质稀，腰膝酸软，五心烦热，舌红少苔，脉细数，中医辨为阴虚血热，予安坤颗粒治疗

4. 安坤颗粒的主治病证为

A. 气血两虚兼有血瘀所致月经不调

B. 气滞血虚所致痛经

C. 血热所致崩漏下血

D. 阴虚血热所致月经先期、月经量多

E. 血虚肝郁所致月经不调

5. 安坤颗粒除调经养血外还可

 A. 化瘀止痛   B. 疏肝解郁   C. 清热凉血

 D. 养血益气   E. 滋阴清热

X 型题（多项选择题。每题的备选答案中有 2 个或 2 个以上正确答案。少选或多选均不得分）

1. 千金止带丸的功能有

 A. 调经止带   B. 健脾补肾   C. 消炎止痛

 D. 理气养血   E. 清热解毒

2. 多用于妇女痛经的中成药是

 A. 安坤颗粒   B. 宫血宁胶囊 C. 妇科十味片

 D. 妇科千金片 E. 艾附暖宫丸

3. 属于乌鸡白凤丸适应证的是

 A. 月经不调   B. 腰膝酸软   C. 气血两虚

 D. 崩漏带下   E. 身体瘦弱

4. 保妇康栓的功能有

 A. 生肌止痛   B. 行气破瘀   C. 散寒止痛

 D. 活血止血   E. 理气活血

5. 妇科千金片的功能为

 A. 燥湿除满   B. 祛瘀止痛   C. 清热除湿

 D. 疏肝解郁   E. 益气化瘀

第四章 儿科常用中成药

A 型题（最佳选择题，每题的备选答案中只有一个最佳答案）

1. 脾虚泄泻儿童宜用
   A. 健脾康儿片　　　　　B. 肥儿丸　　　　　　　C. 小儿泻速停颗粒
   D. 小儿消食片　　　　　E. 龙牡壮骨颗粒

2. 应慎用龙牡壮骨颗粒的是
   A. 小儿脾虚证　　　　　B. 小儿实热证　　　　　C. 小儿体弱多汗
   D. 小儿夜惊　　　　　　E. 小儿食欲不振

3. 小儿热速清口服液用于
   A. 痰饮咳喘　　　　　　B. 口舌生疮　　　　　　C. 脘腹胀满
   D. 风热感冒　　　　　　E. 小儿痱毒

4. 具有解表清热，宣肺化痰作用，用于小儿外感风寒、肺胃蕴热证的药物是
   A. 小儿咳喘灵颗粒　　　B. 儿童清肺丸　　　　　C. 小儿热速清口服液
   D. 解肌宁嗽丸　　　　　E. 儿感清口服液

5. 具有清热利咽，解毒止痛作用，用于小儿肺卫热盛所致的喉痹、乳蛾的是
   A. 小儿咽扁颗粒　　　　B. 小儿消食片　　　　　C. 健脾消食丸
   D. 儿感清口服液　　　　E. 肥儿宝颗粒

6. 解肌宁嗽丸的功能是
   A. 发散风寒，健脾益肾　B. 发散风寒，疏肝行气　C. 疏散风热，宣肺平喘
   D. 清热解暑，清利头目　E. 解表宣肺，止咳化痰

7. 具有健脾养胃，消食止泻的作用，用于小儿腹胀便泄、面黄肌瘦、食少倦怠、小便短少的药物是
   A. 肥儿丸　　　　　　　B. 小儿泻速停颗粒　　　C. 止泻灵颗粒
   D. 健脾消食丸　　　　　E. 健脾康儿片

8. 一捻金的功能是
   A. 消食导滞，祛痰通便　B. 消食化滞，健脾和胃　C. 健脾和胃，泻火通便
   D. 消食化滞，泻火通便　E. 健胃消积，驱虫

9. 用于脾胃气虚所致的疳证的药物是
   A. 小儿化食丸　　　　　B. 肥儿丸　　　　　　　C. 小儿消食片
   D. 健脾消食丸　　　　　E. 一捻金

10. 下列关于肥儿丸叙述错误的是
    A. 用于小儿消化不良　　B. 用于脾虚气弱者　　　C. 一般服药不超过三日
    D. 驱虫　　　　　　　　E. 健胃消积

11. 具有强筋壮骨，和胃健脾作用，用于治疗和预防小儿佝偻病、软骨病的是
    A. 琥珀抱龙丸　　　　　B. 龙牡壮骨颗粒　　　　C. 肥儿丸
    D. 一捻金　　　　　　　E. 牛黄抱龙丸

12. 下列儿科用药中，属于慢惊及久病、气虚者忌服的是
    A. 小儿肺热咳喘口服液　B. 小儿热速清口服液　　C. 小儿感冒宁糖浆

D. 琥珀抱龙丸　　　　　　E. 牛黄抱龙丸

13. 小儿化食丸除消食化滞外，还能
    A. 健脾和胃　　　　　　B. 清热解毒　　　　　　C. 驱虫
    D. 祛痰通便　　　　　　E. 泻火通便

14. 用于小儿风寒外束、肺经痰热所致的面赤身热、咳嗽气促、痰多黏稠、咽痛声哑的是
    A. 小儿化毒散　　　　　B. 儿童清肺丸　　　　　C. 小儿退热口服液
    D. 健脾消食丸　　　　　E. 小儿咽扁颗粒

15. 下列关于鹭鸶咯丸说法错误的是
    A. 体虚久咳者慎用
    B. 服药期间避免接触异味、烟尘，忌食辛辣等刺激性食物
    C. 服药后病情未见好转，当加大剂量续服
    D. 不宜长期过量服用
    E. 用于痰浊阻肺所致的顿咳、咳嗽

16. 下列关于牛黄抱龙丸说法错误的是
    A. 因其含朱砂、雄黄，故不宜过量或久用
    B. 功能为清热镇惊，祛风化痰
    C. 适用于慢惊风
    D. 适用于小儿风痰壅盛所致的惊风
    E. 慢惊风或阴虚火旺所致虚风内动者慎用

17. 小儿化毒散除清热解毒外还可
    A. 活血消肿　　　　　　B. 健脾止泻　　　　　　C. 利水渗湿
    D. 消食化滞　　　　　　E. 泻火通便

18. 小儿湿热蕴结大肠所致的泄泻，症见大便稀薄如水样、腹痛、纳差者宜用
    A. 止泻灵颗粒　　　　　B. 小儿泻速停颗粒　　　C. 健脾康儿片
    D. 小儿消食片　　　　　E. 健脾消食丸

19. 止泻灵颗粒的功能为
    A. 清热利湿，健脾止泻　　B. 健脾养胃，消食止泻　　C. 疏风清热，渗湿止泻
    D. 健脾益气，渗湿止泻　　E. 消食导滞，祛痰通便

20. 小儿消食片的君药为鸡内金和
    A. 山楂　　　　　　　　B. 六神曲　　　　　　　C. 炒麦芽
    D. 陈皮　　　　　　　　E. 槟榔

21. 小儿消食片除消食化滞外还可
    A. 健脾和胃　　　　　　B. 渗湿止泻　　　　　　C. 泻火通便
    D. 化痰去积　　　　　　E. 健脾安蛔

22. 小儿咳喘灵颗粒除止咳祛痰平喘外还可
    A. 疏风清热　　　　　　B. 疏散风寒　　　　　　C. 清肺化饮
    D. 宣肺清热　　　　　　E. 消积止咳

23. 清宣止咳颗粒的功能为
    A. 宣肺，化痰，止咳
    B. 宣肺清热，止咳祛痰，平喘
    C. 宣肺，化痰，止咳
    D. 清热肃肺，消积止咳

E. 疏风清热，宣肺止咳
24. 小儿饮食积滞、痰热蕴肺所致的咳嗽、夜间加重、喉间痰鸣、腹胀、口臭，宜用
　　A. 鹭鸶咯丸　　　　　　B. 儿童清肺丸　　　　　　C. 清宣止咳颗粒
　　D. 一捻金　　　　　　　E. 小儿消积止咳口服液
25. 琥珀抱龙丸除清热化痰外还可
　　A. 健脾和胃　　　　　　B. 镇静安神　　　　　　　C. 醒脑开窍
　　D. 祛痰通便　　　　　　E. 祛风化痰

B 型题（配伍选择题，备选答案在前，试题在后，每题若干组。每组均对应同一组备选答案）

[1~4]
　　A. 牛黄抱龙丸　　　　　B. 儿童清肺丸　　　　　　C. 健脾康儿片
　　D. 小儿化毒散　　　　　E. 小儿热速清口服液
1. 湿热泄泻者慎用的是
2. 肺胃阴虚喉痹，阴虚火旺、虚火上炎所致的口疮慎用的是
3. 阴虚燥咳、体弱久嗽者慎用的是
4. 慢惊风或阴虚火旺所致虚风内动者慎用的是

[5~8]
　　A. 肥儿丸　　　　　　　B. 健脾消食丸　　　　　　C. 一捻金
　　D. 小儿化食丸　　　　　E. 健脾康儿片
5. 具有健胃消积，驱虫功能的是
6. 具有健脾，和胃，消食，化滞功能的是
7. 具有消食导滞，祛痰通便功能的是
8. 具有消食化滞，泻火通便功能的是

[9~12]
　　A. 小儿化毒散　　　　　B. 肥儿丸　　　　　　　　C. 儿感清口服液
　　D. 鹭鸶咯丸　　　　　　E. 小儿消积止咳口服液
9. 用于小儿消化不良，虫积腹痛，面黄肌瘦，食少腹胀泄泻，宜选
10. 用于小儿饮食积滞、痰热蕴肺所致的咳嗽、夜间加重、喉间痰鸣、腹胀、口臭，宜选
11. 痰浊阻肺所致的顿咳、咳嗽，症见咳嗽阵作、痰鸣气促、咽干声哑，百日咳见上述证候者，宜选
12. 用于热毒内蕴、毒邪未尽所致的口疮肿痛、疮疡溃烂、烦躁口渴、大便秘结的是

[13~16]
　　A. 小儿化毒散　　　　　B. 儿童清肺丸　　　　　　C. 止泻灵颗粒
　　D. 清宣止咳颗粒　　　　E. 小儿消积止咳口服液
13. 阴虚燥咳、体弱久嗽慎用的是
14. 体质虚弱、肺气不足、肺虚久咳、大便溏薄者慎用的是
15. 感受外邪，内伤饮食或湿热腹泻者慎用的是
16. 糖尿病患儿禁服，脾虚易腹泻者慎服的是

X 型题（多项选择题。每题的备选答案中有 2 个或 2 个以上正确答案。少选或多选均不得分）

1. 解肌宁嗽丸的功能为
　　A. 解表清热　　　　　　B. 解表宣肺　　　　　　　C. 止咳化痰
　　D. 清热解毒　　　　　　E. 清热利咽
2. 下列关于小儿泻速停颗粒说法正确的是

A. 主治湿热蕴结大肠所致的小儿泄泻

B. 主治脾虚所致的小儿泄泻

C. 具有健脾益气，渗湿止泻的作用

D. 具有清热利湿，健脾止泻，缓急止痛的作用

E. 虚寒泄泻者可使用

3. 止泻灵颗粒的适应证包括

  A. 倦怠懒言   B. 大便溏泄   C. 大便干结

  D. 食少腹胀   E. 面黄肌瘦

4. 小儿消食片多用于

  A. 便秘   B. 面黄肌瘦   C. 食少

  D. 脘腹胀满   E. 食滞胃肠

5. 下列关于清宣止咳颗粒说法正确的是

  A. 用于小儿外感风热所致的咳嗽

  B. 具有疏风清热，宣肺止咳的功能

  C. 糖尿病患儿禁服

  D. 脾虚易腹泻者慎服

  E. 用于痰浊阻肺所致的顿咳

6. 小儿化食丸的适应证包括

  A. 痰盛喘咳   B. 大便干燥   C. 厌食烦躁

  D. 脘腹胀满   E. 恶心呕吐

7. 小儿咳喘灵颗粒的功能包括

  A. 平喘   B. 逐水退肿   C. 宣肺清热

  D. 理气化中   E. 止咳祛痰

8. 健脾消食丸的功能为

  A. 健脾   B. 祛痰   C. 和胃

  D. 消食   E. 化滞

9. 儿童清肺丸的功能为

  A. 止嗽   B. 化痰   C. 解表

  D. 清肺   E. 解毒

第五章 眼科常用中成药

A 型题（最佳选择题，每题的备选答案中只有一个最佳答案）

1. 明目蒺藜丸既能明目退翳，又能
   A. 解郁清热　　　　B. 清热养血　　　　C. 清热解毒
   D. 散风止血　　　　E. 清热散风
2. 明目上清片除清热散风外，又能
   A. 明目止痛　　　　B. 活血通络　　　　C. 明目滋阴
   D. 养肝明目　　　　E. 行气止痛
3. 明目地黄丸除明目外又能
   A. 补气养血　　　　B. 滋肾养肝　　　　C. 滋阴益气
   D. 健脾补肾　　　　E. 补肾温阳
4. 石斛夜光丸除了可以清肝明目外，还可以
   A. 滋肾养肝　　　　B. 补脾益肾　　　　C. 健脾益气
   D. 补血养肝　　　　E. 滋阴补肾
5. 善泻火又明目的是
   A. 明目地黄丸　　　B. 黄连羊肝丸　　　C. 明目上清片
   D. 明目蒺藜丸　　　E. 石斛夜光颗粒
6. 活血化瘀，益气养阴的是
   A. 黄连羊肝丸　　　B. 明目地黄丸　　　C. 障眼明片
   D. 石斛夜光颗粒　　E. 复方血栓通胶囊
7. 下列药物中唯作外用的是
   A. 明目上清片　　　B. 八宝眼药散　　　C. 明目地黄丸
   D. 黄连羊肝丸　　　E. 明目蒺藜丸
8. 障眼明片除退翳明目外还可
   A. 清肝泻火　　　　B. 补益肝肾　　　　C. 活血化瘀
   D. 益气养阴　　　　E. 消肿止痛

B 型题（配伍选择题，备选答案在前，试题在后，每题若干组。每组均对应同一组备选答案）

[1~4]
A. 清热散风，明目退翳　　B. 滋肾，养肝，明目　　C. 补益肝肾，退翳明目
D. 滋阴补肾，清肝明目　　E. 清热散风，明目止痛

1. 明目地黄丸的功能是
2. 明目上清片的功能是
3. 明目蒺藜丸的功能为
4. 障眼明片的功能是

[5~7]
A. 明目蒺藜丸　　　B. 明目地黄丸　　　C. 黄连羊肝丸
D. 八宝眼药散　　　E. 石斛夜光颗粒

5. 上焦火盛引起的暴发火眼、羞明多眵、眼边赤烂，宜选用
6. 肝肾两亏、阴虚火旺之内障目暗，视物昏花，宜选用
7. 肝胃火盛所致的目赤肿痛、眼缘溃烂、畏光怕风，宜选用

X型题（多项选择题。每题的备选答案中有2个或2个以上正确答案。少选或多选均不得分）

1. 孕妇慎用的常用中成药是
   A. 八宝眼药散 B. 明目蒺藜丸 C. 明目上清片
   D. 障眼明片   E. 石斛夜光颗粒

2. 滋阴养肝明目剂常用中成药有
   A. 明目上清片 B. 石斛夜光颗粒 C. 明目地黄丸
   D. 黄连羊肝丸 E. 障眼明片

3. 黄连羊肝丸的使用注意包括
   A. 不可过量或持久服用 B. 阴虚火旺者慎用 C. 体弱年迈者慎用
   D. 脾胃虚寒者慎用   E. 白内障患者忌用

第六章　耳鼻喉、口腔科常用中成药

A 型题（最佳选择题，每题的备选答案中只有一个最佳答案）

1. 黄氏响声丸的功能是
   A. 清热解毒，消肿止痛
   B. 清音利咽，消肿止痛
   C. 润肺利咽，生津止渴
   D. 疏风清热，消肿止痛，清利咽喉
   E. 疏风清热，化痰散结，利咽开音

2. 有关鼻炎康片描述不正确的是
   A. 用药期间不宜驾驶车辆、操纵机器及高空作业
   B. 孕妇慎用
   C. 高血压、青光眼等患者慎用
   D. 具有清热解毒、宣肺通窍、消肿止痛功能
   E. 适用于过敏性鼻炎属虚寒证者

3. 主治肺气不足、风邪外袭所致的鼻痒、喷嚏、流清涕、易感冒的常用中成药是
   A. 辛芩颗粒　　　　　B. 藿胆丸　　　　　C. 鼻渊舒口服液
   D. 鼻炎康片　　　　　E. 千柏鼻炎片

4. 既疏风清热，又化痰散结、利咽开音的常用中成药是
   A. 珠黄散　　　　　　B. 清咽滴丸　　　　C. 黄氏响声丸
   D. 桂林西瓜霜　　　　E. 清音丸

5. 主治肝肾阴虚所致的耳鸣耳聋、头晕目眩的常用中成药是
   A. 六神丸　　　　　　B. 栀子金花丸　　　C. 耳聋丸
   D. 辛芩颗粒　　　　　E. 耳聋左慈丸

6. 珠黄散的功能为
   A. 清热解毒，消肿利咽　　B. 清热利咽，生津润燥　　C. 清热滋阴，祛痰利咽
   D. 解毒化腐，敛疮　　　　E. 清热解毒，祛腐生肌

7. 有滋阴清解之功的常用中成药是
   A. 锡类散　　　　　　B. 六神丸　　　　　C. 清咽滴丸
   D. 清音丸　　　　　　E. 口炎清颗粒

8. 清音丸的功能是
   A. 清热利咽，生津润燥　　B. 化痰散结，利咽开音　　C. 清热滋阴，祛痰利咽
   D. 清热解毒，消肿利咽　　E. 清热解毒，消肿止痛

9. 清咽滴丸主治是
   A. 咽喉肿痛，喉风喉痛
   B. 热毒内蕴所致的咽痛、咽部红肿
   C. 风热外束，痰热内盛所致的急慢性喉痹
   D. 肺胃津亏，咽喉不利

E. 外感风热所致的急喉痹

10. 耳聋丸除清肝泻火外还可
    A. 滋肾平肝
    B. 活血祛瘀
    C. 清热解毒
    D. 利湿通窍
    E. 消肿止痛

11. 风邪蕴肺所致的急慢性鼻炎、过敏性鼻炎宜用
    A. 千柏鼻炎片
    B. 鼻渊舒胶囊
    C. 鼻炎康片
    D. 辛芩颗粒
    E. 冰硼散

12. 藿胆丸除芳香化浊外还可
    A. 疏风清热
    B. 益气固表
    C. 清热通窍
    D. 消肿止痛
    E. 滋肾平肝

13. 鼻炎、鼻窦炎属肺经风热及胆腑郁热证者宜用
    A. 辛芩颗粒
    B. 鼻渊舒胶囊
    C. 鼻炎康片
    D. 千柏鼻炎片
    E. 锡类散

14. 冰硼散的功能为
    A. 芳香化浊，清热通窍
    B. 清热解毒，消肿止痛
    C. 清热解毒，通窍活血
    D. 清热滋阴，祛痰利咽
    E. 疏风清热，祛湿通窍

15. 关于桂林西瓜霜的用药注意描述不正确的是
    A. 孕妇禁用
    B. 素体脾胃虚弱者慎用
    C. 服药期间，忌食辛辣、油腻、鱼腥食物，戒烟酒
    D. 不宜过量服用或长期服用
    E. 可长期服用

16. 复方鱼腥草片的功能为
    A. 清热解毒
    B. 消肿止痛
    C. 利湿通窍
    D. 活血祛瘀
    E. 滋肾平肝

17. 烂喉丹痧，咽喉肿痛，喉风喉痈，单双乳蛾，小儿热疖等宜用
    A. 栀子金花丸
    B. 口炎清颗粒
    C. 黄氏响声丸
    D. 六神丸
    E. 清音丸

18. 玄麦甘桔含片除清热滋阴外还可
    A. 祛痰利咽
    B. 生津润燥
    C. 祛腐生肌
    D. 清热解毒
    E. 化痰止咳

19. 肺热津亏，咽喉不利，口舌干燥，声哑失音宜用
    A. 锡类散
    B. 珠黄散
    C. 玄麦甘桔含片
    D. 清音丸
    E. 六神丸

20. 锡类散的功能为
    A. 清热利咽，生津润燥
    B. 疏风清热，祛湿通窍
    C. 清热解毒，消肿止痛
    D. 清热解毒，祛腐生肌
    E. 解毒化腐，敛疮

21. 肺胃热盛所致的口舌生疮、牙龈肿痛、目赤眩晕、咽喉肿痛、吐血衄血、大便秘结宜用
    A. 锡类散
    B. 六神丸
    C. 栀子金花丸
    D. 清音丸
    E. 口炎清颗粒

22. 口炎清颗粒的功能为
    A. 芳香化浊，清热通窍
    B. 滋阴清热，解毒消肿
    C. 清热解毒，消肿止痛

D. 清热滋阴，祛痰利咽　　　　E. 疏风清热，祛湿通窍

B 型题（配伍选择题，备选答案在前，试题在后，每题若干组。每组均对应同一组备选答案）

[1~2]
A. 滋肾平肝　　　　B. 祛风，清热解毒　　　　C. 清热滋阴利咽
D. 芳香化浊，清热通窍　　　　E. 清热消肿止痛
1. 藿胆丸的功能
2. 耳聋左慈丸的功能

[3~6]
A. 锡类散　　　　B. 口炎清颗粒　　　　C. 玄麦甘桔颗粒
D. 黄氏响声丸　　　　E. 复方鱼腥草片
3. 用于外感风热所致急喉痹、急乳蛾的是
4. 用于阴虚火旺、虚火上浮致口鼻干燥、咽喉肿痛的是
5. 用于阴虚火旺所致的口腔炎症的是
6. 用于心胃火盛所致的咽喉糜烂肿痛的是

[7~10]
A. 芳香化浊，清热通窍
B. 清热解毒，活血祛风，宣肺通窍
C. 清热解毒，宣肺通窍，消肿止痛
D. 益气固表，祛风通窍
E. 疏风清热，祛湿通窍
7. 辛芩颗粒的功能是
8. 鼻渊舒胶囊的功能是
9. 鼻炎康片的功能为
10. 千柏鼻炎片的功能是

[11~14]
A. 清热滋阴，祛痰利咽　　　　B. 清肝泻火，利湿通窍　　　　C. 清热化湿，健脾止泻
D. 芳香化浊，清热通窍　　　　E. 清热解毒，消肿止痛
11. 玄麦甘桔含片的功能是
12. 藿胆丸的功能是
13. 耳聋丸的功能是
14. 冰硼散的功能是

[15~18]
A. 玄麦甘桔含片　　　　B. 黄氏响声丸　　　　C. 清音丸
D. 栀子金花丸　　　　E. 口炎清颗粒
15. 主治阴虚火旺所致的口腔炎症的是
16. 主治肺胃热盛所致的口舌生疮的是
17. 主治肺热津亏，咽喉不利，口舌干燥，声哑失音的是
18. 主治风热外束、痰热内盛所致的急慢性喉痹的是

X 型题（多项选择题。每题的备选答案中有 2 个或 2 个以上正确答案。少选或多选均不得分）

1. 风热蕴肺所致鼻病宜选用的常用中成药是
A. 藿胆丸　　　　B. 千柏鼻炎片　　　　C. 鼻渊舒口服液
D. 鼻炎康片　　　　E. 辛芩颗粒

2. 耳聋丸的主治病证有
   A. 肝胆湿热所致头晕头痛
   B. 耳聋耳鸣
   C. 耳内流脓
   D. 肝肾阴虚所致的头晕目眩
   E. 中耳炎
3. 栀子金花丸的服药注意事项有
   A. 忌烟酒与辛辣食物
   B. 哺乳期妇女慎用
   C. 年老体弱及脾虚便溏者慎用
   D. 肺胃热盛者忌用
   E. 湿热内蕴者慎用
4. 属于孕妇慎用的常用中成药有
   A. 耳聋丸
   B. 鼻渊舒胶囊
   C. 六神丸
   D. 珠黄散
   E. 冰硼散
5. 属于孕妇禁用的常用中成药有
   A. 清音丸
   B. 六神丸
   C. 桂林西瓜霜
   D. 锡类散
   E. 冰硼散
6. 鼻炎康片的功能为
   A. 宣肺通窍
   B. 消肿止痛
   C. 活血祛风
   D. 清热解毒
   E. 疏风散寒
7. 千柏鼻炎片的功能为
   A. 祛湿通窍
   B. 消肿止痛
   C. 清热解毒
   D. 活血祛风
   E. 宣肺通窍
8. 玄麦甘桔含片的主治包括
   A. 虚火上浮
   B. 口鼻干燥
   C. 阴虚火旺
   D. 咽喉肿痛
   E. 乳痈发背
9. 六神丸的功能有
   A. 清热解毒
   B. 祛腐生肌
   C. 消肿利咽
   D. 清热滋阴
   E. 化腐止痛
10. 清咽滴丸的功能有
    A. 化痰散结
    B. 疏风清热
    C. 利咽开音
    D. 解毒利咽
    E. 消肿止痛

第七章　骨伤科常用中成药

A 型题（最佳选择题，每题的备选答案中只有一个最佳答案）

1. 活血化瘀，接骨续筋的中成药是
   A. 接骨丸　　　　　B. 七厘散　　　　　C. 活血止痛散
   D. 跌打丸　　　　　E. 接骨七厘片
2. 舒筋活络，活血散瘀的中成药是
   A. 活血止痛散　　　B. 七厘散　　　　　C. 跌打丸
   D. 舒筋活血片　　　E. 云南白药片
3. 内含马钱子，切勿过量或持久服用的中成药是
   A. 接骨七厘片　　　B. 接骨丸　　　　　C. 舒筋活血片
   D. 活血止痛散　　　E. 跌打丸
4. 跌打丸的功效是
   A. 活血化瘀，接骨续筋　　B. 活血散瘀，消肿止痛　　C. 化瘀消肿，止痛止血
   D. 化瘀止血，活血止痛　　E. 舒经活络，活血止痛
5. 运动员慎用的中成药是
   A. 舒筋活血片　　　B. 接骨七厘片　　　C. 活血止痛散
   D. 跌打丸　　　　　E. 云南白药胶囊
6. 禁与强心苷类西药共服的中成药是
   A. 跌打丸　　　　　B. 舒筋活血片　　　C. 活血止痛散
   D. 接骨七厘片　　　E. 云南白药胶囊
7. 跌打损伤，闪腰岔气，骨折筋伤，瘀血肿痛宜选用的中成药是
   A. 活血止痛散　　　B. 接骨七厘片　　　C. 跌打丸
   D. 舒筋活血片　　　E. 七厘散
8. 跌打损伤，瘀血肿痛，吐血，咳血，便血，痔血等宜选用的中成药是
   A. 七厘散　　　　　B. 接骨七厘片　　　C. 接骨丸
   D. 活血止痛散　　　E. 云南白药胶囊
9. 活血止痛散除活血散瘀外，还可
   A. 续筋接骨　　　　B. 解毒消肿　　　　C. 舒筋活络
   D. 消肿止痛　　　　E. 行气止痛
10. 七厘散的功能为
    A. 活血散瘀，消肿止痛　　B. 舒筋活络，活血散瘀　　C. 化瘀止血，解毒消肿
    D. 化瘀消肿，止痛止血　　E. 活血化瘀，接骨续筋

B 型题（配伍选择题，备选答案在前，试题在后，每题若干组。每组均对应同一组备选答案）

[1～3]
   A. 化瘀消肿，止痛止血　　B. 活血止痛，解毒消肿　　C. 舒经活络，活血散瘀
   D. 活血化瘀，接骨续筋　　E. 活血散瘀，消肿止痛
1. 接骨七厘片的功效是

2. 接骨丸的功效是
3. 七厘散的功效是

[4~6]
    A. 跌仆损伤，血瘀疼痛，外伤出血
    B. 跌打损伤，闪腰岔气，筋伤骨折，瘀血肿痛，吐血，咳血，便血，痔血，崩漏下血
    C. 跌打损伤，瘀血肿痛
    D. 跌打损伤，筋伤骨折，瘀血肿痛，闪腰岔气
    E. 筋骨疼痛，肢体拘挛，腰背酸痛，跌打损伤

4. 接骨丸适用于
5. 七厘散适用于
6. 舒筋活血片适用于

X 型题（多项选择题。每题的备选答案中有 2 个或 2 个以上正确答案。少选或多选均不得分）

以下中成药中孕妇忌服或禁用的是
A. 云南白药片   B. 舒筋活血片   C. 七厘散
D. 接骨七厘片   E. 接骨丸

答案与解析

第一部分 常用单味中药

第一章 解表药

A型题

1. 答案：B
解析：香薷功效为发汗解表，和中化湿，利水消肿。

2. 答案：B
解析：干姜的功效为温中，回阳，温肺化饮；细辛的功效为祛风散寒，通窍，止痛，温肺化饮。二味药均具有温肺化饮的功效。

3. 答案：C
解析：荆芥辛香发散，微温不烈，药力平和，入肺、肝经。生用长于发散，善散风解表、透疹止痒，为解表散风通用药，治表证及疹痒无论风寒风热皆可。炒炭性变收敛，善止血，治各种出血可选。

4. 答案：C
解析：解表药的使用注意：体虚多汗及热病后期津液亏耗者忌用；久患疮疡、淋病及失血患者，虽有外感表证，也当慎用。故疮疡初期兼表证者可用。

5. 答案：E
解析：解表药多具辛味，主入肺与膀胱经，性善发散，能使肌表之邪外散或从汗而解。

6. 答案：B
解析：麻黄辛温，功善宣肺平喘、发汗解表；石膏辛甘性寒，功能清热泻火、除烦解肌。两药相合，清肺平喘兼透达表热，治肺热咳喘效佳。

7. 答案：A
解析：桂枝主治病证包括风寒表虚有汗、风寒表实无汗、风寒湿痹、经寒血滞之月经不调、痛经、闭经、癥瘕、胸痹作痛、阳虚心悸、虚寒腹痛、阳虚水肿、痰饮证。本品辛温助热，易伤阴动血，故温热病、阴虚阳盛及血热妄行诸出血证忌服。

8. 答案：B
解析：生姜功效为发汗解表，温中止呕，温肺止咳。入脾经，善温中止呕，素有"呕家圣药"之称，兼解鱼蟹毒。

9. 答案：E
解析：荆芥生用长于发散，善散风解表、透疹止痒，为解表散风通用药，治表证及疹痒无论风寒风热皆可用。

10. 答案：D
解析：防风功效有祛风解表，胜湿，止痛，解痉。

11. 答案：C
解析：羌活作用偏上偏表，主散肌表游风及寒湿而通利关节止痛，善治表证夹湿、太阳头痛及上半身风湿痹痛。

12. 答案：C
解析：细辛功效有祛风散寒，通窍，止痛，温肺化饮。其能温散肺寒，化痰饮，为治寒饮伏肺之要药。

13. 答案：A
解析：细辛有小毒，不易用量过大，内服入汤剂用量为1~3g，古有"细辛不过钱"之说。

14. 答案：E
解析：白芷功效有发散风寒，通窍止痛，燥湿止带，消肿排脓。

15. 答案：C
解析：藁本辛散温通，气雄而烈，直上颠顶，入膀胱经与肝经，善治表证夹湿、风寒湿痹与颠顶头痛。

16. 答案：B
解析：苍耳子功效有散风寒，通鼻窍，除湿止痛，止痒。

17. 答案：D

解析：辛夷有毛，刺激咽喉，内服宜用纱布包煎。

18. 答案：A

解析：西河柳功效有发表透疹，祛风除湿，荆芥功效有散风解表，透疹止痒，止血。二者均可透疹。

19. 答案：A

解析：薄荷的主治病证有风热感冒，温病初起；风热头痛、目赤、咽喉肿痛；麻疹不透，风疹瘙痒；肝气郁滞，胸闷胁胀。

20. 答案：C

解析：牛蒡子外散风热而解表透疹，内解热毒而消肿，上清宣肺气而祛痰止咳，下利二便而导热毒外出。主治风热或热毒所致诸疾，兼二便不利者尤宜。

21. 答案：E

解析：蝉蜕功效有疏散风热，透疹止痒，明目退翳，息风止痉。主治风热感冒，温病初起，音哑咽痛，风热或肝热目赤翳障。

22. 答案：E

解析：桑叶功效有疏散风热，清肺润燥，平肝明目，凉血止血。菊花功效有疏散风热，平肝明目，清热解毒。二者皆可疏散风热，平肝明目。

23. 答案：C

解析：桑叶功效有疏散风热，清肺润燥，平肝明目，凉血止血。

24. 答案：D

解析：葛根功效有解肌退热，透疹，生津，升阳止泻。菊花、桑叶、柴胡、牛蒡子均可疏散风热，但不重解肌，且无生津止渴之效。

25. 答案：B

解析：柴胡的功效有解表退热，疏肝解郁，升举阳气。因其可疏肝解郁，故能治肝气郁结所致的月经不调、痛经。但其无平肝明目之功。

26. 答案：A

解析：柴胡苦辛微寒，芳香疏泄，轻清升散，入肝、胆经。可疏散少阳半表半里之邪而和解退热。

27. 答案：B

解析：蔓荆子的功效有疏散风热，清利头目，祛风止痛。主治风热头痛头昏，牙痛；风热目赤肿痛或目昏多泪；风湿痹痛，肢体拘急。菊花、薄荷、升麻、柴胡皆无祛风止痛之功。

28. 答案：D

解析：浮萍功效有发汗解表，透疹止痒，利水消肿。

29. 答案：D

解析：淡豆豉辛凉微苦，甘而力缓，疏散宣透，入肺、胃经。解表，除烦，既疏散风热，又宣散郁热，主治风热表证及郁热烦闷。

30. 答案：E

解析：葛根的功效有解肌退热，透疹，生津，升阳止泻。其无明目之功。

B 型题

[1~3]

答案：CEA

解析：白芷的功效为发散风寒，通窍止痛，燥湿止带，消肿排脓。细辛的功效为祛风散寒，通窍，止痛，温肺化饮。荆芥的功效为散风解表，透疹止痒，止血。

[4~6]

答案：DEB

解析：薄荷功效为宣散风热，清利头目，利咽，透疹，疏肝。蝉蜕疏散风热，透疹止痒，明目退翳，息风止痉。牛蒡子为疏散风热，宣肺利咽，解毒透疹，消肿疗疮。

[7~9]

答案：DAE

解析：葛根功效为解肌退热，透疹，生津，升阳止泻。柴胡功效为解表退热，疏肝解郁，升举阳气。升麻则发表透疹，清热解毒，升举阳气。

[10~12]

答案：EDA

解析：桂枝功效为发汗解肌，温通经脉，助阳化气。生姜功效为发汗解表，温中止呕，温肺止咳。紫苏功效为发表散寒，行气宽中，安胎，解鱼蟹毒。

[13~15]

答案：CDA

解析：荆芥功效为散风解表，透疹止痒，止血。防风功效为祛风解表，胜湿，止痛，解痉。香薷功效为发汗解表，和中化湿，利水消肿。

[16~17]

答案：CD

解析：柴胡配黄芩：柴胡苦辛微寒，善疏散退热；黄芩苦寒，善清热泻火。二药合用，清解半表半里之邪热效强，治少阳寒热往来效著。桂枝配白芍：桂枝辛甘性温，功能发表助阳、温通经脉；白芍酸甘微寒，功能养血敛阴止汗。两药相合，收散并举，共奏调和营卫、散风敛营、解肌发表之功，治风寒表虚有汗常用。

[18~20]

答案：BDE

解析：辛夷的功效为散风寒，通鼻窍。主治鼻渊头痛，风寒头痛鼻塞。柴胡疏散少阳半表半里之邪而和解退热，主治邪在少阳寒热往来，感冒高热。葛根疏散肌腠经络之邪气，能解肌发表退热，为治项背强痛之要药。

X型题

1. 答案：ABCDE

解析：桂枝功效为发汗解肌，温通经脉，助阳化气。主治风寒表虚有汗，风寒表实无汗。风寒湿痹，经寒血滞之月经不调、痛经、经闭、癥瘕。胸痹作痛，阳虚心悸。虚寒腹痛。阳虚水肿，痰饮证。

2. 答案：AD

解析：麻黄功效为发汗解表，宣肺平喘，利水消肿。

3. 答案：ABDE

解析：紫苏的功效为发表散寒，行气宽中，安胎，解鱼蟹毒。主治风寒感冒，咳嗽胸闷。脾胃气滞证。气滞胎动证。食鱼蟹中毒引起的腹痛吐泻。

4. 答案：ABDE

解析：葛根的主治病证为外感表证，项背强痛。麻疹初起透发不畅。热病烦渴，消渴证。湿热泻痢初起，脾虚泄泻。

5. 答案：BCDE

解析：菊花辛香轻散，苦寒清泄，甘而益养，疏散清降。入肺经，善疏散风热而清利头目。入肝经，善泄热益阴而平肝明目。兼清解热毒而治疮肿。主治风热、肝热、热毒所致诸疾。主治病证有风热感冒，温病初起。风热或肝火上攻所致的目赤肿痛。肝阴虚之眼目昏花。风热头痛，肝阳头痛、眩晕。热毒疮肿。

6. 答案：ABCE

解析：荆芥的主治病证有风寒表证，风热表证；麻疹透发不畅，风疹瘙痒；疮疡初起有表证者；荆芥炭可治衄血、吐血、便血、崩漏等证。

7. 答案：ACDE

解析：蝉蜕的功效有疏散风热，透疹止痒，明目退翳，息风止痉。

8. 答案：ABDE

解析：柴胡主治邪在少阳寒热往来，感冒高热；肝郁气结，胁肋疼痛，月经不调，痛经；气虚下陷之久泻脱肛、子宫脱垂、胃下垂等。其无潜肝阳之功效，故不能治疗肝阳上亢。

9. 答案：BCD

解析：柴胡、葛根、升麻三药均可升举阳气，柴胡重在升阳举陷，葛根重在升阳止泻，升麻重在升举脾胃清阳，治中气下陷。淡豆豉与桑叶无升阳之功。

10. 答案：BD

解析：桑叶功效有疏散风热，清肺润燥，平肝明目，凉血止血。菊花功效有疏散风热，平肝明目，清热解毒。二者共有的功效为疏散风热、平肝明目。

11. 答案：CE

解析：薄荷功效有宣散风热，清利头目，利咽，透疹，疏肝。牛蒡子功效有疏散风热，宣肺利咽，解毒透疹，消肿疗疮。菊花、桑叶、淡豆豉皆无利咽之功。

12. 答案：ABCDE

解析：蝉蜕功效有疏散风热，透疹止痒，明目退翳，息风止痉。荆芥功效有散风解表，透疹止痒，止血。薄荷功效有宣散风热，清利头目，利咽，透疹，疏肝。西河柳功效有发表透疹，祛风除湿。浮萍功效有发汗解表，透疹止痒，利水消肿。五药均可透疹。

13. 答案：BE

解析：牛蒡子功效有疏散风热，宣肺利咽，解毒透疹，消肿疗疮。菊花功效有疏散风热，平肝明目，清热解毒。薄荷清利头目，利咽透疹，桑叶润肺清燥、凉血止血，淡豆豉解表除烦，皆无清热解毒之功。

第二章 清热药

A型题

1. 答案：A
解析：知母味苦、甘，性寒。归肺、胃、肾经。苦寒清泄，甘而滋润，清热之力稍逊石膏，但却长于滋阴润燥。善清上中下三焦之热而滋润，上能清肺润燥，中能清胃生津，下能滋阴降火，有良好的清热泻火、滋阴润燥之功。

2. 答案：B
解析：栀子生用走气分而泻火，炒黑入血分而止血，姜汁炒又除烦止呕。

3. 答案：C
解析：天花粉的功效为清热生津，清肺润燥，消肿排脓。

4. 答案：D
解析：栀子具泻火除烦，清热利尿，凉血解毒，消肿止痛的功效。

5. 答案：D
解析：苦参的功效为清热燥湿，杀虫止痒，利尿。

6. 答案：D
解析：秦皮功效为清热解毒，燥湿止带，清肝明目。野菊花为清热解毒，疏风平肝。

7. 答案：B
解析：生地黄清热凉血，养阴生津，润肠。玄参清热凉血，滋阴降火，解毒散结，润肠。

8. 答案：D
解析：地骨皮功效为退虚热，凉血，清肺降火，生津。青蒿功效为退虚热，凉血，解暑，截疟。

9. 答案：A
解析：牛黄功效为清热解毒，息风止痉，化痰开窍。

10. 答案：B
解析：射干，苦，寒。苦能泄散，寒能清解，专入肺经。善清解散结，祛痰利咽。主治咽喉肿痛，属热结痰盛者尤宜；兼治痰多咳喘、久疟疟母、经闭及痈肿瘰疬。

11. 答案：E
解析：金荞麦的功效为清热解毒，祛痰排脓，散瘀止痛，健脾除湿。半枝莲的功效为清热解毒，散瘀止血，利水消肿。

12. 答案：A
解析：银柴胡甘而微寒，主以清泄，略兼益养，入肝、胃经。善退虚热、清疳热。有退热而不苦泄、理阴而不升腾之长，为治虚热骨蒸之专药。

13. 答案：C
解析：石膏生用清热泻火，除烦止渴，煅用收湿敛疮，生肌止血。主治温病气分高热；肺热咳喘；胃火上炎所致的头痛、牙龈肿痛、口舌生疮；疮疡不敛，湿疹，水火烫伤，外伤出血。其清热泻火，并无滋阴润肺之功，主治肺热咳嗽，不适于阴虚咳嗽。

14. 答案：E
解析：中药十八反中有"半蒌贝蔹及攻乌"一说，天花粉是葫芦科植物栝楼或双边栝楼的干燥根，故不宜与乌头同用。

15. 答案：D
解析：夏枯草既善清肝火而明目，又善散郁结而消肿，为治肝阳眩晕、目珠夜痛及瘰疬肿结之要药。

16. 答案：D
解析：芦根功效为清热生津，除烦止呕，利尿。

17. 答案：A
解析：竹叶功效为清热除烦，生津，利尿；淡竹叶功效为清热除烦，利尿。二者相较，竹叶更有生津之功。

18. 答案：D
解析：决明子入肝、肾经，能清肝火、益肾阴而明目，为目赤肿痛及目暗不明之要药；又入大肠经，能清热润肠通便，为治热结肠燥便秘之佳品。

19. 答案：C

解析：密蒙花清泄肝热，又养肝润燥，故而善明目退翳，为目疾专药，凡目疾无论虚实，皆可酌用。

20. 答案：C

解析：谷精草善疏风散热而明目退翳，为治风热目赤翳障之要药。

21. 答案：E

解析：青葙子苦、微寒而清泄，专入肝经。善清泄肝火、明目退翳，为治肝热目赤或翳障之要药。

22. 答案：A

解析：黄芩功效为清热燥湿，泻火解毒，止血，安胎。

23. 答案：E

解析：黄柏功效为清热燥湿，泻火解毒，退虚热。

24. 答案：C

解析：龙胆功效为清热燥湿，泻肝胆火。

25. 答案：D

解析：牡丹皮既善清热凉血，又善活血化瘀，还兼退虚热、透阴分伏热。善治温病后期阴虚发热，久病伤阴无汗骨蒸。

26. 答案：A

解析：赤芍专入肝经，为清泄行散之品。既善清肝火、除血分郁热而凉血，又善活血化瘀而止痛。清热凉血，散瘀止痛，清肝火。

27. 答案：D

解析：紫草既善清热凉血活血、解毒透疹，使热毒从内而解；又兼利尿滑肠，导热毒从二便出。凡斑、痘、疹属血热毒盛者均宜，尤以斑疹紫黑兼二便不利者用之为佳。

28. 答案：E

解析：水牛角清热凉血，泻火解毒，定惊。

29. 答案：A

解析：金银花功效为清热解毒，疏散风热。连翘功效为清热解毒，疏散风热，消肿散结，利尿。二者共同功效为清热解毒，疏散风热。

30. 答案：C

解析：连翘既善清解热毒，又能疏透消散，还兼利尿，素有"疮家圣药"之称，为治热入心包证所常用。

31. 答案：A

解析：蒲公英既清解热毒而消痈肿，又利湿与通乳。虽善治各种疮痈，但以治乳痈最佳。

32. 答案：A

解析：大青叶功效为清热解毒，凉血消斑，利咽消肿。板蓝根功效为清热解毒，凉血，利咽。二者除清热解毒外，还兼凉血利咽之功。

33. 答案：B

解析：鱼腥草专入肺经，清解透达，善清热解毒、排脓消痈，为治肺痈之要药。

34. 答案：B

解析：地锦草功效为清热解毒，活血止血，利湿退黄。

35. 答案：B

解析：白头翁清热解毒，凉血止痢，苦寒泄降，入胃与大肠经，善除大肠热毒蕴结而凉血止痢，既为治热毒血痢之良药，又为治阿米巴痢疾所常用。

36. 答案：A

解析：败酱草主清热解毒、消痈排脓，兼祛瘀止痛。主治肠痈腹痛，兼治疮痈、肺痈及血瘀胸腹痛。

37. 答案：E

解析：青黛功效为清热解毒，凉血消斑，定惊。它既清热解毒，凉血消斑，又善清肝泻火而定惊止血，但无化痰开窍之功。

38. 答案：C

解析：青黛内服：1.5～3g，冲服，或入丸散。

39. 答案：C

解析：大青叶、板蓝根与青黛三药来源相近，均有清热解毒、凉血之功，但具体功效各有侧重。大青叶功效为清热解毒，凉血消斑，利咽消肿；板蓝根功效为清热解毒，凉血，利咽；青黛功效为清热解毒，凉血消斑，定惊。

40. 答案：B

解析：重楼功效为清热解毒，消肿止痛，凉肝定惊。

41. 答案：A

解析：穿心莲苦寒清解，质轻透散。既入肺胃经而清解肺胃之热毒，又入大、小肠经而苦燥大小肠之湿热，并略兼透散。凡热毒、湿热所致病证，无论有无表证皆可选用。

42. 答案：C

解析：白鲜皮功效为清热解毒，祛风燥湿，止痒，但无止痢之功。

43. 答案：B

解析：半边莲与半枝莲均有清热解毒，利水消肿的功效，而半枝莲更可散瘀止血。

44. 答案：D

解析：土茯苓解毒利湿、通利关节，乃治梅毒或因患梅毒服汞剂而致肢体拘挛之要药。

45. 答案：E

解析：山豆根功效为清热解毒，消肿利咽。善清肺胃之火而解毒、消肿、利咽，既治火毒壅结之咽喉肿痛，又治胃火炽盛之牙龈肿痛，还治肺热咳嗽及热毒疮肿。

46. 答案：D

解析：山豆根苦寒有毒，故内服不宜过量。内服：煎汤，3~6g；或磨汁服。

47. 答案：A

解析：马齿苋的功效为清热解毒，凉血止血，通淋，但无利咽消斑之功。

48. 答案：D

解析：大血藤的功效为清热解毒，活血止痛，祛风通络，虽入大肠经，但无燥湿止泻之功。

49. 答案：E

解析：白花蛇舌草清热解毒，消痈，利湿，能解蛇毒、抗癌，治毒蛇咬伤、热淋及癌肿。

50. 答案：B

解析：野菊花功效为清热解毒，疏风平肝。

51. 答案：C

解析：紫花地丁的功效为清热解毒，凉血消肿。善治疔疮肿毒、痈疽发背、丹毒、乳痈、肠痈，兼治目赤肿痛及毒蛇咬伤。

52. 答案：B

解析：垂盆草的功效为清热解毒，利湿退黄。治湿热黄疸常用，治疮肿及蛇伤可投。

53. 答案：B

解析：马勃的功效有清肺，解毒，利咽，止血。既善清散肺经邪热而解毒、消肿、利咽，治风热或肺热之咽喉肿痛、咳嗽失音；又能止血，治血热吐衄与外伤出血。专入肺经，无明目之功。

54. 答案：B

解析：青蒿功效为退虚热，凉血，解暑，截疟。主治阴虚发热，骨蒸潮热，虚热兼表；热病后期之夜热早凉，或低热不退；血热疹痒、吐血、衄血；疟疾寒热；暑热外感，暑热烦渴。

55. 答案：E

解析：青蒿功效为退虚热，凉血，解暑，截疟。地骨皮功效为退虚热，凉血，清肺降火，生津。白薇功效为退虚热，凉血清热，利尿通淋，解毒疗疮。三者皆能清虚热而凉血，青蒿重在解暑截疟，地骨皮善治有汗骨蒸，白薇则为热入营血之要药。

56. 答案：D

解析：胡黄连功效为退虚热，除疳热，清湿热，解热毒。

57. 答案：E

解析：白薇功效为退虚热，凉血清热，利尿通淋，解毒疗疮。

58. 答案：E

解析：黄连功效为清热燥湿，泻火解毒。主治病证包括湿热痞满呕吐、泻痢、黄疸；热病高热、烦躁、神昏，内热心烦不寐，胃火牙痛、口舌生疮；肝火犯胃之呕吐吞酸；血热妄行之吐衄，痈疽肿毒，目赤肿痛，耳道疖肿，湿热疮疹。

59. 答案：C

解析：鸦胆子味极苦，不宜入煎剂，应去壳取仁，装入胶囊，或以龙眼肉或馒皮包裹吞服。

60. 答案：B

解析：生地主治病证包括温病热入营血证；血热吐血、衄血、尿血、崩漏下血；热病后期伤阴，阴虚发热，内热消渴；阴虚肠燥便秘。但其无化痰散结之功。

61. 答案：A

解析：清热泻火药性味多甘寒或苦寒，功主清泄实热郁火，主治外感热病气分高热证，以及肺热、胃火、肝火、心火等脏腑火热证等。

62. 答案：B

解析：芦根功效为清热生津，除烦止呕，利尿。天花粉清热生津，清肺润燥，消肿排脓。

B 型题

[1~3]

答案：ECB

解析：牛黄功效为清热解毒，息风止痉，化痰开窍。地锦草功效为清热解毒，活血止血，利湿退黄。重楼功效为清热解毒，消肿止痛，凉肝定惊。

[4~6]

答案：DAC

解析：地骨皮功效退虚热，凉血，清肺降火，生津。胡黄连功效为，退虚热，除疳热，清湿热，解热毒。青蒿功效为退虚热，凉血，解暑，截疟。

[7~9]

答案：BEA

解析：密蒙花甘而微寒，主以清泄，兼以润养，可清热养肝，明目退翳。决明子苦寒清泄，甘润滑肠。入肝、肾经，能清肝火、益肾阴而明目，可清肝明目，润肠通便，为治目赤肿痛及目暗不明之要药。夏枯草苦辛而寒，专入肝胆，主清泄散郁，略益血养肝。既善清肝火而明目，又善散郁结而消肿，为治肝阳眩晕、目珠夜痛及瘰疬肿结之要药。

[10~12]

答案：BDA

解析：芦根功效为清热生津，除烦止呕，利尿。青葙子苦、微寒而清泄，专入肝经，善清泄肝火、明目退翳，为治肝热目赤或翳障之要药。知母功效为清热泻火，滋阴润燥，而天花粉为清肺润燥。

[13~14]

答案：EC

解析：水牛角清热凉血，泻火解毒，定惊。马齿苋清热解毒，凉血止血，通淋。

[15~17]

答案：BDA

解析：紫草的功效为凉血活血，解毒透疹。牡丹皮的功效为清热凉血，活血散瘀，退虚热。赤芍的功效为清热凉血，散瘀止痛，清肝火。

[18~21]

答案：EADC

解析：大血藤的功效为清热解毒，活血止痛，祛风通络。鱼腥草的功效为清热解毒，排脓消痈，利尿通淋。白鲜皮的功效为清热解毒，祛风燥湿，止痒。白头翁的功效为清热解毒，凉血止痢。

[22~25]

答案：BDAE

解析：射干的功效为清热解毒，祛痰利咽，散结消肿。马勃的功效为清肺，解毒，利咽，止血。板蓝根的功效为清热解毒，凉血，利咽。木蝴蝶的功效为清热利咽，疏肝和胃。

[26~29]

答案：ACBD

解析：青黛的功效为清热解毒，凉血消斑，定惊。连翘的功效为清热解毒，疏散风热，消肿散结，利尿。白薇的功效为退虚热，凉血清热，利尿通淋，解毒疗疮。玄参的功效为清热凉血，滋阴降火，解毒散结，润肠。

[30~32]

答案：ADC

解析：石膏功效为，生用清热泻火，除烦止渴；煅用收湿敛疮，生肌止血。知母功效为清热泻火，滋阴润燥。芦根功效为清热生津，除烦止呕，利尿。

[33~35]

答案：DAB

解析：败酱草主治肠痈腹痛，兼治肝痈、肺痈及血瘀胸腹痛。紫花地丁善治疔疮肿毒、痈疽发背、丹毒、乳痈、肠痈，兼治目赤肿痛及毒蛇咬伤。蒲公英既清解热毒而消痈肿，又利湿与通乳，虽善治各种疮痈，但以治乳痈最佳。

[36~39]

答案：CADB

解析：秦皮功效为清热解毒，燥湿止带，清肝明目。白头翁功效为既能清热解毒，又能凉血止痢。金荞麦功效为既能清热解毒，又能祛痰排脓，散瘀止痛，健脾除湿。垂盆草功效为既能清热解毒，又能利湿退黄。

[40~43]

答案：CCAE

解析：半边莲的功效为清热解毒，利水消肿。半枝莲的功效为清热解毒，散瘀止血，利水消肿。白花蛇舌草善清热解毒、消散痈肿，治疮痈、咽痛、肠痈；能解蛇毒、利湿、抗癌，治毒蛇咬伤、热淋及癌肿。鸦胆子的功效为清热解毒，燥湿杀虫，止痢截疟，腐蚀赘疣。

[44~46]

答案：ABE

解析：黄芩功效为清热燥湿，泻火解毒，止血，安胎，作用偏于上焦肺及大肠，善清肺与大肠之火，除上中焦湿热。黄连功效为清热燥湿，泻火解毒，作用偏于心及中焦，善清心胃之火，除中焦湿热，为治湿热火郁之要药。黄柏功效为清热燥湿，泻火解毒，退虚热，善清相火，退虚热，除下焦湿热，药力虽不及黄连，但以退虚热为长。

C 型题

[1~3]

1. 答案：D

解析：黄连苦寒，功能清热燥湿、泻火解毒；木香辛苦性温，功能理肠胃气滞而止痛。两药相合，既清热燥湿解毒，又理气止痛，治湿热泻痢腹痛、里急后重常用。

2. 答案：B

解析：黄连大苦大寒，过量或久服易伤脾胃，故内服用量不宜过大，也不宜常量久服，胃寒呕吐或脾虚泄泻者忌服。

3. 答案：E

解析：酒炒引药上行，并可缓和苦寒之性。姜汁或吴茱萸炒，则苦泄辛开，缓和其苦寒害胃之性，并增强降逆止呕作用。但此题为最佳选项题，应选姜汁炒黄连，吴茱萸制黄连在临床上首先作为治肝郁化火证药物。

[4~5]

4. 答案：D

解析：青蒿的功效为退虚热，凉血，解暑，截疟。患者身染疟疾，寒热往来，又逢夏日，故青蒿功在退虚热，截疟，解暑。

5. 答案：B

解析：内服：煎汤，6~12g，不宜久煎；或鲜品绞汁。

X 型题

1. 答案：ABDE

解析：石膏的主治病证为温病气分高热，肺热咳喘，胃火上炎所致的头痛、牙龈肿痛、口舌生疮，疮疡不敛，湿疹，水火烫伤，外伤出血。

2. 答案：ABCD

解析：黄芩、黄连、黄柏均为清热燥湿、泻火解毒之品。黄芩作用偏于上焦肺及大肠，善清肺与大肠之火，除上中焦湿热，兼入血分，能凉血而止血，清热而安胎。黄连作用偏于心及中焦，善清心胃之火，除中焦湿热，为治湿热火郁之要药。黄柏作用偏于下焦，善清相火，退虚热，除下焦湿热，药力虽不及黄连，但以退虚热为长。

3. 答案：BCDE

解析：知母的主治病证包括热病壮热烦渴；肺热咳嗽，燥热咳嗽，阴虚劳嗽；阴虚火旺，潮热盗汗；内热消渴，阴虚肠燥便秘。

4. 答案：ABCDE

解析：栀子的主治病证为热病心烦、郁闷、躁扰不宁；湿热黄疸，热淋，血淋；血热吐血、衄血、尿血；热毒疮肿，跌打肿痛。

5. 答案：AD

解析：夏枯草的功效为清肝明目，散结消肿。

6. 答案：ABD

解析：决明子的主治病证包括肝热或肝经风热之目赤肿痛，羞明多泪，目暗不明；热结肠燥便秘。

7. 答案：ABCD

解析：黄芩的功效有清热燥湿，泻火解毒，止血，安胎。

8. 答案：ABCDE

解析：黄芩的主治病证有湿温，暑湿，湿热胸闷、黄疸、泻痢、淋痛、疮疹；热病烦渴，肺热咳喘，少阳寒热，咽痛，目赤，火毒痈肿；血热吐血、咳血、衄血、便血、崩漏；胎热胎动不安。

9. 答案：BDE

解析：玄参主治病证包括温病热入营血，温毒发斑；热病伤阴之心烦不眠，阴虚火旺之骨蒸潮热；咽喉肿痛，痈肿疮毒，瘰疬痰核，阳毒脱疽；阴虚肠燥便秘。

10. 答案：BDE

解析：金银花的主治病证包括外感热病，风热表证；痈疮疖肿，肠痈，肺痈，乳痈；热毒泻痢。

11. 答案：BCE

解析：金银花功效为清热解毒，疏散风热。大青叶功效为清热解毒，凉血消斑，利咽消肿。青黛功效为清热解毒，凉血消斑，定惊。大血藤功效为清热解毒，活血止痛，祛风通络。紫花地丁功效为清热解毒，凉血消肿。

12. 答案：ACE

解析：山豆根功效为清热解毒，消肿利咽；地锦草的功效为清热解毒，活血止血，利湿退黄。射干功效为清热解毒，祛痰利咽，散结消肿。马齿苋功效为清热解毒，凉血止血，通淋。板蓝根功效为清热解毒，凉血，利咽。

13. 答案：ABCE

解析：黄连作用偏于心及中焦，善清心胃之火，除中焦湿热，为治湿热火郁之要药。淡竹叶入心、胃经，清心胃之火而除烦，为治热病烦渴及火炎口疮之要药。连翘素有"疮家圣药"之称，为治热入心包证所常用。夏枯草专入肝胆，主清泄散郁，略益血养肝，既善清肝火而明目，又善散郁结而消肿，为治肝阳眩晕、目珠夜痛及瘰疬肿结之要药。栀子善清心、肺、三焦之火，导湿热之邪从小便而出。

14. 答案：ABD

解析：地骨皮功效有退虚热，凉血，清肺降火，生津。

15. 答案：ABCD

解析：青蒿功效为退虚热，凉血，解暑，截疟。

16. 答案：ACDE

解析：白薇功效为退虚热，凉血清热，利尿通淋，解毒疗疮。地骨皮功效有退虚热，凉血，清肺降火，生津。牡丹皮功效为清热凉血，活血散瘀，退虚热。黄柏可清热燥湿，泻火解毒，退虚热。黄连的功效为清热燥湿，泻火解毒。

17. 答案：CD

解析：黄连苦寒，功能清热燥湿泻火；吴茱萸辛苦而热，功能燥湿疏肝下气。两药相合，既清热泻火燥湿，又疏肝和胃制酸。治肝火犯胃、湿热中阻之呕吐泛酸。

18. 答案：ABCE

解析：谷精草功效为疏散风热，明目退翳。决明子功效为清肝明目，润肠通便。青葙子功效为清肝泻火，明目退翳。野菊花功效为清热解毒，疏风平肝。密蒙花功效为清热养肝，明目退翳。

19. 答案：AD

解析：半边莲功效为清热解毒，利水消肿。半枝莲功效为清热解毒，散瘀止血，利水消肿。

20. 答案：ABD

解析：栀子的功效为泻火除烦，清热利尿，凉血解毒，消肿止痛。马齿苋的功效为清热解毒，凉血止血，通淋。

21. 答案：CE

解析：中药配伍十八反中言"诸参辛芍叛藜芦"，故赤芍与玄参不可与藜芦同用。

第三章 泻下药

A 型题

1. 答案：D
解析：芒硝苦寒降泄，咸能软坚，入胃与大肠，药力颇强。内服既泻热通肠，又润软燥坚之大便，为治实热内结、燥屎坚硬难下之要药。外用除能清热外，又能消除坚硬之肿块，为治疮肿、痔疮肿痛所常用。

2. 答案：A
解析：芦荟的功效为泻下，清肝，杀虫。

3. 答案：D
解析：郁李仁功效有润肠通便，利水消肿。

4. 答案：D
解析：甘遂苦寒泄降，有毒力猛，入肺、肾、大肠经。既善行经隧之水湿而泻水逐饮，又善攻毒散结而消肿结，为治水肿、风痰癫痫及疮毒之猛药。

5. 答案：C
解析：巴豆的功效为泻下冷积，逐水退肿，祛痰利咽，蚀疮祛腐。

6. 答案：C
解析：芫花的功效为泻水逐饮，祛痰止咳。外用杀虫疗疮。

7. 答案：A
解析：芒硝的功效有泻下，软坚，清热，回乳（外用）。

8. 答案：B
解析：番泻叶的功效为泻热通便，消积健胃。

9. 答案：D
解析：火麻仁甘平油润，入脾与大肠经。既善润燥滑肠通便，又兼补虚，为治肠燥便秘之要药，兼体虚者尤宜。

10. 答案：D
解析：甘遂内服宜入丸散，每次0.5～1g，本品有效成分不溶于水，醋制可减低毒性。

11. 答案：D
解析：芫花的功效为泻水逐饮，祛痰止咳。外用杀虫疗疮。

12. 答案：D
解析：巴豆辛热泻散，力强毒大，压油取霜，降低毒性，则药力较缓，可温通去积、推陈致新。

13. 答案：E
解析：巴豆不宜与牵牛子同用，十九畏中言"巴豆性烈最为上，偏与牵牛不顺情"。

14. 答案：A
解析：京大戟与红大戟的功效均有泻水逐饮，消肿散结。红大戟更长于消肿散结，治痈肿、瘰疬多用。

15. 答案：D
解析：甘草不宜与甘遂、京大戟、芫花配伍使用，十八反言"藻戟遂芫俱战草"。

16. 答案：A
解析：牵牛子的功效有泻下，逐水，去积，杀虫。

17. 答案：B
解析：千金子辛温泻散，有毒力猛，内服宜制霜后入丸散，0.5～1g，或装胶囊，选用肠溶胶囊，可减轻对胃的刺激。

B 型题

[1～2]
答案：BA
解析：牵牛子苦寒降泄，有毒而力猛，入肺、肾、大肠经，既善通利二便，显泻下逐水与消痰涤饮之效，为治水肿、痰饮、便秘之猛药，又善消食积、驱杀肠道寄生虫，为治食积、虫积之良药。芫花辛温行散，苦能泄降，有毒而力猛，入肺、肾、大肠经，功似甘遂、大戟而力稍强，既善泻水逐饮、祛痰止咳，又能杀虫疗疮，为治胸胁停饮、寒痰喘咳及顽癣秃疮之要药。

[3～6]
答案：ECDA
解析：芒硝的功效有泻下，软坚，清热，回乳（外用）；芦荟的功效有泻下，清肝，杀虫；番泻叶的功效有泻热通便，消积健胃；大黄的功效有泻下攻积，清热泻火，解毒止血，活血祛瘀。

[7~8]

答案：EB

解析：京大戟是大戟科植物大戟的干燥根，红大戟是茜草科植物红大戟的干燥块根。

X型题

1. 答案：ABCDE

解析：大黄的主治病证有大便秘结，胃肠积滞，湿热泻痢初起。火热上攻之目赤、咽喉肿痛、口舌生疮、牙龈肿痛。热毒疮肿，水火烫伤。血热吐血、衄血、咯血、便血。瘀血经闭，产后瘀阻腹痛，癥瘕积聚，跌打损伤。湿热黄疸，淋证涩痛。

2. 答案：ABDE

解析：芒硝的功效为泻下，软坚，清热，回乳。

3. 答案：ACDE

解析：泻下药主要适用于大便秘结、胃肠积滞、实热内结及水肿停饮等里实证。有些药物兼治癥瘕、虫积等。

4. 答案：ABDE

解析：大黄的功效为泻下攻积，清热泻火，解毒止血，活血祛瘀。

5. 答案：ABCDE

解析：芦荟的主治病证包括热结便秘，肝经实火，肝热惊风；小儿疳积，虫积腹痛；癣疮（外用）。

6. 答案：ABCE

解析：玄参功效有清热凉血，滋阴降火，解毒散结，润肠。决明子功效有清肝明目，润肠通便。火麻仁功效有润肠通便。番泻叶功效有泻热通便，消积健胃。生地黄的功效有清热凉血，养阴生津，润肠。

7. 答案：CD

解析：甘遂的功效有泻水逐饮，消肿散结。京大戟与红大戟的功效均为泻水逐饮，消肿散结。

第四章 祛风湿药

A 型题

1. 答案：A
解析：千年健的功效为祛风湿，强筋骨。
2. 答案：B
解析：川乌的主治病证为风寒湿痹，寒湿头痛，心腹冷痛，寒疝腹痛，局部麻醉（外用）。
3. 答案：B
解析：威灵仙性走窜，久服易伤正气，故体弱者慎服。
4. 答案：D
解析：豨莶草的功效为祛风湿，通经络，清热解毒，降血压。
5. 答案：A
解析：祛风湿类药中的部分药物辛温香燥，易耗伤阴血，故阴亏血虚者应慎用。
6. 答案：B
解析：独活功效为祛风湿，止痛，解表。
7. 答案：B
解析：独活作用偏里下，主散在里伏风及寒湿而通利关节止痛，尤善治少阴伏风头痛及下半身风寒湿痹。
8. 答案：E
解析：威灵仙的功效有祛风湿，通经络，消痰水，治骨鲠。
9. 答案：A
解析：威灵仙的主治病证包括风寒湿痹，肢体拘挛，瘫痪麻木；痰饮积聚，诸骨鲠喉。
10. 答案：C
解析：防己苦寒降泄，辛能走散，善祛风除湿而止痛，能利水而消肿。
11. 答案：D
解析：秦艽的功效有祛风湿，舒筋络，清虚热，利湿退黄。
12. 答案：A
解析：徐长卿功效为祛风止痛，活血通络，止痒，解蛇毒。
13. 答案：D
解析：徐长卿的主治病证有风湿痹痛，脘腹痛，牙痛，术后痛，癌肿痛；跌打肿痛；风疹，湿疹，顽癣；毒蛇咬伤。
14. 答案：C
解析：木瓜入肝、脾经。味酸，既益筋血而舒筋活络，又开胃生津而消食止渴；性温，能化湿而和中。善治痹证酸重拘挛麻木、脚气肿痛、吐泻转筋及消化不良。
15. 答案：C
解析：桑寄生的功效有祛风湿，补肝肾，强筋骨，安胎。
16. 答案：A
解析：五加皮功效有祛风湿，补肝肾，强筋骨，利水。
17. 答案：B
解析：蕲蛇与乌梢蛇的功效均为祛风通络，定惊止痉。二者功效与主治类似，然蕲蛇有毒，当注意用量。
18. 答案：C
解析：豨莶草的功效是祛风湿，通经络，清热解毒，降血压。
19. 答案：B
解析：桑枝功效为祛风通络，利水。络石藤功效为祛风通络，凉血消肿。海风藤功效为祛风湿，通经络。
20. 答案：B
解析：川乌辛热苦燥，力强毒大，善祛风除湿、散寒止痛，凡风寒湿或寒湿所致诸痛皆可投用，重症者尤宜。
21. 答案：A
解析：雷公藤的功效有祛风除湿，活血通络，消肿止痛，杀虫解毒。
22. 答案：C
解析：雷公藤毒剧，故内服宜慎，孕妇忌服，患有心、肝、肾器质性病变或白细胞减少症者慎服。外敷不可超过半小时，否则起疱。带皮者毒剧，用时宜去皮。

23. 答案：B

解析：香加皮功效为祛风湿，强筋骨，利水消肿。五加皮功效为祛风湿，补肝肾，强筋骨，利水。二者均可祛风湿，强筋骨，利水消肿，而五加皮重在补肝肾、强筋骨，香加皮强心利水消肿效果更彰。

24. 答案：A

解析：伸筋草的功效有祛风除湿，舒筋通络，活血消肿。

25. 答案：C

解析：路路通的功效是祛风活络，利水，通经下乳，止痒。

26. 答案：E

解析：穿山龙的功效为祛风除湿，活血通络，化痰止咳。

27. 答案：A

解析：络石藤的功效为祛风通络，凉血消肿。

28. 答案：D

解析：桑枝苦泄性平，专入肝经，尤擅横走肢臂，既祛风通络而利关节，治风湿肩臂痛与四肢拘挛，又行水而消肿，治水肿与脚气浮肿。

29. 答案：C

解析：海风藤的主治病证有风湿痹痛，筋脉拘挛；跌打损伤，瘀血肿痛。

30. 答案：D

解析：臭梧桐的功效有祛风湿，通经络，降血压。豨莶草的功效有祛风湿，通经络，清热解毒，降血压。

31. 答案：D

解析：青风藤的主治病证有风湿痹痛，关节肿胀，拘挛麻木，脚气浮肿。

32. 答案：A

解析：丝瓜络甘平通化，入肺、胃、肝经，能祛风通络、化痰解毒，治风、痰滞络，痰浊阻肺或热毒壅结所致诸证。

33. 答案：B

解析：鹿衔草的功效有祛风湿，强筋骨，调经止血，补肺止咳。

B型题

[1~2]

答案：CE

解析：络石藤的功效是祛风通络，凉血消肿。蕲蛇的功效为祛风通络，定惊止痉。

[3~4]

答案：CB

解析：桑枝苦泄性平，专入肝经，尤擅横走肢臂，既祛风通络而利关节，治风湿肩臂痛与四肢拘挛，又行水而消肿，治水肿与脚气浮肿。秦艽苦泄辛散，微寒能清，平和不燥，兼利二便，入胃、肝、胆经，能祛风湿、舒筋络，虽为治疗痹证通用药，但以风湿热痹最宜，又能退虚热、透表邪，还能导湿热从二便出而利胆退黄。

[5~7]

答案：ECC

解析：青风藤的功效为祛风湿，通经络，利小便。豨莶草的功效为祛风湿，通经络，清热解毒，降血压。臭梧桐的功效为祛风湿，通经络，降血压。

[8~9]

答案：AC

解析：秦艽功效为祛风湿，舒筋络，清虚热，利湿退黄。伸筋草功效为祛风除湿，舒筋通络，活血消肿。

[10~11]

答案：CD

解析：独活配羌活：走里达表，散风寒湿力强，治风湿痹痛无论上下均可。独活配桑寄生：既祛风寒湿，又能强腰膝，治风湿痹痛、腰膝酸软者可投。

[12~15]

答案：EBAD

解析：防己的功效是祛风湿，止痛，利水。雷公藤的功效是祛风除湿，活血通络，消肿止痛，杀虫解毒。威灵仙的功效是祛风湿，通经络，消痰水，治骨鲠。独活的功效是祛风湿，止痛，解表。

[16~17]

答案：DB

解析：羌活作用偏上偏表，主散肌表游风及寒湿而通利关节止痛，善治表证夹湿、太阳头痛及上半身风湿痹痛。独活作用偏里偏下，主散在里伏风及寒湿而通利关节止痛，尤善治少阴伏风头痛及下半身风寒湿痹。

[18~21]

答案：BDAC

解析：蕲蛇和乌梢蛇的功效均为祛风通络，定惊止痉。豨莶草的功效为祛风湿，通经络，清热解毒，降血压。臭梧桐的功效为祛风湿，通经络，降血压。徐长卿的功效为祛风止痛，活血通络，止痒，解蛇毒。雷公藤的功效为祛风除湿，活血通络，消肿止痛，杀虫解毒。五加皮的功效为祛风湿，补肝肾，强筋骨，利水。香加皮的功效为祛风湿，强筋骨，利水消肿。

[22~25]

答案：BECA

解析：丝瓜络的功效有祛风通络，化痰解毒。络石藤的功效有祛风通络，凉血消肿。青风藤的功效有祛风湿，通经络，利小便。雷公藤的功效为祛风除湿，活血通络，消肿止痛。

[26~27]

答案：AC

解析：药性寒凉的祛风湿药有防己、秦艽、豨莶草、络石藤、雷公藤、臭梧桐。平性的祛风湿药有桑枝、青风藤、丝瓜络、桑寄生、鹿衔草、乌梢蛇、路路通、穿山龙。其余祛风湿药皆药性温热。

C 型题

[1~3]

1. 答案：C

解析：防己的功效有祛风湿，止痛，利水。

2. 答案：E

解析：防己性苦寒，适用于风湿热痹，非脾胃虚寒者首选，防己长于利水消肿，治水肿尿少宜用，善祛风除湿而止痛，能利水而消肿，可治脚气浮肿。防己祛风除湿，其性偏燥，故阴虚及无湿热者禁用。

3. 答案：D

解析：题干中此患者有红肿热痛症状，表明为热痹，需用性寒的祛风湿药。秦艽，性微寒，为治痹证通用药，但以风湿热痹最宜。其余药皆性温，不能与防己配合治疗风湿热痹。

X 型题

1. 答案：BD

解析：威灵仙的功效为祛风湿，通经络，消痰水，治骨鲠。主治病证为风寒湿痹，肢体拘挛，瘫痪麻木。痰饮积聚，诸骨鲠喉。

2. 答案：ABCDE

解析：雷公藤有剧毒，故内服宜慎，孕妇忌服，患有心、肝、肾器质性病变或白细胞减少症者慎服。外敷不可超过半小时，否则起疱。带皮者毒剧，用时宜去皮。

3. 答案：ACDE

解析：防己的主治病证为风湿痹痛，尤以热痹为佳。水肿，腹水，脚气浮肿，小便不利。

4. 答案：BDE

解析：桑寄生功效为祛风湿，补肝肾，强筋骨，安胎。

5. 答案：BCDE

解析：独活的主治病证有风寒湿痹，腰膝酸痛，表证夹湿；少阴头痛，皮肤湿痒。

6. 答案：ABCE

解析：秦艽的主治病证有风湿热痹，风寒湿痹，表证夹湿；骨蒸潮热；湿热黄疸。

7. 答案：ACDE

解析：木瓜的主治病证有风湿痹痛，筋脉拘挛，脚气肿痛，湿浊中阻所致吐泻转筋，消化不良证。

8. 答案：ABCD

解析：桑寄生的主治病证有风湿痹证，腰膝酸痛；肝肾虚损，冲任不固所致胎漏、胎动不安。

9. 答案：ABCDE

解析：五加皮的主治病证有风湿痹痛，四肢拘挛；肝肾不足所致腰膝软弱、小儿行迟；水肿，脚气浮肿。

10. 答案：CD

解析：祛风湿类药中，蕲蛇、香加皮有毒，川乌、雷公藤有大毒。

11. 答案：BD

解析：海风藤的功效有祛风湿、通经络。

12. 答案：ABCE

解析：本品性热有毒，故孕妇忌服，不宜过量或久服。反半夏、瓜蒌、天花粉、川贝母、浙贝母、白蔹、白及，畏犀角，均不宜同用。酒浸毒性强，故不宜浸酒饮用。

13. 答案：BCD

解析：青风藤功效为祛风湿，通经络，利小便。海风藤功效为祛风湿，通经络。臭梧桐可祛风湿，通经络，降血压。川乌功效为祛风除湿，散寒止痛。木瓜功效为舒筋活络，化湿和中，生津开胃。

14. 答案：ABC

解析：桑寄生的功效有祛风湿，补肝肾，强筋骨，安胎。五加皮的功效有祛风湿，补肝肾，强筋骨，利水。

15. 答案：ABCDE

解析：路路通功效有祛风活络，利水，通经下乳，止痒。可治风疹瘙痒。蕲蛇与乌梢蛇可治麻风，顽癣，皮肤瘙痒。豨莶草祛风湿，通经络，清热解毒，降血压，可治痈肿疮毒，湿疹瘙痒。臭梧桐功效为祛风湿，通经络，降血压；可治湿疹瘙痒（外洗）。

第五章 芳香化湿药

A 型题

1. 答案：C

解析：砂仁功效为化湿行气，温中止泻，安胎。

2. 答案：B

解析：化湿药气味芳香，大多含挥发油，故入汤剂不宜久煎，以免降低疗效。

3. 答案：E

解析：苍术的功效有燥湿健脾，祛风湿，发汗，明目。

4. 答案：C

解析：厚朴苦燥泄降，辛散温通，入脾、胃、大肠经，既除胃肠之湿滞、食积，又理胃肠之滞气，故为治湿阻、食积、气滞所致脘腹胀满之要药。

5. 答案：A

解析：广藿香功效为化湿，止呕，发表解暑。

6. 答案：C

解析：广藿香善治湿阻中焦及阴寒闭暑，最宜寒湿中阻之呕吐或兼表者。

7. 答案：E

解析：砂仁的功效有化湿行气，温中止泻，安胎。

8. 答案：B

解析：佩兰性平偏凉，药力平和，善治湿热困脾之口甜或口苦、多涎等。

9. 答案：A

解析：草果的功效为燥湿温中，除痰截疟。

B 型题

[1~2]

答案：BD

解析：白豆蔻功效为化湿行气，温中止呕。草豆蔻功效为燥湿行气，温中止呕。

[3~4]

答案：DD

解析：佩兰的功效为化湿解暑。广藿香的功效为化湿，止呕，发表解暑。

[5~6]

答案：AE

解析：苍术功效为燥湿健脾，祛风湿，发汗，明目。厚朴功效为燥湿，行气，消积，平喘。

X 型题

1. 答案：ABDE

解析：苍术主治病证包括湿阻中焦证，痰饮，水肿；风寒湿痹，表证夹湿；湿盛脚气、痿证；夜盲，眼目昏涩。

2. 答案：ACE

解析：白豆蔻功效为化湿行气，温中止呕；草豆蔻功效为燥湿行气，温中止呕。广藿香功效为化湿，止呕，发表解暑。

3. 答案：ABC

解析：黄芩清热燥湿，泻火解毒，止血，安胎，能治胎热胎动不安。紫苏发表散寒，行气宽中，安胎，解鱼蟹毒，能治气滞胎动证。砂仁化湿行气，温中止泻，安胎，能治妊娠恶阻，气滞胎动不安。

第六章　利水渗湿药

A 型题

1. 答案：E
解析：木通的功效为利水通淋，泄热，通经下乳。

2. 答案：E
解析：泽泻甘寒渗利清泄，归肾经，因此肾虚精滑无湿热者禁服。

3. 答案：E
解析：金钱草甘淡渗利，微寒能清，入肾与膀胱经，善利水通淋、排除结石，为治石淋之要药，入肝、胆经，善除湿退黄，为治湿热黄疸、肝胆结石之佳品，还能清热解毒而消肿，为治疮肿、蛇伤所常用。

4. 答案：A
解析：茯苓甘淡渗利，性平不偏，并兼补虚，入脾、肾、心经。既渗湿利水，又健脾宁心，可治疗小便不利，水肿，痰饮，心悸，失眠等。

5. 答案：B
解析：车前子具有利水通淋，渗湿止泻，明目，清肺化痰的功效。

6. 答案：B
解析：利水渗湿药主要适用于小便不利、水肿、淋浊、黄疸、水泻、带下、湿疮、痰饮等水湿内盛之病证。

7. 答案：E
解析：薏苡仁的功效为利水渗湿，健脾止泻，除痹，清热排脓。

8. 答案：E
解析：泽泻的功效为利水渗湿，泄热。

9. 答案：C
解析：滑石功效为利尿通淋，清解暑热；外用清热收湿敛疮。

10. 答案：C
解析：金钱草善利水通淋、排除结石，为治石淋之要药，入肝、胆经，善除湿退黄，为治湿热黄疸、肝胆结石之佳品，还能清热解毒而消肿，为治疮肿、蛇伤所常用。

11. 答案：E
解析：茵陈功效为清热利湿，退黄，善清利湿热而退黄，为治湿热黄疸之要药。

12. 答案：A
解析：萆薢苦能泄降，平而不偏，既除下焦之湿而分清祛浊，为治膏淋、白浊及湿盛带下之要药，又祛筋骨、肌肉之风湿而通痹止痛，为治风湿痹痛之佳品。

13. 答案：D
解析：海金沙功效为利尿通淋，止痛，善通利小便而止痛，并兼排石，为治淋证涩痛与水肿所常用，兼尿道涩痛者尤佳。

14. 答案：C
解析：连钱草功效为利湿通淋，清热解毒，散瘀消肿。

15. 答案：B
解析：冬葵子的功效为利水通淋，下乳，润肠通便。

16. 答案：B
解析：灯心草内服：煎汤，1～3g，或入丸散。

17. 答案：B
解析：茯苓的来源是多孔菌科真菌茯苓的干燥菌核。

18. 答案：B
解析：瞿麦的功效为利尿通淋，破血通经。

19. 答案：E
解析：猪苓功效为利水渗湿，专于渗利水湿而力强，为治水湿内停之要药。

20. 答案：D
解析：通草功效为利水清热，通气下乳。

21. 答案：C
解析：石韦的功效有利尿通淋，凉血止血，清肺止咳。

22. 答案：B
解析：萹蓄的功效为利尿通淋，杀虫止痒。

23. 答案：D

解析：地肤子的主治病证有热淋、风疹、湿疹、阴痒、湿疮。

24. 答案：A

解析：广金钱草的功效为清热除湿，利尿通淋，退黄。金钱草的功效为利水通淋，除湿退黄，解毒消肿。

25. 答案：E

解析：灯心草甘淡渗利，微寒能清，虽利尿清心，但药力和缓，可治热淋、口疮及心烦失眠。

B 型题

[1~2]

答案：AD

解析：瞿麦的功效为利尿通淋，破血通经。灯心草的功效为利尿通淋，清心除烦。

[3~4]

答案：AD

解析：滑石外用清热收敛，能清热、收湿敛疮，治湿疮、湿疹常用。车前子具有利水通淋，渗湿止泻，明目，清肺化痰的功效。

[5~6]

答案：CA

解析：石韦功效为利尿通淋，凉血止血，清肺止咳。金钱草的功效为利水通淋，除湿退黄，解毒消肿。

[7~10]

答案：ADBC

解析：地肤子功效为利尿通淋，祛风止痒。薏苡仁功效为利水渗湿，健脾止泻，除痹，清热排脓。通草功效为利水清热，通气下乳。瞿麦功效为利尿通淋，破血通经。

[11~14]

答案：BEDC

解析：金钱草入肾与膀胱经，善利水通淋、排除结石，为治石淋之要药。石韦利尿通淋、凉血止血，治淋证涩痛及血热出血常用，治血淋、尿血尤佳。茵陈善清利湿热而退黄，为治湿热黄疸之要药。萆薢除下焦之湿而分清祛浊，为治膏淋、白浊及湿盛带下之要药。

X 型题

1. 答案：ABCDE

解析：利水渗湿药主要适用于小便不利、水肿、淋浊、黄疸、水泻、带下、湿疮、痰饮等水湿内盛之病证。

2. 答案：BE

解析：茯苓的功效为利水渗湿，健脾，安神。薏苡仁的功效为利水渗湿，健脾止泻，除痹，清热排脓。

3. 答案：ABE

解析：金钱草的主治病证包括热淋，石淋；湿热黄疸，肝胆结石；热毒疮肿，毒蛇咬伤。

4. 答案：BD

解析：车前子的功效有利水通淋，渗湿止泻，明目，清肺化痰；石韦的功效有利尿通淋，凉血止血，清肺止咳。

5. 答案：ADE

解析：通草的功效有利水清热，通气下乳。木通的功效有利水通淋，泄热，通经下乳。冬葵子利水通淋，下乳，润肠通便。

6. 答案：ABCD

解析：车前子功效为利水通淋，渗湿止泻，明目，清肺化痰。菊花功效为疏散风热，平肝明目，清热解毒。决明子功效为清肝明目，润肠通便。桑叶功效为疏散风热，清肺润燥，平肝明目，凉血止血。

7. 答案：ABE

解析：金钱草功效为利水通淋，除湿退黄，解毒消肿。广金钱草功效为清热除湿，利尿通淋，退黄。茵陈功效为清热利湿，退黄。

8. 答案：ABCD

解析：滑石内服煎汤，块状者宜打碎先下，细粉者宜布包；海金沙与车前子细碎，入汤剂宜包煎，以防止糊锅；辛夷有毛，刺激咽喉，内服宜用纱布包煎。

第七章 温里药

A 型题

1. 答案：B
解析：肉桂辛甘而热，纯阳温散。入肾经，善温补命门之火而益阳消阴，引火归原，为治下元虚冷、虚阳上浮之要药。

2. 答案：A
解析：附子的功效有回阳救逆，补火助阳，散寒止痛。

3. 答案：B
解析：温里药多辛热燥烈，易助火、伤津，故热证、阴虚证及孕妇忌用或慎用。

4. 答案：A
解析：附子辛热纯阳，峻烈有毒，入心、肾、脾经，药力颇强。

5. 答案：B
解析：附子的功效有回阳救逆，补火助阳，散寒止痛。干姜的功效有温中，回阳，温肺化饮。

6. 答案：C
解析：干姜的功效有温中，回阳，温肺化饮。

7. 答案：E
解析：花椒的功效为温中止痛，杀虫止痒。

8. 答案：D
解析：肉桂的功效有补火助阳，引火归原，散寒止痛，温通经脉。

9. 答案：B
解析：吴茱萸的功效有散寒止痛，疏肝下气，燥湿止泻。

10. 答案：D
解析：肉桂的主治病证包括肾阳不足、命门火衰之阳痿、宫冷、畏寒肢冷；下元虚冷、虚阳上浮之上热下寒证；阳虚中寒之脘腹冷痛、食少便溏；经寒血滞之痛经、闭经，寒疝腹痛，寒湿痹痛，腰痛；阴疽，痈肿脓成不溃或久溃不敛。

11. 答案：C
解析：丁香的功效有温中降逆，温肾助阳。

12. 答案：D
解析：吴茱萸的功效为散寒止痛，疏肝下气，燥湿止泻。不但是治中寒肝逆或寒郁肝脉诸痛之佳品，而且是治经寒痛经、寒湿脚气及虚寒泄泻之要药。

13. 答案：E
解析：小茴香主治病证为寒疝腹痛，睾丸偏坠胀痛，经寒痛经；胃寒呕吐，寒凝气滞之脘腹胀痛。

14. 答案：D
解析：高良姜功效为散寒止痛，温中止呕，可治中寒腹痛、呕吐、泄泻；荜茇功效为温中散寒，行气止痛，善温中散寒、行气止痛，兼止呕、止泻，治中寒气滞之腹痛吐泻。

15. 答案：C
解析：荜茇功效为温中散寒，行气止痛。

16. 答案：E
解析：细辛的功效有祛风散寒，通窍，止痛，温肺化饮；干姜的功效为温中，回阳，温肺化饮。

17. 答案：E
解析：附子辛热，功善回阳救逆、温助脾阳；干姜辛热，重在温中，兼能回阳。两药相合，回阳救逆及温中之力大增，治亡阳证及中焦寒证效佳。

18. 答案：B
解析：吴茱萸既善温中散寒止痛，又能疏肝下气，还能燥湿助阳而止泻，不但是治中寒肝逆或寒郁肝脉诸痛之佳品，而且是治经寒痛经、寒湿脚气及虚寒泄泻之要药。

19. 答案：B
解析：附子功效为回阳救逆，补火助阳，散寒止痛；干姜功效为温中回阳，温肺化饮。

20. 答案：D
解析：附子不宜与半夏、瓜蒌、天花粉、川贝母、浙贝母、白蔹、白及同用。十八反言"半蒌贝蔹及攻乌"。

B 型题

[1~2]

答案：BE

解析：附子的功效为回阳救逆，补火助阳，散寒止痛。干姜的功效为温中，回阳，温肺化饮。

[3~4]

答案：BC

解析：附子的功效为回阳救逆，补火助阳，散寒止痛；肉桂的功效为补火助阳，引火归原，散寒止痛，温通经脉。

[5~6]

答案：ED

解析：吴茱萸善散寒特别是厥阴肝经之寒邪而止痛，主治中寒肝逆之厥阴头痛等。小茴香能散寒温肾暖肝而止痛，治寒疝、睾丸偏坠及经寒诸痛。

[7~10]

答案：EDBC

解析：花椒的功效为温中止痛，杀虫止痒；高良姜的功效为散寒止痛，温中止呕；荜茇的功效为温中散寒，行气止痛；丁香的功效为温中降逆，温肾助阳。

C 型题

[1~3]

答案：1. C　2. C　3. A

解析：四诊合参，可判断患者此次为胸痹进一步发展之真心痛发作，正虚阳脱型，治当速回阳救逆。附子辛热，功善回阳救逆、温助脾阳；干姜辛热，重在温中，兼能回阳。两药相合，回阳救逆及温中之力大增，治亡阳证及中焦寒证效佳。

附子辛热纯阳，峻烈有毒。内服：煎汤，3~15g，先煎30~60分钟，以减弱其毒性；或入丸散。丸药缓图，患者急性发病当以汤剂迅速救治。

X 型题

1. 答案：ABCDE

解析：附子辛热纯阳，峻烈有毒，入心、肾、脾经，药力颇强。上助心阳、中补脾阳、下壮肾阳，为补火助阳、回阳救逆之要药，治亡阳及阳虚诸证每用。其又辛热走散，为散阴寒、除风湿、止疼痛之猛药，治寒湿诸痛常投。

2. 答案：ACD

解析：吴茱萸的功效为散寒止痛，疏肝下气，燥湿止泻。

3. 答案：ADE

解析：温里药主要适用于里寒证，包括中焦寒证、心肾阳衰之亡阳证、肾阳虚证、寒滞肝脉之疝痛、风寒湿痹、经寒痛经等，兼治寒饮咳喘、虫积腹痛等。

4. 答案：ABCDE

解析：附子的主治病证有亡阳欲脱；肾阳不足、命门火衰之畏寒肢冷、阳痿、宫冷、尿频；脾肾阳虚之脘腹冷痛、泄泻、水肿；心阳虚衰之心悸、胸痹；寒湿痹痛，阳虚外感。

5. 答案：ADE

解析：干姜的主治病证有脾胃受寒或虚寒所致腹痛、呕吐、泄泻；亡阳欲脱；寒饮咳喘。

6. 答案：AC

解析：附子的功效为回阳救逆，补火助阳，散寒止痛；肉桂的功效为补火助阳，引火归原，散寒止痛，温通经脉。

7. 答案：ABCDE

解析：附子的功效为回阳救逆，补火助阳，散寒止痛；肉桂的功效为补火助阳，引火归原，散寒止痛，温通经脉；小茴香的功效为散寒止痛，理气和胃；高良姜的功效为散寒止痛，温中止呕；吴茱萸的功效为散寒止痛，疏肝下气，燥湿止泻。

8. 答案：BCD

解析：肉桂辛甘而热，功能补火助阳、散寒通脉；附子辛热，功能补火助阳、散寒止痛。两药相合，补火助阳、散寒止痛力强，治肾阳虚衰、脾肾阳衰及里寒重症可用。

9. 答案：BCDE

解析：肉桂是樟科植物肉桂的干燥树皮；砂仁是姜科植物阳春砂、绿壳砂或海南砂的干燥成熟果实；干姜是姜科植物姜的干燥根茎；高良姜是姜科植物高良姜的干燥根茎；草果是姜科植物草果的干燥成熟果实。

第八章 理气药

A 型题

1. 答案：D
解析：荔枝核功效为行气散结，祛寒止痛。
2. 答案：D
解析：陈皮的功效为理气调中，燥湿化痰。
3. 答案：E
解析：枳实的功效为破气消积，化痰除痞。
4. 答案：A
解析：木香的功效为行气止痛，健脾消食。
5. 答案：B
解析：香附的功效是疏肝理气，调经止痛。
6. 答案：C
解析：沉香的功效为行气止痛，温中止呕，温肾纳气。
7. 答案：E
解析：香附入肝经而善疏肝，入三焦经而善理气，故为疏肝理气之佳品，被李时珍誉为"气病之总司，女科之主帅"。
8. 答案：C
解析：沉香芳香辛散，温通祛寒，味苦质重，沉降下行，集理气、降逆、纳气于一身，且温而不燥、行而不泄，无破气之害，故为理气良药。
9. 答案：B
解析：川楝子的功效有行气止痛，杀虫，疗癣。
10. 答案：B
解析：薤白的功效为通阳散结，行气导滞。
11. 答案：A
解析：薤白辛散温通，苦泄滑利，上能散阴寒之凝结而温通胸阳，为治胸痹之要药；下能行大肠之滞气，为治胃肠气滞、泻痢后重之佳品。
12. 答案：B
解析：化橘红善理气散寒、燥湿化痰，兼消食。主治风寒咳嗽、喉痒痰多，兼食积者最宜。
13. 答案：C
解析：青皮的功效为疏肝破气，消积化滞。
14. 答案：A
解析：佛手、香橼、梅花三药的功效均为疏肝理气，和中，化痰。
15. 答案：E
解析：乌药的功效为行气止痛，温肾散寒。
16. 答案：D
解析：荔枝核微苦泄散，甘温能通，能行气、祛寒、散结而止痛，善治寒滞肝脉及肝胃不和所致诸痛。
17. 答案：D
解析：甘松的功效为行气止痛，开郁醒脾。
18. 答案：C
解析：橘红的功效为行气宽中，燥湿化痰，发表散寒。
19. 答案：B
解析：枳壳的功效为理气宽中，行滞消胀。
20. 答案：C
解析：柿蒂的功效为降逆止呃。
21. 答案：D
解析：青木香有小毒，多服易引起恶心呕吐，含马兜铃酸，对肾脏有损伤，故不宜过量或长期服用。
22. 答案：A
解析：玫瑰花的功效为行气解郁，活血止痛。

B 型题

[1~4]
答案：ECEC
解析：沉香行气止痛，温中止呕，温肾纳气。乌药行气止痛，温肾散寒。柿蒂降气止呃。枳实破气消积，化痰除痞。香橼疏肝理气，和中化痰。

[5~8]
答案：CADB
解析：枳实破气消积，化痰除痞。佛手疏肝理气，和中化痰。薤白通阳散结，行气导滞。青皮疏肝破气，消积化滞。柿蒂降气止呃。

[9~12]

答案：CADE

解析：川楝子行气止痛，杀虫，疗癣。香附疏肝理气，调经止痛。荔枝核功效为行气散结，祛寒止痛。化橘红理气宽中，燥湿化痰，消食。

[13~15]

答案：BEA

解析：陈皮理气调中，燥湿化痰。青皮疏肝破气，消积化滞。枳实破气消积，化痰除痞。甘松行气止痛，开郁醒脾。

[16~18]

答案：EAC

解析：橘红的功效为行气宽中，燥湿化痰，发表散寒；枳实的功效为破气消积，化痰除痞；枳壳的功效为理气宽中，行滞消胀。

X型题

1. 答案：ABCDE

解析：理气药味多辛苦，气多芳香，性多偏温，主归脾、胃、肝、肺经，善于行散或泄降，主能理气调中、疏肝解郁、理气宽胸、行气止痛、破气散结，兼能消积、燥湿。

2. 答案：CDE

解析：川楝子的主治病证有肝气郁滞或肝胃不和之胸胁、脘腹胀痛，疝气痛，虫积腹痛，头癣。

3. 答案：BD

解析：香附配高良姜：高良姜辛热，功善散寒止痛、温中止呕；香附辛平，功善疏肝理气止痛。两药相合，既温中散寒，又疏肝理气，且善止痛，治寒凝气滞、肝气犯胃之胃脘胀痛效佳。

4. 答案：AE

解析：香附辛散苦降，微甘能和，平而不偏，入肝经而善疏肝，入三焦经而善理气，故为疏肝理气之佳品，可治肝气郁滞之胸胁、脘腹胀痛，疝气痛；肝郁月经不调、痛经、乳房胀痛。青皮苦降下行，辛温行散，药力颇强，入肝、胆、胃经，可治肝气郁滞之胸胁、乳房胀痛或结块，乳痈，疝气痛。

5. 答案：ACE

解析：佛手功效疏肝理气，和中化痰。香橼功效为疏肝理气，和中化痰。香附功效为疏肝理气，调经止痛。青皮功效为疏肝破气，消积化滞。木香功效为行气止痛，健脾消食。

6. 答案：BCD

解析：沉香芳香辛散，温通祛寒，味苦质重，沉降下行，入脾、胃经，善行气止痛，降逆调中；丁香辛香温散沉降，药力较强，入脾、胃经，善温中降逆，治中寒呃逆；柿蒂苦能降泄，平而不偏，专入胃经，善降上逆之胃气而止呃。

第九章 消食药

A 型题

1. 答案：A
解析：麦芽的功效为消食和中，回乳，疏肝。

2. 答案：E
解析：山楂的功效为消食化积，活血散瘀。

3. 答案：D
解析：山楂入脾、胃经，善消食化积，治油腻肉积。

4. 答案：D
解析：麦芽的功效为消食和中，回乳，疏肝。

5. 答案：D
解析：麦芽能回乳，故妇女授乳期不宜服。

6. 答案：A
解析：莱菔子的功效为消食除胀，降气化痰。

7. 答案：C
解析：鸡内金的功效为运脾消食，固精止遗，化坚消石。

8. 答案：A
解析：丸剂中含金石、介类药时，常以神曲糊丸，以赋形、助消化。

9. 答案：B
解析：稻芽的功效为消食和中，健脾开胃。

B 型题

[1～4]
答案：ABCB
解析：麦芽的功效为消食和中，回乳，疏肝。槟榔杀虫，消积，行气，利水，截疟。莱菔子消食除胀，降气化痰。

[5～7]
答案：DBA
解析：神曲的功效为消食和胃，兼发表；稻芽的功效为消食和中，健脾开胃；鸡内金的功效为运脾消食，固精止遗，化坚消石。

X 型题

答案：ABDE
解析：鸡内金的主治病证有食积不化，消化不良，小儿疳积；遗尿，遗精；泌尿系或肝胆结石症。

第十章 驱虫药

A 型题

1. 答案：A

解析：服用使君子时，小儿每岁每天 1~1.5 粒，每日总量不超过 20 粒。

2. 答案：B

解析：使君子甘温气香，入脾、胃经。善杀虫、消积，既为治蛔虫、蛲虫病之佳品，又为治小儿疳积之要药。

3. 答案：A

解析：苦楝皮的功效为杀虫、疗癣。外用能除湿热、杀灭皮肤寄生虫及抑制致病真菌，治头癣、疥疮。

4. 答案：D

解析：槟榔的功效为杀虫、消积、行气、利水、截疟。

5. 答案：E

解析：贯众生用苦寒清泄，既杀虫，又清热解毒，治多种肠道寄生虫病、风热感冒及温毒发斑。炒炭则兼涩味，清泄与收敛并举，能凉血收敛而止血，治血热出血。

6. 答案：B

解析：雷丸杀虫成分为蛋白酶，受热（60℃左右）或酸作用下易被破坏失效，而在碱性环境中使用则作用最强，故入煎剂无驱绦虫作用。

7. 答案：C

解析：南瓜子主杀绦虫，兼杀蛔虫、钩虫及血吸虫，兼能润肠通便。

8. 答案：E

解析：榧子的功效为杀虫、消积、润肠通便、润肺止咳。

9. 答案：D

解析：鹤草芽苦凉泄降，善杀绦虫，兼泻下而利于虫体排出，为治绦虫病之要药，部分患者服药后有轻度恶心呕吐反应。

B 型题

[1~4]

答案：DBDE

解析：鸡内金运脾消食，固精止遗，化坚消石。贯众杀虫，清热解毒，止血。苦楝皮杀虫，疗癣。

[5~7]

答案：ECD

解析：南瓜子内服：生用连壳或去壳后研细粉，60~120g，冷开水调服；雷丸驱杀绦虫每次 12~18g；槟榔单用驱杀绦虫、姜片虫，须用 30~60g。

X 型题

1. 答案：ABCDE

解析：槟榔的主治病证有绦虫病、姜片虫病、蛔虫病、蛲虫病、钩虫病等。食积气滞之腹胀、便秘、泻痢里急后重。水肿，脚气浮肿。疟疾。

2. 答案：CE

解析：苦楝皮苦，寒，有毒；贯众，苦，微寒，有小毒。

3. 答案：BCE

解析：驱虫药一般应在空腹时服，以使药物充分作用于虫体，而保证疗效；部分药物有毒，使用时应注意剂量，以免中毒；在发热或腹痛较剧时，宜先清热或止痛，待缓解后再使用驱虫药；孕妇及老弱患者应慎用。

第十一章 止血药

A 型题

1. 答案：C
解析：蒲黄的功效为活血祛瘀，收敛止血，利尿通淋。

2. 答案：D
解析：侧柏叶凉血止血，祛痰止咳，生发乌发。

3. 答案：D
解析：茜草凉血，祛瘀，止血，通经。

4. 答案：D
解析：大蓟与小蓟的功效均为凉血止血，散瘀消痈。

5. 答案：E
解析：小蓟苦凉清泄，甘能解毒，入心、肝经，功似大蓟而力稍弱，亦常用治血热出血及热毒疮肿，且兼利尿，最善治尿血、血淋。

6. 答案：B
解析：地榆善泄热凉血、收敛止血，治血热妄行，尤宜下焦出血。

7. 答案：B
解析：对于大面积烧伤，不宜使用地榆制剂外涂，以防其所含水解型鞣质被机体大量吸收而引起中毒性肝炎。

8. 答案：C
解析：白茅根的功效为凉血止血，清热生津，利尿通淋。入肺、胃气分，能清肺胃蕴热而生津止呕，治热病、胃热、肺热所常用；入膀胱经，能清利湿热而利尿，为治湿热蕴结之佳品。

9. 答案：B
解析：白及的功效为收敛止血，消肿生肌。

10. 答案：E
解析：三七的功效为化瘀止血，活血定痛，还兼补虚而强体。

11. 答案：A
解析：茜草的功效为凉血，祛瘀，止血，通经。

12. 答案：C
解析：蒲黄的功效为活血祛瘀，收敛止血，利尿通淋。

13. 答案：D
解析：艾叶的功效为温经止血，散寒止痛。

14. 答案：C
解析：槐花的功效为凉血止血，清肝泻火。

15. 答案：B
解析：侧柏叶的主治病证有各种出血证；肺热咳喘痰多；血热脱发，须发早白，烫伤（外用）。

16. 答案：E
解析：苎麻根的功效为凉血止血，清热安胎，利尿，解毒。

17. 答案：E
解析：仙鹤草的功效为收敛止血，止痢，截疟，解毒，杀虫，补虚。

18. 答案：B
解析：炮姜的功效为温经止血，温中止痛。

19. 答案：A
解析：棕榈炭苦涩性平，入肺、肝与大肠经，专收敛止血，治出血无瘀者最佳。

20. 答案：A
解析：紫珠叶的功效为收敛凉血止血，散瘀解毒消肿。

21. 答案：E
解析：藕节止血而不留瘀，可治各种出血。鲜品平而偏凉，兼热者宜用；炒炭平而偏温，无论寒热皆可。血热出血夹瘀宜生用；虚寒出血宜炒炭用。

22. 答案：E
解析：鸡冠花的功效为收敛止血，凉血，止带，止痢。

23. 答案：B
解析：景天三七的功效为化瘀止血，宁心安神，解毒。

24. 答案：B
解析：血余炭的功效为收敛化瘀止血，利尿。

B 型题

[1~3]

答案：ACE

解析：小蓟的功效为凉血止血，散瘀消痈。三七的功效为化瘀止血，活血定痛。白茅根的功效为凉血止血，清热生津，利尿通淋。

[4~6]

答案：CEA

解析：艾叶温经止血，散寒止痛。槐花凉血止血，清肝泻火。苎麻根凉血止血，清热安胎，利尿，解毒。

[7~8]

答案：AD

解析：炮姜温经止血，温中止痛。大蓟凉血止血，散瘀消痈。

[9~11]

答案：CBA

解析：地榆的功效为凉血止血，解毒敛疮。蒲黄的功效为活血祛瘀，收敛止血，利尿通淋。鸡冠花的功效为收敛止血，凉血，止带，止痢。

[12~15]

答案：BDAC

解析：紫珠叶既凉血收敛而止血，又清热解毒而疗疮。治血热出血，属肺胃蕴热者尤佳；治烧伤与疮疡，外用内服皆善。鸡冠花的功效为收敛止血，凉血，止带，止痢。白及治体内外出血，最宜肺胃损伤之咳血、吐血，以及肺痈咳吐脓血。仙鹤草的功效为收敛止血，止痢，截疟，解毒，杀虫，补虚。

C 型题

[1~3]

答案：1. A 2. C 3. A

解析：白及微寒黏涩，功善收敛止血、消肿生肌；三七性温，功善化瘀止血、消肿定痛，且不伤正。两药相合，行止并施，止血力增强而不留瘀，可治各种出血，内服外用皆宜。三七的功效为化瘀止血，活血定痛。白及反乌头，不宜与附子、川乌、制川乌、草乌、制草乌同用，十八反言"半蒌贝蔹及攻乌"。

X 型题

1. 答案：BCDE

解析：止血药按其性能功效及临床应用，分为凉血止血药、化瘀止血药、收敛止血药、温经止血药四类。

2. 答案：ABCD

解析：血余炭的功效为收敛化瘀止血，利尿；苎麻根的功效为凉血止血，清热安胎，利尿，解毒；蒲黄的功效为活血祛瘀，收敛止血，利尿通淋；白茅根的功效为凉血止血，清热生津，利尿通淋。

3. 答案：ADE

解析：艾叶的主治病证为虚寒性崩漏下血、胎漏；经寒痛经，月经不调，带下清稀，宫冷不孕；脘腹冷痛；湿疹瘙痒（外用）。

4. 答案：ABCD

解析：地榆能泻火解毒、敛疮，治烫伤及疮疡，但大面积烧伤不宜；紫珠叶治烧伤与疮疡，外用内服皆善；白及治烫伤、皮肤皲裂、肛裂，外用能促进创口愈合；侧柏叶外用治烫伤有功。

5. 答案：BCDE

解析：血余炭的功效为收敛化瘀止血，利尿；藕节既收敛止血，又略兼化瘀，且药力和缓；蒲黄的功效为活血祛瘀，收敛止血，利尿通淋。紫珠叶的功效为收敛凉血止血，散瘀解毒消肿。

6. 答案：CD

解析：三七既化瘀而止血，又活血而止痛，还兼补虚而强体，具有止血而不留瘀、化瘀而不伤正之长，为治出血、瘀血诸证之良药，兼体虚者更宜。仙鹤草的功效为收敛止血，止痢，截疟，解毒，杀虫，补虚。

7. 答案：ABCD

解析：仙鹤草的主治病证有咳血、衄血、吐血、尿血、便血、崩漏；久泻、久痢；疟疾、痈肿疮毒；滴虫性阴道炎所致的阴痒带下；脱力劳伤。

第十二章　活血祛瘀药

A 型题

1. 答案：C
解析：西红花内服时，煎汤，1~3g；或沸水泡服，或入丸散。

2. 答案：D
解析：莪术破血行气，消积止痛。

3. 答案：B
解析：川芎善活血行气，祛风止痛。治血瘀气滞诸痛，兼寒者最宜，被前人誉为"血中之气药"。

4. 答案：A
解析：延胡索醋制可增强止痛作用。

5. 答案：D
解析：郁金的功效为活血止痛，行气解郁，凉血清心，利胆退黄。

6. 答案：D
解析：莪术既破血行气而止痛消癥，又行气消积而除胀止痛，主治血瘀与食积之重症。

7. 答案：A
解析：丹参的功效为活血祛瘀，通经止痛，清心除烦，凉血消痈。

8. 答案：E
解析：益母草的功效为活血祛瘀，利尿消肿，清热解毒。

9. 答案：C
解析：红花辛散温通，功能活血祛瘀、通经止痛；桃仁甘润苦降性平，功能活血祛瘀、润肠通便。两药相合，相得益彰，活血祛瘀力增强，凡瘀血证即可投用。

10. 答案：D
解析：川牛膝的功效为逐瘀通经，通利关节，利尿通淋，引血下行；怀牛膝的功效为活血通经，利尿通淋，引血下行，补肝肾，强筋骨。

11. 答案：B
解析：水蛭善破瘀血，通经脉，消癥积，为破血逐瘀消癥之良药，血瘀重症每每投用。

12. 答案：E
解析：乳香主活血，兼行气，善散瘀通络而止痛伸筋，消肿生肌而愈疮疗疮，被誉为外伤科要药。

13. 答案：A
解析：没药的功效为活血止痛，消肿生肌。

14. 答案：D
解析：姜黄善活血行气、通经止痛，兼散风寒湿邪，并横走肢臂。治血瘀气滞诸痛，兼寒者尤宜；治风湿肩臂痛，以寒凝阻络者最佳。

15. 答案：C
解析：鸡血藤的功效为活血补血，调经止痛，舒筋活络。

16. 答案：E
解析：苏木的功效为活血祛瘀，消肿止痛。

17. 答案：B
解析：五灵脂的功效为活血止痛，化瘀止血，解蛇虫毒。

18. 答案：C
解析：土鳖虫的功效为破血逐瘀，续筋接骨。

19. 答案：E
解析：血竭的功效为活血定痛，化瘀止血，生肌敛疮。

20. 答案：C
解析：刘寄奴的功效为破血通经，散寒止痛，消食化积。

21. 答案：E
解析：北刘寄奴的功效为活血祛瘀，通经止痛，凉血止血，清热利湿。

22. 答案：E
解析：穿山甲的主治病证有瘀血经闭、癥瘕痞块，跌打肿痛；痹痛拘挛，中风瘫痪，麻木拘挛；乳汁不下；痈肿疮毒，瘰疬痰核。

23. 答案：E
解析：王不留行的主治病证有血瘀痛经、经闭、难产；乳汁不下，乳痈肿痛；淋证涩痛，小便

24. 答案：A

解析：月季花的功效为活血调经，疏肝解郁。

25. 答案：D

解析：干漆的功效为破血祛瘀，杀虫。

26. 答案：D

解析：自然铜的功效为散瘀止痛，接骨疗伤。

27. 答案：B

解析：血竭研末内服，用量为1～2g。

28. 答案：C

解析：郁金配伍石菖蒲既化湿豁痰，又清心开窍，治痰火或湿热蒙蔽清窍之神昏、癫狂、癫痫。

29. 答案：A

解析：人参畏五灵脂，十九畏言"人参最怕五灵脂"。

B型题

[1～3]

答案：CDE

解析：水蛭的功效为破血逐瘀，通经；乳香的功效为活血止痛，消肿生肌；五灵脂的功效为活血止痛，化瘀止血，解蛇虫毒。

[4～6]

答案：ECD

解析：丹参的功效是活血祛瘀，通经止痛，清心除烦，凉血消痈。牛膝的功效是活血通经，利尿通淋，引血下行，补肝肾，强筋骨。桃仁的功效是活血祛瘀，润肠通便，止咳平喘。

[7～10]

答案：BDEB

解析：鸡血藤活血补血，调经止痛，舒筋活络。苏木活血祛瘀，消肿止痛。川牛膝逐瘀通经，通利关节，利尿通淋，引血下行。虎杖利湿退黄，清热解毒，活血祛瘀，化痰止咳，泻下通便。

[11～12]

答案：CE

解析：没药活血止痛，消肿生肌。益母草活血祛瘀，利尿消肿，清热解毒。

[13～16]

答案：ECDB

解析：莪术既破血行气而止痛消癥，又行气消积而除胀止痛，主治血瘀与食积之重症；姜黄治风湿肩臂痛，以寒凝络者最佳；川芎治头痛，属寒、血瘀者最佳；益母草治水瘀互阻之水肿及热毒瘀结之疮疹。

[17～20]

答案：AECB

解析：苏木的功效为活血祛瘀，消肿止痛；干漆的功效为破血消癥，杀虫；自然铜的功效为散瘀止痛，接骨疗伤；水蛭的功效为破血逐瘀，通经。

[21～24]

答案：CABE

解析：没药的功效为活血止痛，消肿生肌；血竭的功效为活血定痛，化瘀止血，生肌敛疮；土鳖虫的功效为破血逐瘀，续筋接骨；穿山甲的功效为活血消癥，通经下乳，消肿排脓。

X型题

1. 答案：ABCDE

解析：郁金活血止痛，行气解郁，凉血清心，利胆退黄。主治病证有胸腹胁肋胀痛或刺痛，月经不调，痛经，癥瘕痞块。热病神昏，癫痫发狂。血热吐血、衄血、尿血，妇女倒经。湿热黄疸，肝胆或泌尿系结石症。

2. 答案：AC

解析：桃仁活血祛瘀，润肠通便，止咳平喘。

3. 答案：ACE

解析：延胡索的功效为活血，行气，止痛。

4. 答案：BCD

解析：益母草的功效为活血祛瘀，利尿消肿，清热解毒。

5. 答案：ABCDE

解析：活血化瘀药主要适用于血行不畅、瘀血阻滞所引起的多种疾病，如瘀血内阻之经闭、痛经、月经不调、产后瘀阻腹痛、癥瘕、胸胁脘腹痛、跌打损伤肿痛、瘀血肿痛、关节痹痛、痈肿疮疡、瘀血阻滞经脉所致的出血等。

6. 答案：ACDE

解析：川芎的主治病证有月经不调，痛经，经闭，难产，产后瘀阻腹痛。胸痹心痛，胁肋作痛，肢体麻木，跌打损伤，疮痈肿痛。头痛，风湿痹痛。

7. 答案：BCE

解析：丹参的功效为活血祛瘀，通经止痛，清心除烦，凉血消痈；西红花的功效为活血祛瘀，凉血解毒，解郁安神；郁金的功效为活血止痛，行气解郁，凉血清心，利胆退黄。

8. 答案：ABC

解析：川牛膝的功效为逐瘀通经，通利关节，利尿通淋，引血下行；怀牛膝的功效为活血通经，利尿通淋，引血下行，补肝肾，强筋骨。

9. 答案：ACE

解析：乳香的功效为主活血，兼行气，活血止痛，消肿生肌；川芎活血行气，祛风止痛；郁金的功效为活血止痛，行气解郁，凉血清心，利胆退黄。

10. 答案：BCD

解析：丹参的功效为活血祛瘀，通经止痛，清心除烦，凉血消痈；郁金的功效为活血止痛，行气解郁，凉血清心，利胆退黄。

11. 答案：ABCDE

解析：益母草的主治病证有月经不调，痛经，经闭，产后瘀阻腹痛，跌打伤痛；小便不利，水肿；疮痈肿毒，皮肤痒疹。

12. 答案：ABCD

解析：刘寄奴的主治病证有经闭，产后腹痛，癥瘕；跌打损伤，创伤出血；食积腹痛，赤白痢疾。

13. 答案：BE

解析：牛膝、黄柏、苍术三药相合，不但清热燥湿力强，而且善走下焦，故善治下焦湿热之足膝肿痛、痿软无力及湿疹、湿疮等。

14. 答案：BCDE

解析：活血化瘀药大多能耗血动血、破血通经，其中部分药还有堕胎、消癥作用，故妇女月经量多、血虚经闭无瘀及出血无瘀者忌用，孕妇慎用或禁用。

15. 答案：BE

解析：郁金的功效为活血止痛，行气解郁，凉血清心，利胆退黄；姜黄的功效为破血行气，通经止痛。

第十三章 化痰止咳平喘药

A 型题

1. 答案：A
解析：白前的功效为降气祛痰止咳。

2. 答案：D
解析：天南星燥湿化痰，祛风止痉，散结消肿。

3. 答案：C
解析：半夏可燥湿化痰，降逆止呕，消痞散结。天南星可燥湿化痰，祛风止痉，散结消肿。

4. 答案：D
解析：款冬花润肺下气，止咳化痰。

5. 答案：E
解析：半夏的功效为燥湿化痰，降逆止呕，消痞散结；浙贝母的功效为清热化痰，散结消肿；白附子的功效为燥湿化痰，祛风止痉，解毒散结。

6. 答案：C
解析：半夏内服用制半夏，不同炮制品功效有别。法半夏长于燥湿，姜半夏长于降逆止呕，清半夏长于化痰，竹沥半夏长于清热化痰，生半夏外用。

7. 答案：C
解析：半夏反乌头，不宜与附子、川乌、制川乌、草乌、制草乌同用。十八反言"半蒌贝蔹及攻乌"。

8. 答案：A
解析：芥子的功效为温肺祛痰，利气散结，通络止痛。

9. 答案：D
解析：桔梗的功效为宣肺，利咽，祛痰，排脓。

10. 答案：B
解析：旋覆花的功效为消痰行水，降气止呕。

11. 答案：A
解析：瓜蒌的功效为清肺润燥化痰，利气宽胸，消肿散结，润肠通便。

12. 答案：C
解析：川贝母善清肺化痰、润肺止咳，为肺热燥咳及虚劳咳嗽之要药，能开郁散结，治痰热或火郁胸闷、疮肿瘰疬。

13. 答案：E
解析：竹茹甘而微寒，清化凉泄，入肺、胃、胆经。既清热化痰而止咳、除烦，为治痰热咳嗽及胆火夹痰之良药；又清胃而止呕，为治胃热呕吐之要药；还清热而安胎，为治胎热胎动所常用。

14. 答案：E
解析：天竺黄的功效为清热化痰，清心定惊。

15. 答案：B
解析：白前苦降多，辛散少，性微温，不燥热，入肺经。善降气祛痰而止咳，为肺家要药，凡咳喘无论寒热皆可酌投，属寒者最宜。

16. 答案：A
解析：黄药子的功效为化痰软坚散结，清热解毒，凉血止血。

17. 答案：C
解析：瓦楞子的功效为消痰化瘀，软坚散结，制酸止痛。

18. 答案：D
解析：海蛤壳的功效为清热化痰，软坚散结，利尿消肿，制酸止痛。

19. 答案：E
解析：海浮石的功效为清热化痰，软坚散结，通淋。

20. 答案：E
解析：礞石入肺经，善下气坠痰，为治顽痰咳喘之佳品，又入肝经，能平肝镇惊，为治痰积惊痫之良药。

21. 答案：D
解析：百部善润肺止咳，为治新久咳嗽之要药，最宜痨嗽及百日咳，善杀虫灭虱，为治头虱、体虱、蛲虫病之佳品。

22. 答案：A
解析：桑白皮的功效为泻肺平喘，利水消肿。

23. 答案：D
解析：紫菀的功效为润肺下气，化痰止咳。

24. 答案：E
解析：款冬花的功效为润肺下气，止咳化痰。
25. 答案：C
解析：枇杷叶的功效为清肺止咳，降逆止呕。
26. 答案：E
解析：马兜铃含马兜铃酸，可损害肾脏，故不宜大量或长期服用，儿童及老年人慎用，孕妇、婴幼儿及肾功能不全者禁用。
27. 答案：C
解析：白果的功效为敛肺平喘，止带缩尿。
28. 答案：E
解析：胖大海清宣肺气，清肠通便，因力缓，故多用于轻症。
29. 答案：B
解析：洋金花有毒，内服：入丸散，0.3～0.6g，亦可做卷烟分次燃吸（一日量不超过1.5g）。
30. 答案：A
解析：芥子既温肺脏、豁寒痰、利气机，又通经络、散寒结、止疼痛，善治寒痰及痰饮诸证，尤以痰在皮里膜外及经络者最宜。
31. 答案：D
解析：天南星功效为燥湿化痰，祛风止痉，散结消肿；白附子功效为燥湿化痰，祛风止痉，解毒散结。
32. 答案：A
解析：芥子的功效为温肺祛痰、利气散结、通络止痛。
33. 答案：E
解析：旋覆花的功效为消痰行水，降气止呕。
34. 答案：A
解析：川贝母的功效为清热化痰，润肺止咳，散结消痈；浙贝母的功效为清热化痰，散结消肿。
35. 答案：C
解析：黄药子苦寒有毒，多服久服可致吐泻腹痛，故不宜过量或久服，脾胃虚寒者慎服，又对肝脏具有一定损害性，故肝病患者忌服，长期用药者应定期检查肝功能。
36. 答案：E
解析：马兜铃含马兜铃酸，可损害肾脏，故不宜大量或长期服用，儿童及老年人慎用，孕妇、婴幼儿及肾功能不全者禁用。

37. 答案：B
解析：白果甘苦涩敛，性平不偏，并有小毒，入肺、肾经，既敛肺化痰而平喘，又收涩除湿而止带缩尿，善治咳喘痰嗽、白浊带下、尿频遗尿。
38. 答案：E
解析：洋金花辛温燥散，有毒力强，入肺、肝经，既平喘止咳，治咳喘无痰、喘息难平，内服、燃吸皆宜，又麻醉镇痛，治痛证，内服、外用皆可，兼止痉，治小儿慢惊。
39. 答案：D
解析：芥子辛散温通，气锐走窜，专入肺经，既温肺脏、豁寒痰、利气机，又通经络、散寒结、止疼痛。善治寒痰及痰饮诸证，尤以痰在皮里膜外及经络者最宜。
40. 答案：B
解析：川贝母善清肺化痰、润肺止咳，为肺热燥咳及虚劳咳嗽之要药；能开郁散结，治痰热或火郁胸闷、疮肿瘰疬。

B型题

[1～4]
答案：BABD
解析：海藻消痰软坚，利水消肿。竹沥清热滑痰。昆布消痰软坚，利水消肿。白果敛肺平喘，止带缩尿。

[5～7]
答案：BCD
解析：桔梗苦泄辛散，性平不偏，质轻上浮，专入肺经，既善开宣肺气、祛痰利咽，又兼排脓，主治咳嗽痰多、咽痛音哑及肺痈吐脓。前胡苦泄辛散，微寒，能清降气祛痰，宣散风热。白前苦降多，辛散少，性微温，不燥热，入肺经，善降气祛痰而止咳，为肺家要药，凡咳喘无论寒热皆可酌投，属寒者最宜。

[8～10]
答案：CBA
解析：海藻消痰软坚，利水消肿。葶苈子泻肺平喘，利水消肿。旋覆花消痰行水，降气止呕。

[11～14]
答案：DAEB
解析：川贝母的功效为清热化痰，润肺止咳，散结消痈；百部的功效为润肺止咳，杀虫灭虱；黄药子的功效为化痰软坚散结，清热解毒，凉血止血；枇杷叶的功效为清肺止咳，降逆止呕。

[15~18]

答案：EDCA

解析：麻黄的功效为发汗解表，宣肺平喘，利水消肿；白果的功效为敛肺平喘，止带缩尿；桑白皮的功效为泻肺平喘，利水消肿；苦杏仁的功效为降气止咳平喘，润肠通便。

[19~22]

答案：EDCA

解析：半夏的功效为燥湿化痰，降逆止呕，消痞散结；天南星的功效为燥湿化痰，祛风止痉，散结消肿；金荞麦的功效为清热解毒，祛痰排脓，散瘀止痛，健脾除湿；芥子的功效为温肺祛痰，利气散结，通络止痛。

[23~26]

答案：BDEA

解析：川贝母的功效是清热化痰，润肺止咳，散结消痈；百部的功效是润肺止咳，杀虫灭虱；竹茹的功效是清热化痰，除烦止呕，安胎；天竺黄的功效是清热化痰，清心定惊。

[27~30]

答案：CAED

解析：紫苏子的功效有降气化痰，止咳平喘，润肠通便；桑白皮的功效有泻肺平喘，利水消肿；瓦楞子的功效有消痰化瘀，软坚散结，制酸止痛；马兜铃的功效为清肺化痰，止咳平喘，清肠疗痔。

C 型题

[1~5]

答案：1. B　2. E　3. C　4. E　5. E

解析：半夏的功效为燥湿化痰，降逆止呕，消痞散结。陈皮配半夏：陈皮辛苦温，功能理气健脾、燥湿化痰；半夏辛温，功能燥湿化痰。两药相合，燥湿化痰力强，凡痰湿阻中、停饮均可择用。法半夏长于燥湿，姜半夏长于降逆止呕，清半夏长于化痰，竹沥半夏长于清热化痰，生半夏外用。半夏温燥，故阴虚燥咳、出血证者忌服，热痰者慎服，生品毒大，一般不作内服，半夏反乌头，不宜与附子、川乌、制川乌、草乌、制草乌同用。

X 型题

1. 答案：ABD

解析：半夏为燥湿化痰，降逆止呕，消痞散结。

2. 答案：DE

解析：紫苏子降气化痰，止咳平喘，润肠通便。

3. 答案：AE

解析：苦杏仁降气止咳平喘，润肠通便。紫苏子降气化痰，止咳平喘，润肠通便。

4. 答案：AC

解析：紫菀润肺下气，化痰止咳。百部润肺止咳，杀虫灭虱。

5. 答案：ABDE

解析：半夏温燥，故阴虚燥咳、出血证忌服，热痰者慎服。生品毒大，一般不作内服。反乌头，不宜与附子、川乌、制川乌、草乌、制草乌同用。

6. 答案：BD

解析：半夏的功效为燥湿化痰，降逆止呕，消痞散结；天南星的功效为燥湿化痰，祛风止痉，散结消肿；白附子的功效为燥湿化痰，祛风止痉，解毒散结。

7. 答案：BCDE

解析：乌头不宜与半夏、白蔹、瓜蒌、川贝母、浙贝母、白及等同用，十八反言"半蒌贝蔹及攻乌"。

8. 答案：ABE

解析：海蛤壳的功效为清热化痰，软坚散结，利尿消肿，制酸止痛；黄药子的功效为化痰软坚散结，清热解毒，凉血止血；海浮石的功效为清热化痰，软坚散结，通淋。

9. 答案：CD

解析：海藻与昆布的功效均为消痰软坚，利水消肿。

10. 答案：ABDE

解析：半夏燥湿化痰，降逆止呕，消痞散结；旋覆花消痰行水，降气止呕；竹茹清热化痰，除烦止呕，安胎；枇杷叶清肺止咳，降逆止呕。

11. 答案：AC

解析：胖大海清宣肺气，清肠通便；马兜铃清肺化痰，止咳平喘，清肠疗痔。

12. 答案：ABCD

解析：百部的主治病证包括新久咳嗽，百日咳，肺痨咳嗽；蛲虫病，头虱，体虱。

13. 答案：BCDE

解析：白果的主治病证包括咳喘气逆痰多；白浊，带下，尿频遗尿。

14. 答案：AB

解析：葶苈子的主治病证包括痰壅肺实咳喘；浮肿尿少，小便不利。

15. 答案：ABCDE

解析：白附子的主治病证包括中风痰壅，口眼㖞斜，破伤风，惊风癫痫，偏正头痛；毒蛇咬伤，瘰疬痰核。

16. 答案：ABCDE

解析：竹茹的主治病证包括肺热咳嗽、咳痰黄稠；痰火内扰之心烦失眠；胃热呕吐，妊娠恶阻；胎热胎动。

17. 答案：ABDE

解析：芥子的主治病证包括寒痰咳喘，悬饮胁痛；痰阻经络之肢体关节疼痛，阴疽流注。

18. 答案：ABCDE

解析：天南星温燥有毒，故阴虚燥咳者忌服，孕妇慎服，生品毒大，一般不作内服；白附子温燥有毒，故孕妇慎服；礞石质重而善沉坠，故孕妇忌服；马兜铃含马兜铃酸，可损害肾脏，故不宜大量或长期服用，儿童及老年人慎用，孕妇、婴幼儿及肾功能不全者禁用；洋金花有剧毒，应严格控制用量，痰热咳痰不利者不宜，因含有东莨菪碱、莨菪碱及阿托品等，故孕妇、青光眼、高血压及心动过速者忌服。

第十四章 安神药

A 型题

1. 答案：B

解析：龙骨甘涩微寒，入心、肝经，生煅用性效有别。生用微寒质重镇潜，长于镇惊安神、平肝潜阳，治心神不安、肝阳上亢常用。煅后平而涩敛，内服收敛固脱，治滑脱之证每投；外用收湿敛疮，治湿疹湿疮可选。

2. 答案：B

解析：朱砂有镇心安神，清热解毒之功，磁石有镇惊安神，平肝潜阳，聪耳明目，纳气平喘之效。朱砂与磁石相须为用，增加了重镇安神之效。

3. 答案：B

解析：朱砂有毒，故内服不宜过量或久服，以免汞中毒；孕妇及肝肾功能不正常者慎服。火煅能析出水银而有大毒，故忌火煅。

4. 答案：D

解析：琥珀的功效为安神定惊，活血散瘀，利尿通淋。

5. 答案：B

解析：珍珠的功效为安神定惊，明目除翳，解毒敛疮，润肤祛斑。

6. 答案：E

解析：酸枣仁的功效为养心安神，敛汗。

7. 答案：C

解析：远志既助心阳、益心气，使肾气上交于心而安神益智，又祛痰而开窍，善治心神不安或痰阻心窍诸证。

8. 答案：A

解析：夜交藤的功效为养心安神，祛风通络。

9. 答案：D

解析：合欢皮的功效为解郁安神，活血消肿。

10. 答案：C

解析：柏子仁的功效为养心安神，润肠通便，止汗。

B 型题

[1~3]

答案：DCB

解析：酸枣仁养心安神，敛汗。柏子仁养心安神，润肠通便，止汗。夜交藤养心安神，祛风通络。

[4~6]

答案：ADB

解析：朱砂研末冲或入丸散，0.1~0.5g；磁石煎汤，9~30g，打碎先下；琥珀研末冲或入丸散，1.5~3g。

X 型题

1. 答案：ABCE

解析：磁石镇惊安神，平肝潜阳，聪耳明目，纳气平喘之效。

2. 答案：CE

解析：远志的功效为安神益智，祛痰开窍，消散痈肿。

第十五章　平肝息风药

A 型题

1. 答案：E
解析：石决明平肝潜阳，清肝明目。

2. 答案：D
解析：赭石的主治病证为肝阳上亢之头晕目眩。嗳气，呃逆，呕吐，喘息。血热气逆之吐血、衄血、崩漏。

3. 答案：B
解析：牡蛎咸而微寒，入肝、肾经，生用、煅用功异。生用质重镇潜，味咸软坚，善平肝潜阳、镇惊安神、软坚散结，并兼益阴。煅用性涩收敛，善收敛固涩、制酸止痛。

4. 答案：E
解析：全蝎息风止痉，攻毒散结，通络止痛。

5. 答案：D
解析：珍珠母的功效为平肝潜阳，清肝明目，安神定惊，收湿敛疮。

6. 答案：A
解析：蒺藜的功效为平肝，疏肝，祛风明目，散风止痒。

7. 答案：C
解析：罗布麻叶的功效为平肝清热，降血压，利水。

8. 答案：C
解析：羚羊角入煎剂宜另煎 2 小时以上，与煎好的药液合对。

9. 答案：D
解析：羚羊角的功效为平肝息风，清肝明目，凉血解毒。

10. 答案：E
解析：钩藤的功效为息风止痉，清热平肝。

11. 答案：B
解析：天麻甘缓不峻，性平不偏，质润不燥，专归于肝。善息风止痉、平抑肝阳，治肝阳、肝风诸证，无论寒热虚实皆宜。

12. 答案：C
解析：全蝎与蜈蚣的功效为息风止痉、攻毒散结、通络止痛。

13. 答案：A
解析：地龙的功效为清热息风，平喘，通络，利尿。

14. 答案：C
解析：平肝息风药主要适用于肝阳上亢之头晕目眩、肝风内动、癫痫抽搐、小儿惊风、破伤风等证。

15. 答案：A
解析：蒺藜苦、辛，平，有小毒，归肝经。蜈蚣辛，温，有毒，归肝经。

16. 答案：D
解析：钩藤甘凉清解，质轻兼透，主入肝经，兼入心包。善平肝阳、息肝风、清肝热，兼透散风热之邪。

17. 答案：C
解析：牡蛎的主治病证有阴虚阳亢之头晕目眩，阴虚动风；烦躁不安，心悸失眠；瘰疬痰核，癥瘕积聚；自汗，盗汗，遗精，带下，崩漏；胃痛泛酸。

18. 答案：B
解析：钩藤内服：煎汤，3～12g，后下，或入丸散。

19. 答案：A
解析：地龙的主治病证有高热神昏狂躁，急惊风，癫痫抽搐；肺热喘哮；痹痛肢麻，半身不遂；小便不利，尿闭不通。

20. 答案：E
解析：石决明平肝清肝宜生用，点眼应煅后水飞用。

B 型题

[1～3]
答案：EDB
解析：珍珠母平肝潜阳，清肝明目，安神定惊，收湿敛疮。蒺藜平肝，疏肝，祛风明目，散风止痒。罗布麻叶平肝清热，降血压，利水。

[4～7]

答案：BBDB

解析：蒺藜平肝，疏肝，祛风明目，散风止痒。石决明平肝潜阳，清肝明目。地龙清热息风，平喘，通络，利尿。蜈蚣息风止痉，攻毒散结，通络止痛。

[8～11]

答案：DCEB

解析：天麻的功效为息风止痉，平抑肝阳，祛风通络；羚羊角的功效为平肝息风，清肝明目，凉血解毒；僵蚕的功效为息风止痉，祛风止痛，化痰散结；珍珠母的功效为平肝潜阳，清肝明目，安神定惊，收湿敛疮。

[12～15]

答案：ADCB

解析：牡蛎的功效为平肝潜阳，镇惊安神，软坚散结，收敛固涩，制酸止痛；钩藤的功效为息风止痉，清热平肝；蜈蚣的功效为息风止痉，攻毒散结，通络止痛；赭石的功效为平肝潜阳，重镇降逆，凉血止血。

[16～19]

答案：ECBA

解析：羚羊角内服：煎汤，1～3g，宜另煎2小时以上，与煎好的药液合对；蜈蚣内服：煎汤，3～5g；全蝎内服：煎汤，3～6g，研末每次0.6～1g；僵蚕内服：煎汤，5～9g，研末每次1～1.5g。

X型题

1. 答案：ABCD

解析：羚羊角平肝息风，清肝明目，凉血解毒。

2. 答案：ABCDE

解析：石决明主治肝阳上亢的头晕目眩；钩藤主治肝阳上亢之头晕目眩；羚羊角主治肝阳上亢之头晕目眩；天麻主治肝阳上亢之头痛眩晕；赭石主治肝阳上亢之头晕目眩。

3. 答案：CDE

解析：天麻的功效为息风止痉，平抑肝阳，祛风通络；钩藤的功效为息风止痉，清热平肝；羚羊角的功效为平肝息风，清肝明目，凉血解毒。

4. 答案：ACD

解析：石决明的功效为平肝潜阳，清肝明目；羚羊角的功效为平肝息风，清肝明目，凉血解毒；珍珠母的功效为平肝潜阳，清肝明目，安神定惊，收湿敛疮。

5. 答案：CD

解析：赭石苦寒重坠，故寒证及孕妇慎服；全蝎有毒，辛散走窜，故用量不宜过大，孕妇忌服，血虚生风者慎服；蜈蚣有毒，辛温走窜，故内服用量不宜过大，孕妇忌服，血虚生风者慎服。

6. 答案：ABDE

解析：天麻的主治病证包括肝阳上亢之头痛眩晕；虚风内动，急慢惊风，癫痫抽搐，破伤风；风湿痹痛，肢体麻木，手足不遂。

7. 答案：ABCDE

解析：蜈蚣的主治病证包括急慢惊风，癫痫抽搐，破伤风；中风面瘫，半身不遂；疮疡肿毒，瘰疬痰核；偏正头痛，风湿顽痹。

第十六章　开窍药

A 型题

1. 答案：A

解析：内服冰片时，入丸散，0.15～0.3g，不入煎剂。

2. 答案：D

解析：苏合香开窍辟秽，止痛。

3. 答案：D

解析：安息香开窍辟秽，行气活血，止痛。

4. 答案：D

解析：麝香的功效为开窍醒神，活血通经，消肿止痛。

5. 答案：C

解析：冰片的功效为开窍醒神，清热止痛。

6. 答案：A

解析：石菖蒲的功效为开窍宁神，化湿和胃。

7. 答案：B

解析：石菖蒲的功效为开窍宁神，化湿和胃；远志的功效为安神益智，祛痰开窍，消散痈肿。

8. 答案：E

解析：麝香为开窍醒神之良药，治闭证神昏无论寒热皆宜；又为活血通经、止痛之佳品，治瘀血诸证无论新久皆可。

9. 答案：D

解析：冰片辛香走窜，微寒清泄，入心、脾、肺经，内服开窍醒神，为治神昏窍闭之要药；外用清热止痛、消肿生肌，为治热毒肿痛之良药。

B 型题

[1～3]

答案：EAB

解析：苏合香的功效为开窍辟秽，止痛；石菖蒲的功效为开窍宁神，化湿和胃；麝香的功效为开窍醒神，活血通经，消肿止痛。

X 型题

1. 答案：ACDE

解析：石菖蒲的主治病证有痰湿蒙蔽心窍之神昏，癫痫，耳聋，耳鸣。心气不足之心悸失眠、健忘恍惚。湿浊中阻之脘腹痞胀，噤口痢。

2. 答案：AB

解析：麝香走窜力强，妇女月经期及孕妇忌用；冰片辛香走窜，故孕妇慎服。

3. 答案：ACD

解析：石菖蒲的主治病证包括痰湿蒙蔽心窍之神昏，癫痫，耳聋，耳鸣；心气不足之心悸失眠、健忘恍惚；湿浊中阻之脘腹痞胀，噤口痢。

4. 答案：ABCDE

解析：开窍药具有开窍醒神功效，只用于闭证神昏，一般不用于脱证神昏；该类为救急、治标之品，只宜暂用，不宜久服，以免耗泄元气；大多辛香，易于挥发，故内服多入丸散，仅个别能入煎剂。

第十七章　补虚药

A 型题

1. 答案：A

解析：党参补中益气，生津养血。

2. 答案：B

解析：党参甘补而平，不燥不腻，入脾、肺经。补气之力逊于人参，多用于脾肺气虚之轻症，又兼生津、养血，可治津亏、血虚等证。

3. 答案：A

解析：补骨脂功效为补肾壮阳，固精缩尿，温脾止泻，纳气平喘。

4. 答案：E

解析：核桃仁补肾，温肺，润肠。

5. 答案：B

解析：狗脊苦、甘，温，功效为补肝肾，强腰膝，祛风湿。桑寄生苦、甘，平。

6. 答案：B

解析：当归补血活血，调经止痛，润肠通便。

7. 答案：B

解析：黄精滋阴润肺，补脾益气。

8. 答案：D

解析：女贞子滋肾补肝，清虚热，明目乌发。枸杞子滋补肝肾，明目，润肺。

9. 答案：A

解析：人参的功效为大补元气，补脾益肺，生津止渴，安神益智。

10. 答案：E

解析：黄芪的功效为补气升阳，益卫固表，托毒生肌，利水消肿。

11. 答案：B

解析：白术的功效为补气健脾，燥湿利水，止汗，安胎。

12. 答案：C

解析：山药的功能为益气养阴，补脾肺肾，固精止带。

13. 答案：E

解析：山药药力平和，但兼涩敛之性，既平补气阴，为治气虚或气阴两虚之佳品，又滋阴益气而生津，为治肾阴虚及消渴所常用，还固精止带，为治肾虚不固之要药。

14. 答案：A

解析：西洋参的功效为补气养阴，清热生津。

15. 答案：E

解析：甘草的功效为益气补中，祛痰止咳，解毒，缓急止痛，缓和药性。

16. 答案：A

解析：太子参的功效为补气生津。

17. 答案：E

解析：刺五加的功效为补气健脾，益肾强腰，养心安神，活血通络。

18. 答案：B

解析：大枣的功效为补中益气，养血安神，缓和药性。

19. 答案：C

解析：白扁豆的功效为健脾化湿，消暑解毒。

20. 答案：C

解析：蜂蜜的功效为补中缓急，润肺止咳，滑肠通便，解毒。

21. 答案：D

解析：饴糖的功能为补脾益气，缓急止痛，润肺止咳。

22. 答案：A

解析：红景天的功效为益气，平喘，活血通脉。

23. 答案：D

解析：绞股蓝的功效为健脾益气，祛痰止咳，清热解毒。

24. 答案：B

解析：鹿茸的功效为壮肾阳，益精血，强筋骨，调冲任，托疮毒。

25. 答案：B

解析：鹿茸内服：研末冲服，1～2g，或入丸散。

26. 答案：C
解析：肉苁蓉补肾阳，益精血，润肠通便。
27. 答案：A
解析：淫羊藿补肾阳，强筋骨，祛风湿。
28. 答案：C
解析：杜仲善温补肝肾而强筋健骨、安胎，兼降血压，既为治肾虚腰膝酸痛或筋骨无力之要药，又为治肝肾亏虚胎漏或胎动之佳品。
29. 答案：B
解析：续断的功效为补肝肾，行血脉，续筋骨。
30. 答案：A
解析：补骨脂的功效为补肾壮阳，固精缩尿，温脾止泻，纳气平喘。
31. 答案：A
解析：益智仁的功效为暖肾固精缩尿，温脾止泻摄唾。
32. 答案：B
解析：蛤蚧的功效为补肺气，定喘嗽，助肾阳，益精血。
33. 答案：D
解析：菟丝子的功效为补阳益阴，固精缩尿，明目止泻，安胎，生津。
34. 答案：A
解析：骨碎补的功效为补肾，活血，止痛，续伤。
35. 答案：C
解析：锁阳的功效为补肾阳，益精血，润肠通便。
36. 答案：E
解析：巴戟天的功效为补肾阳，强筋骨，祛风湿；淫羊藿的功效为补肾阳，强筋骨，祛风湿。
37. 答案：A
解析：冬虫夏草益肾补肺，止血化痰。
38. 答案：D
解析：紫河车的功效为温肾补精，养血益气。
39. 答案：B
解析：沙苑子的功效为补肾固精，养肝明目。
40. 答案：D
解析：仙茅的功效为补肾壮阳，强筋健骨，祛寒除湿。

41. 答案：B
解析：海马的功效为补肾助阳，活血散结，消肿止痛。
42. 答案：D
解析：当归的功效为补血活血，调经止痛，润肠通便。
43. 答案：A
解析：熟地黄的功效为补血滋阴，补精益髓。
44. 答案：B
解析：阿胶的功效为补血止血，滋阴润燥。
45. 答案：D
解析：白芍的功效为养血调经，敛阴止汗，柔肝止痛，平抑肝阳。
46. 答案：E
解析：甘草味甘，功能补气缓急；白芍酸收，功能养血柔肝。两药相合，缓急止痛力强，治脘腹或四肢拘急疼痛。
47. 答案：B
解析：何首乌入肝、肾经，制用生用性效有别。制用微温，甘补兼涩，不腻不燥，善补肝肾、益精血、乌须发，为滋补良药。生用平而偏凉，苦多甘少，善行泄而补虚力弱，能解毒、截疟、润肠燥。
48. 答案：B
解析：南沙参的功效为清肺养阴，祛痰益气。
49. 答案：B
解析：龙眼肉的功效为补心脾，益气血，安心神。
50. 答案：A
解析：北沙参的功效为养阴清肺，益胃生津。
51. 答案：C
解析：麦冬的功效为润肺养阴，益胃生津，清心除烦，润肠通便。
52. 答案：D
解析：黄精的功效为滋阴润肺，补脾益气。
53. 答案：E
解析：石斛的功效为养胃生津，滋阴除热，明目，强腰。
54. 答案：B
解析：百合的功效为养阴润肺，清心安神。
55. 答案：C
解析：枸杞子的功效为滋补肝肾，明目，

润肺。

56. 答案：C

解析：龟甲的功效为滋阴潜阳，益肾健骨，养血补心，凉血止血。

57. 答案：E

解析：鳖甲的功效为滋阴潜阳，退热除蒸，软坚散结。

58. 答案：E

解析：天冬的功效为滋阴降火，清肺润燥，润肠通便。

59. 答案：A

解析：玉竹的功效为滋阴润肺，生津养胃。

60. 答案：A

解析：桑椹的功效为滋阴补血，生津，润肠。

61. 答案：B

解析：墨旱莲的功效为滋阴益肾，凉血止血。

62. 答案：B

解析：女贞子的功效为滋肾补肝，清虚热，明目乌发。

63. 答案：C

解析：龟甲的功效为滋阴潜阳，益肾健骨，养血补心，凉血止血；鳖甲的功效为滋阴潜阳，退热除蒸，软坚散结。

64. 答案：C

解析：哈蟆油的功效为补肾益精，养阴润肺。

65. 答案：A

解析：楮实子的功效为滋阴益肾，清肝明目，利尿。

B 型题

[1~4]

答案：CCDB

解析：白术补气健脾，燥湿利水，止汗，安胎。山药益气养阴，补脾肺肾，固精止带；甘草益气补中，祛痰止咳，解毒，缓急止痛，缓和药性。

[5~8]

答案：BADE

解析：甘草益气补中，祛痰止咳，解毒，缓急止痛，缓和药性。党参补中益气，生津养血。山药益气养阴，补脾肺肾，固精止带。白术补气健脾，燥湿利水，止汗，安胎。

[9~12]

答案：EBCB

解析：人参大补元气，补脾益肺，生津止渴，安神益智。西洋参补气养阴，清热生津。太子参补气生津。刺五加补气健脾，益肾强腰，养心安神，活血通络。

[13~16]

答案：ACED

解析：杜仲功效为补肝肾，强筋骨，安胎。蛤蚧补肺气，定喘嗽，助肾阳，益精血。巴戟天补肾阳，强筋骨，祛风湿。五加皮的功效为祛风湿，补肝肾，强筋骨，利水。

[17~20]

答案：BDAE

解析：紫河车温肾补精，养血益气。何首乌入肝、肾经，制用生用性效有别。制用微温，甘补兼涩，不腻不燥，善补肝肾、益精血、乌须发，为滋补良药。生用平而偏凉，苦多甘少，善行泄而补虚力弱，能解毒、截疟、润肠燥。续断既补肝肾，又行血脉，还续筋骨，为内科补肝肾、妇科止崩漏、伤科疗折伤之要药。益智仁暖肾固精缩尿，温脾止泻摄唾。

[21~24]

答案：ADAD

解析：肉苁蓉补肾阳，益精血，润肠通便。补骨脂补肾壮阳，固精缩尿，温脾止泻，纳气平喘。

[25~28]

答案：AEBD

解析：当归补血活血，调经止痛，润肠通便。熟地黄补血滋阴，补精益髓。鹿茸壮肾阳，益精血，强筋骨，调冲任，托疮毒。沙苑子补肾固精，养肝明目。

[29~32]

答案：BDBD

解析：麦冬润肺养阴，益胃生津，清心除烦，润肠通便。百合养阴润肺，清心安神。石斛的功效为养胃生津，滋阴除热，明目，强腰。枸杞子滋补肝肾，明目，润肺。

[33~36]

答案：ABBC

解析：阿胶补血止血，滋阴润燥。白芍养血调经，敛阴止汗，柔肝止痛，平抑肝阳。何首乌补益精血，解毒，截疟，润肠通便。

[37～40]

答案：CEBA

解析：南沙参清肺养阴，祛痰，益气。哈蟆油补肾益精，养阴润肺。墨旱莲滋阴益肾，凉血止血。女贞子滋肾补肝，清虚热，明目乌发。

X型题

1. 答案：ABCDE

   解析：人参主治病证为气虚欲脱证。脾气虚弱的食欲不振、呕吐泄泻。肺气虚弱的气短喘促、脉虚自汗。热病津伤的口渴、消渴证。心神不安、失眠多梦，惊悸健忘。

2. 答案：ABCDE

   解析：菟丝子补阳益阴，固精缩尿，明目止泻，安胎，生津。

3. 答案：ABDE

   解析：白芍的主治病证为血虚萎黄，月经不调，痛经，崩漏。阴虚盗汗，表虚自汗。肝脾不和之胸胁脘腹疼痛，或四肢拘急作痛。肝阳上亢之头痛眩晕。

4. 答案：BCD

   解析：龟甲滋阴潜阳，益肾健骨，养血补心，凉血止血。

5. 答案：ACE

   解析：楮实子滋阴益肾，清肝明目，利尿。

6. 答案：ABD

   解析：首乌生用平而偏凉，苦多甘少，善行泄而补虚力弱，能解毒、截疟、润肠燥。

7. 答案：ADE

   解析：石斛养胃生津，滋阴除热，明目，强腰。

8. 答案：AB

   解析：麦冬甘补质润，苦微寒而清泄，入肺、心、胃经，为滋养清润之品，既养阴生津而润肺益胃，又清养心神而除烦安神，还滋润肠燥而通便。玉竹甘润而补，平而少偏，入肺经，能滋肺阴而润肺止咳，入胃经，能养胃阴而生津止渴。

9. 答案：ABDE

   解析：仙茅补肾壮阳，强筋健骨，祛寒除湿；鹿茸壮肾阳，益精血，强筋骨，调冲任，托疮毒；巴戟天补肾阳，强筋骨，祛风湿；淫羊藿补肾阳，强筋骨，祛风湿。

10. 答案：BCDE

    解析：麦冬润肺养阴，益胃生津，清心除烦，润肠通便；天冬滋阴降火，清肺润燥，润肠通便；生地黄清热凉血，养阴生津，润肠；玄参清热凉血，滋阴降火，解毒散结，润肠。

11. 答案：ABCDE

    解析：沙苑子补肾固精，养肝明目；女贞子滋肾补肝，清虚热，明目乌发；楮实子滋阴益肾，清肝明目，利尿；枸杞子滋补肝肾，益精，明目；菟丝子补阳益阴，固精缩尿，明目止泻，安胎，生津。

12. 答案：ABCDE

    解析：茯苓利水渗湿，健脾，安神；大枣补中益气，养血安神，缓和药性；百合养阴润肺，清心安神；刺五加补气健脾，益肾强腰，养心安神，活血通络；人参大补元气，补脾益肺，生津止渴，安神益智。

13. 答案：ABC

    解析：甘草不宜与海藻、京大戟、甘遂、芫花等同用，十八反言"藻戟遂芫俱战草"。

14. 答案：ABCD

    解析：白术的主治病证包括脾胃气虚的食少便溏、倦怠乏力；脾虚水肿、痰饮；表虚自汗；脾虚气弱的胎动不安。

15. 答案：BCDE

    解析：杜仲的主治病证包括肝肾不足的腰膝酸痛、筋骨无力；肝肾亏虚之胎动不安、胎漏下血；高血压属肝肾亏虚者。

16. 答案：ABCE

    解析：蛤蚧的主治病证包括肺虚咳嗽，肾虚喘促，肾虚阳痿，精血亏虚。

17. 答案：ABCD

    解析：锁阳的主治病证包括肾虚阳痿、不孕；精血亏虚之腰膝痿弱、筋骨无力；肠燥便秘。

18. 答案：ABCDE

    解析：白芍的主治病证包括血虚萎黄，月经不调，痛经，崩漏；阴虚盗汗，表虚自汗；肝脾不和之胸胁脘腹疼痛，或四肢拘急作痛；肝阳上亢之头痛眩晕。

19. 答案：BCDE

    解析：鳖甲的主治病证有阴虚阳亢之头晕目眩，热病伤阴之虚风内动；阴虚发热；久疟疟母，癥瘕。

20. 答案：ABCDE

解析：楮实子的主治病证包括肝肾不足，腰膝酸软，虚劳骨蒸；头晕目昏，目生翳膜；水肿胀满。

21. 答案：ABCDE

解析：女贞子的主治病证包括肝肾阴虚的头晕目眩、腰膝酸软、须发早白；阴虚发热；肝肾虚亏的目暗不明，视力减退。

22. 答案：ABDE

解析：淫羊藿的主治病证包括肾虚阳痿、不孕、尿频、筋骨痿软；风寒湿痹或肢体麻木。

第十八章　收涩药

A 型题

1. 答案：C
解析：肉豆蔻功效为涩肠止泻，温中行气。生姜功效为发汗解表，温中止呕，温肺止咳。

2. 答案：E
解析：诃子涩肠，敛肺，下气，利咽。

3. 答案：D
解析：五味子的功效为收敛固涩，益气生津，滋肾宁心。

4. 答案：A
解析：山茱萸的功效为补益肝肾，收敛固脱。

5. 答案：E
解析：乌梅的功效为敛肺，涩肠，生津，安蛔，止血。

6. 答案：C
解析：椿皮主治久泻久痢，湿热泻痢，便血；崩漏，赤白带下；蛔虫病，疮癣作痒。

7. 答案：D
解析：赤石脂甘温调中，酸涩收敛，质重走下，主入大肠经，功专收敛，最善固涩下焦滑脱。内服能涩肠止泻、止血止带，外用能收湿敛疮、生肌。

8. 答案：B
解析：莲子肉可补脾止泻，益肾固精，止带，养心安神。

9. 答案：A
解析：桑螵蛸的功效为固精缩尿，补肾助阳。

10. 答案：B
解析：海螵蛸咸入血，涩固脱，性属温，入肝、脾、肾经。功长收涩，尤善止血止带，治崩漏带下效佳，堪称妇科之良药。

11. 答案：C
解析：诃子的功效为涩肠，敛肺，下气，利咽。

12. 答案：C
解析：肉豆蔻的功效为涩肠止泻，温中行气。

13. 答案：A
解析：芡实的功效为补脾祛湿，益肾固精。

14. 答案：D
解析：诃子煨用善涩肠止泻，兼下气消胀，主治久泻、久痢、脱肛；生用既敛肺气、止咳逆，又下气降火、利咽开音，主治久咳、咽痛、失音，无论肺虚或兼热者均宜。

15. 答案：E
解析：覆盆子的功效为益肾，固精，缩尿，养肝明目。

16. 答案：C
解析：浮小麦的功效为益气，除热止汗。

17. 答案：A
解析：金樱子的主治病证有遗精滑精，尿频遗尿；久泻久痢；崩漏带下。

18. 答案：B
解析：五倍子酸涩收敛，寒可清降，既入肺、肾经，又入大肠经。善敛肺、涩肠、敛汗、固精、止血、敛疮，兼降火，适用于多种滑脱之证，兼热者尤宜。

19. 答案：A
解析：麻黄根甘涩收敛，性平不偏，唯入肺经。功专收敛止汗，治自汗、盗汗，既可内服，亦可研粉外扑。

20. 答案：E
解析：糯稻根的功效为止汗退热，益胃生津。

21. 答案：E
解析：罂粟壳的功效为敛肺，涩肠，止痛。

22. 答案：A
解析：椿皮的功效为清热燥湿，涩肠，止血，止带，杀虫；石榴皮的功效为涩肠止泻，止血，杀虫。

23. 答案：B
解析：罂粟壳内服：煎汤，3～6g；或入丸散。止咳宜蜜炙用，止泻、止痛宜醋炒用。

B 型题

[1～3]
答案：CBD
解析：赤石脂的主治病证为泻痢不止，便血脱肛。崩漏，赤白带下。湿疮流水，溃疡不敛，外伤出血。椿皮的主治病证为久泻久痢，湿热泻痢，便血。崩漏，赤白带下。蛔虫病，疮癣作痒。山茱萸主治肝肾亏虚、肾虚、虚汗不止及崩漏经多诸证。

[4~7]

答案：CBEA

解析：乌梅的功效为敛肺，涩肠，生津，安蛔，止血；莲子的功效为补脾止泻，益肾固精，止带，养心安神；桑螵蛸的功效为固精缩尿，补肾助阳；罂粟壳的功效为敛肺，涩肠，止痛。

[8~11]

答案：EDCB

解析：金樱子的功效为固精缩尿，涩肠止泻，固崩止带；浮小麦的功效为益气，除热止汗；诃子的功效为涩肠，敛肺，下气，利咽；海螵蛸的功效为收敛止血，固精止带，制酸止痛，收湿敛疮。

X型题

1. 答案：ABCDE

解析：椿皮清热燥湿，涩肠，止血，止带，杀虫。

2. 答案：ABC

解析：乌梅敛肺，涩肠，生津，安蛔，止血。

3. 答案：ABC

解析：五味子酸涩，温而质润，敛、补兼备，入肺、肾、心经。上能敛肺止咳平喘，下能滋肾涩精止泻，内能生津宁心安神，外能固表收敛止汗。

4. 答案：BCDE

解析：收涩药适用于久病体虚、正气不固所致的自汗、盗汗、久泻、久痢、遗精、滑精、遗尿、尿频、久咳、虚喘，以及崩带不止等滑脱不禁之证，凡表邪未解，湿热所致的泻痢、血热出血，以

及郁热未清者不宜应用，以免"闭门留寇"。

5. 答案：ABCD

解析：海螵蛸的主治病证有崩漏下血，肺胃出血，创伤出血；肾虚遗精，赤白带下；胃痛吞酸；湿疮湿疹，溃疡不敛。

6. 答案：ABCDE

解析：麻黄根的功效为收敛止汗；五倍子的功效为敛肺降火，涩肠固精，敛汗止血，收湿敛疮；五味子的功效为收敛固涩，益气生津，滋肾宁心，可治表虚自汗，阴虚盗汗等；糯稻根的功效为止汗退热，益胃生津；浮小麦的功效为益气，除热止汗。

7. 答案：ABCDE

解析：石榴皮的功效为涩肠止泻，止血，杀虫；五倍子的功效为敛肺降火，涩肠固精，敛汗止血，收湿敛疮；肉豆蔻的功效为涩肠止泻，温中行气；椿皮的功效为清热燥湿，涩肠，止血，止带，杀虫；诃子的功效为涩肠，敛肺，下气，利咽。

8. 答案：ABCDE

解析：罂粟壳的功效为敛肺，涩肠，止痛；五倍子的功效为敛肺降火，涩肠固精，敛汗止血，收湿敛疮；诃子的功效为涩肠，敛肺，下气，利咽；乌梅的功效为敛肺，涩肠，生津，安蛔，止血。五味子收敛固涩，益气生津，滋肾宁心，上能敛肺平喘，下能滋肾涩精止泻，内能生津宁心，安神，外能固表收敛止汗。

9. 答案：ABC

解析：莲子肉的主治病证有脾虚久泻、食欲不振；肾虚遗精、滑精，脾肾两虚之带下；心肾不交之虚烦、惊悸失眠。

第十九章 涌吐药

A 型题

1. 答案：E

解析：瓜蒂内服涌吐热痰、宿食；外用研末吹鼻，引去湿热。

2. 答案：C

解析：瓜蒂内服涌吐热痰、宿食；外用研末吹鼻，引去湿热。

3. 答案：C

解析：常山涌吐痰饮，截疟。

4. 答案：A

解析：常山涌吐痰饮，截疟。

5. 答案：B

解析：瓜蒂作用强烈，易损伤正气，故孕妇、体虚、失血及上部无实邪者忌服。若呕吐不止，用麝香 0.01～0.015g，开水冲服可解。

6. 答案：B

解析：涌吐药有诱发呕吐作用，适宜于误食毒物，停留胃中，未被吸收；或宿食停滞不化，尚未入肠，脘部胀痛；或痰涎壅盛，阻碍呼吸，以及癫痫发狂等。

B 型题

[1～3]

答案：EAD

解析：常山的功效为涌吐痰饮，截疟；瓜蒂的功效为涌吐痰热宿食，引去湿热；藜芦的功效为涌吐风痰，杀虫疗癣。

[4～6]

答案：ADE

解析：常山涌吐宜生用，截疟宜酒炒用；瓜蒂外用研末吹鼻，引去湿热；内服：煎汤，2～5g，入丸散，0.3～1g，服后含咽砂糖能增药力。

X 型题

1. 答案：ABDE

解析：涌吐药苦寒而有毒，作用强烈，只宜用于正气未衰而邪盛者，老人、妇女胎前产后、体质虚弱者均当忌用；严格用法用量，一般宜从小量渐增，防其中毒或涌吐太过；服药后宜多饮开水以助药力，或用鸡翎等物探喉助吐；涌吐药只可暂投，中病即止，不可连服、久服。若呕吐不止，当及时解救；吐后不宜马上进食，待胃气恢复后，再进流质或易消化的食物，以养胃气。

2. 答案：ABCE

解析：藜芦不宜与细辛、赤芍、白芍、人参、丹参、玄参、沙参、苦参同用。十八反言"诸参辛芍叛藜芦"。

第二十章 杀虫燥湿止痒药

A 型题

1. 答案：C

解析：雄黄因煅后生成三氧化二砷而使其毒性剧增，故入药忌火煅。

2. 答案：B

解析：白矾的功效为外用解毒杀虫，燥湿止痒；内服止血止泻，清热消痰。

3. 答案：A

解析：轻粉外用杀虫、攻毒、敛疮；内服祛痰消积，逐水通便。

4. 答案：B

解析：硫黄的功效为外用解毒杀虫止痒，内服补火助阳通便。

5. 答案：E

解析：露蜂房的功效为攻毒杀虫，祛风止痛。

6. 答案：D

解析：铅丹的功效为外用拔毒止痒，敛疮生肌；内服坠痰镇惊，攻毒截疟。

7. 答案：A

解析：土荆皮的功效为杀虫，疗癣，止痒。

8. 答案：D

解析：土荆皮辛，温，有毒；雄黄辛、苦，温，有毒；硫黄酸，温，有毒；轻粉辛，寒，有毒。

B 型题

[1～3]

答案：CED

解析：雄黄的功效为解毒，杀虫，燥湿祛痰，截疟定惊；轻粉的功效为外用杀虫、攻毒、敛疮，内服祛痰消积，逐水通便；白矾的功效为外用解毒杀虫，燥湿止痒，内服止血止泻，清热消痰。

X 型题

1. 答案：BCD

解析：蛇床子燥湿祛风，杀虫止痒，温肾壮阳。

2. 答案：BCDE

解析：杀虫燥湿止痒药有毒者居多，其中毒性剧烈者，外用时尤当慎重，既不能过量，也不能大面积涂敷，还不宜在头面及五官使用，以防吸收中毒。同时，还应严格遵守炮制方法、控制剂量、注意使用方法与宜忌，以避免因局部过强刺激而引起严重反应。可内服的有毒之品，更应严格遵守炮制方法、控制剂量、注意使用方法与宜忌，并宜制成丸剂，以缓解其毒性。同时，还应避免持续服用，以防蓄积中毒。

第二十一章 拔毒消肿敛疮药

A 型题

1. 答案：B
解析：斑蝥的功效为攻毒蚀疮，破血逐瘀，散结消癥。

2. 答案：A
解析：升药的功效为拔毒祛腐。

3. 答案：A
解析：马钱子内服，炮制后入丸散，0.3~0.6g。

4. 答案：A
解析：蟾酥的功效为解毒消肿，止痛，开窍醒神。

5. 答案：E
解析：炉甘石的功效为明目祛翳，收湿生肌。

6. 答案：B
解析：儿茶的功效为收湿敛疮，生肌止血，活血止痛，清肺化痰。

7. 答案：E
解析：砒石的功效为外用蚀疮祛腐；内服劫痰平喘，截疟。

8. 答案：D
解析：硼砂的功效为外用清热解毒，内服清肺化痰。

9. 答案：B
解析：猫爪草的功效为化痰散结，解毒消肿。

B 型题

[1~4]
答案：EDCA
解析：大蒜味辛性温，入脾、胃、肺经，为药食两用之品，解毒，消肿，杀虫，止痢；砒石味辛大热，毒剧力猛，入肺、肝经，多作外用，外用蚀疮祛腐，内服劫痰平喘，截疟；硼砂甘咸而凉，咸能软坚，凉可清热，入肺、胃经，外用清热解毒，内服清肺化痰；炉甘石甘平无毒，入肝、脾经，极少内服，多供外用，明目祛翳，收湿生肌。

X 型题

1. 答案：ABC
解析：大蒜的功效为解毒，消肿，杀虫，止痢。

2. 答案：ABDE
解析：升药辛，热，有大毒；马钱子苦，温，有大毒；蟾酥辛，温，有毒；斑蝥辛，热，有大毒。

3. 答案：ABCD
解析：拔毒消肿敛疮药的主治病证有痈疽疮疖肿痛或脓成不溃、腐肉不尽或久溃不敛等证。部分药物兼治各种疼痛、痧胀吐泻昏厥、经闭、癥瘕、痹痛拘挛等。

第二部分　常用中成药

第一章　内科常用中成药

第一节　解表剂

A 型题

1. 答案：B

解析：参苏丸的功效为益气解表，疏风散寒，祛痰止咳。

2. 答案：D

解析：荆防颗粒功效为解表散寒，祛风胜湿；主治外感风寒夹湿所致的感冒，症见头身疼痛、恶寒无汗、鼻塞流涕、咳嗽。

3. 答案：B

解析：藿香正气水的功效为解表化湿，理气和中。

4. 答案：A

解析：保济丸功效为解表，祛湿，和中；主治暑湿感冒，症见发热头痛、腹痛腹泻、恶心呕吐、肠胃不适，亦可用于晕车晕船。

5. 答案：E

解析：正柴胡饮颗粒的功效为发散风寒，解热止痛。

6. 答案：C

解析：保济丸孕妇禁用，外感燥热者不宜服用。服药期间，忌食辛辣、油腻食物。

7. 答案：E

解析：桂枝合剂的功效为解肌发表，调和营卫。

8. 答案：B

解析：表实感冒颗粒的功效为发汗解表，祛风散寒。

9. 答案：D

解析：感冒清热颗粒的功效为疏风散寒，解表清热。

10. 答案：A

解析：荆防颗粒的功效为解表散寒，祛风胜湿，为解表胜湿剂。

11. 答案：C

解析：双黄连口服液疏风解表，清热解毒。

B 型题

[1~3]

答案：ABD

解析：银翘解毒丸功能疏风解表，清热解毒。感冒清热颗粒疏风散寒，解表清热。参苏丸益气解表，疏风散寒，祛痰止咳。

[4~6]

答案：BDC

解析：荆防颗粒解表散寒，祛风胜湿。桑菊感冒片疏风清热，宣肺止咳。葛根芩连丸解肌透表，清热解毒，利湿止泻。

[7~10]

答案：BCEA

解析：桑菊感冒片疏风清热，宣肺止咳。防风通圣丸解表通里，清热解毒。参苏丸益气解表，疏风散寒，祛痰止咳。九味羌活丸疏风解表，散寒除湿。

C 型题

[1~3]

答案：1. B　2. A　3. C

解析：银翘解毒片的功效为疏风解表，清热解毒；主治风热感冒，症见发热、头痛、咳嗽、口干、咽喉疼痛。金银花甘寒轻芳清解，连翘苦寒微寒而清泄轻疏，相须同用，共为君药；薄荷芳香辛凉清疏，善疏散风热、清利头目而利咽开音，炒牛蒡子辛散苦泄，寒清滑利，善散风清热、宣肺祛痰、解毒消肿、利咽，荆芥辛香发散微温，善散风发表，淡豆豉辛凉宣散，善疏散表邪，四药共为臣药。孕妇及风寒感冒者慎用。

X 型题

1. 答案：BDE

解析：荆防颗粒解表散寒，祛风胜湿；感冒清热颗粒疏风散热，解表清热；正柴胡饮发散风寒，解热止痛。

2. 答案：ABCD

解析：藿香正气水的功能为解表化湿，理气和中。

3. 答案：ABC

解析：九味羌活丸疏风解表，散寒除湿；午时茶颗粒祛风解表，化湿和中；荆防颗粒解表散寒，祛风胜湿。

4. 答案：CD

解析：感冒清热颗粒方中荆芥穗辛香发散微温，善散风发表，防风辛甘微温而发散，善祛风发表、胜湿止痛，二者共为君药。

5. 答案：BE

解析：九味羌活丸功能疏风解表，散寒除湿。

第二节 祛暑剂

A 型题

1. 答案：B

解析：六一散的功效为清暑利湿，主治感受暑湿所致的暑湿证，症见发热身倦、口渴、泄泻、小便黄少；外用治痱子。

2. 答案：A

解析：十滴水（软胶囊）孕妇禁用。驾驶员及高空作业者慎用。服药期间，忌食辛辣、油腻食物。

3. 答案：C

解析：清暑益气丸的功效为祛暑利湿，补气生津；主治中暑受热，气津两伤，症见头晕身热、四肢倦怠、自汗心烦、咽干口渴。

4. 答案：E

解析：甘露消毒丸的功效为芳香化湿，清热解毒；主治暑湿蕴结所致的湿温，症见身热肢酸、胸闷腹胀、尿赤黄疸。

5. 答案：A

解析：紫金锭的功效为辟瘟解毒，消肿止痛。

B 型题

[1～3]

答案：BDA

解析：六合定中丸祛暑除湿，和中消食。藿香正气水解表化湿，理气和中。清暑益气丸的功效为祛暑利湿，补气生津。

[4～6]

答案：ABE

解析：六一散主治感受暑湿所致的暑湿证，症见发热身倦、口渴、泄泻、小便黄少；清暑益气丸主治中暑受热，气津两伤，症见头晕身热、四肢倦怠、自汗心烦、咽干口渴；六和定中丸主治夏伤暑湿，宿食停滞，寒热头痛，胸闷恶心，吐泻腹痛。

X 型题

1. 答案：DE

解析：清暑益气丸使用注意事项：孕妇慎用。服药期间，忌食辛辣油腻食物。

2. 答案：BCDE

解析：六合定中丸祛暑除湿，和中消食。主治夏伤暑湿，宿食停滞，寒热头痛，胸闷恶心，吐泻腹痛。

3. 答案：ABDE

解析：银翘解毒丸是解表剂，不具有祛除暑邪的功效。

4. 答案：BCE

解析：甘露消毒丸方中滑石甘寒滑利清解，善利水渗湿，清热解暑；茵陈苦香微寒而清热泄降，善清利湿热而退黄；黄芩苦寒清热燥湿。三药相合，善清热解毒、燥湿利湿，恰中湿热并重之病机，故为君药。

第三节　表里双解剂

A 型题

1. 答案：C

解析：葛根芩连丸的功效为解肌透表，清热解毒，利湿止泻。

2. 答案：C

解析：双清口服液功效为疏透表邪，清热解毒；主治风温肺热，卫气同病，症见发热、微恶风寒、咳嗽、痰黄、头痛、口渴、舌红苔黄或黄白苔相兼、脉浮滑或浮数，急性支气管炎见上述证候者。

3. 答案：A

解析：防风通圣丸的功效为解表通里，清热解毒。

B 型题

[1~4]

答案：EBCD

解析：双清口服液主治风温肺热，卫气同病，症见发热、微恶风寒、咳嗽、痰黄、头痛、口渴、舌红苔黄或黄白苔相兼、脉浮滑或浮数，急性支气管炎见上述证候者；防风通圣丸主治外寒内热，表里俱实，恶寒壮热，头痛咽干，小便短赤，大便秘结，瘰疬初起，风疹湿疮；正柴胡饮颗粒主治外感风寒所致的感冒，症见发热恶寒、无汗、头痛、鼻塞、喷嚏、咽痒咳嗽、四肢酸痛，流感初起、轻度上呼吸道感染见上述证候者；葛根芩连丸主治湿热蕴结所致的泄泻腹痛、便黄而黏、肛门灼热，以及风热感冒所致的发热恶风、头痛身痛。

C 型题

[1~3]

答案：1. C　2. E　3. D

解析：防风通圣丸的功效为解表通里，清热解毒。麻黄辛散微苦温通，善发汗解表、宣散肺气；荆芥穗辛香微温，善散风解表、止痒；防风辛散微温，甘缓不峻，善祛风解表胜湿；薄荷辛凉芳香，善疏风解表、清利头目与咽喉。四药合用，既能使外邪从汗而解，又能散风止痒，故为君药。孕妇及虚寒证者慎用，服药期间，忌烟酒及辛辣、生冷、油腻食物。

X 型题

1. 答案：ABC

解析：葛根芩连丸的功效为解肌透表，清热解毒，利湿止泻。

2. 答案：ABCE

解析：葛根芩连丸的药物组成为葛根、黄芩、黄连、炙甘草。

第四节　泻下剂

A 型题

1. 答案：E

解析：舟车丸使用时当注意，孕妇及水肿属阴水者禁用。其所含甘遂、大戟、芫花及轻粉均有毒，故不可过量、久服。服药期间饮食宜清淡、低盐。服药应从小剂量开始，逐渐加量。

2. 答案：D

解析：舟车丸的功效为行气逐水，主治水停气滞所致的水肿，症见蓄水腹胀、四肢浮肿、胸腹胀满、停饮喘急、大便秘结、小便短少。

3. 答案：C

解析：苁蓉通便口服液滋阴补肾，润肠通便，主治中老年人、病后产后等虚性便秘及习惯性便秘。

4. 答案：D

解析：通便宁片的功效为宽中理气，泻下通便。

5. 答案：C

解析：增液口服液的功效为养阴生津，增液润燥，主治高热后，阴津亏损所致的便秘，症见大便秘结，兼见口渴咽干、口唇干燥、小便短赤、舌红少津。

B 型题

[1~4]

答案：EBEC

解析：通便灵胶囊功能泻热导滞，润肠通便，用于热结便秘，长期卧床便秘，一时性腹胀便秘及老年习惯性便秘，以及习惯性便秘见上述证候者。苁蓉通便口服液主要用于中老年人、病后产后等虚性便秘及习惯性便秘。麻仁胶囊主治肠热津亏所致的便秘，症见大便干结难下，腹部胀满不舒。

[5～8]

答案：ACBD

解析：通便宁的功能是宽中理气，泻下通便；当归龙荟丸的功能是泻火通便；麻仁胶囊的功能是润肠通便；九制大黄丸的功能是泻下导滞。

X 型题

1. 答案：CDE

解析：麻仁丸润肠通便；通便灵胶囊泻热导滞，润肠通便；苁蓉通便口服液滋阴补肾，润肠通便。

2. 答案：BCD

解析：尿毒清颗粒的功效为通腑降浊，健脾利湿，活血化瘀。

3. 答案：AB

解析：苁蓉通便口服液滋阴补肾，润肠通便。

第五节 清热剂

A 型题

1. 答案：E

解析：龙胆泻肝丸的功效为清肝胆，利湿热。

2. 答案：B

解析：一清颗粒的功效为清热泻火解毒，化瘀凉血止血。

3. 答案：A

解析：黛蛤散清肝利肺，降逆除烦；主治肝火犯肺所致的头晕耳鸣、咳嗽吐衄、痰多黄稠、咽膈不利、口渴心烦。

4. 答案：E

解析：阴虚火旺所致的头痛、眩晕、牙痛、咽痛忌用。孕妇、老人、儿童及素体脾胃虚弱者慎服。服药期间，忌食辛辣、油腻食物。治疗喉痹、口疮、口糜、牙宣、牙痛时，可配合使用外用药物，以增强疗效。

5. 答案：B

解析：清胃黄连丸清胃泻火，解毒消肿；主治肺胃火盛所致的口舌生疮，齿龈、咽喉肿痛。

6. 答案：D

解析：牛黄至宝丸的功效为清热解毒，泻火通便。

7. 答案：A

解析：黄连上清片散风清热，泻火止痛；主治风热上攻、肺胃热盛所致的头晕目眩、暴发火眼、牙齿疼痛、口舌生疮、咽喉肿痛、耳痛耳鸣、大便秘结、小便短赤。

8. 答案：A

解析：导赤丸的功效为清热泻火、利尿通便。

9. 答案：E

解析：板蓝根颗粒清热解毒，凉血利咽；主治肺胃热盛所致的咽喉肿痛、口咽干燥、腮部肿胀，急性扁桃体炎、腮腺炎见上述证候者。

10. 答案：C

解析：抗癌平片的功能为清热解毒，散瘀止痛。

11. 答案：B

解析：西黄丸清热解毒，消肿散结；主治热毒壅结所致的痈疽疔毒、瘰疬、流注、癌肿。

B 型题

[1～3]

答案：CAD

解析：香连丸清热化湿，行气止痛。板蓝根颗粒清热解毒，凉血利咽。牛黄上清丸清热泻火，散风止痛。

[4～7]

答案：ABCD

解析：龙胆泻肝丸清肝胆，利湿热；黄连上清片散风清热，泻火止痛；一清颗粒清热泻火解毒，化瘀凉血止血；黛蛤散清肝利肺，降逆除烦。

[8～11]

答案：EBCA

解析：龙胆泻肝丸主治肝胆湿热所致的头晕目赤、耳鸣耳聋、耳肿疼痛、胁痛口苦、尿赤涩痛、湿热带下；清胃黄连丸主治肺胃火盛所致的口舌生疮、齿龈、咽喉肿痛；芩连片主治脏腑蕴热，头痛目赤，口鼻生疮，热痢腹痛，湿热带下，疮疖肿痛；导赤散主治火热内盛所致的口舌生疮、咽喉疼痛、心胸烦热、小便短赤、大便秘结。

C 型题

[1~3]

答案：1. D　2. E　3. E

解析：龙胆泻肝丸主治肝胆湿热所致的头晕目赤、耳鸣耳聋、耳肿疼痛、胁痛口苦、尿赤涩痛、湿热带下；功效为清肝胆，利湿热；方中龙胆为君药，黄芩、炒栀子为臣药，盐车前子、泽泻、木通、酒当归、地黄、柴胡为佐药，炙甘草为使药。

X 型题

1. 答案：ACDE

解析：牛黄解毒丸孕妇禁用。虚火上炎所致的口疮、牙痛、喉痹慎服。脾胃虚弱者慎用。因其含有雄黄，故不宜过量、久服。

2. 答案：BCDE

解析：黄连上清丸散风清热，泻火止痛；牛黄解毒颗粒、新雪胶囊、清热解毒口服液清热解毒；芩连片清热解毒，消肿止痛。

3. 答案：ACDE

解析：龙胆泻肝丸孕妇、脾胃虚寒及体弱年老者慎用。服药期间，忌食辛辣油腻食物。对于体质壮实者，应中病即止，不可久用。高血压剧烈头痛，服药后头痛不见减轻，伴有呕吐、神志不清，或口眼㖞斜、瞳仁不等高血压危象者，应立即停药并采取相应急救措施。

4. 答案：ABCE

解析：牛黄至宝丸组成为人工牛黄、大黄、芒硝、冰片、石膏、栀子、连翘、青蒿、木香、广藿香、陈皮、雄黄；牛黄上清丸组成为人工牛黄、黄芩、黄连、黄柏、大黄、栀子、石膏、菊花、连翘、荆芥穗、白芷、薄荷、赤芍、地黄、当归、川芎、冰片、桔梗、甘草；新雪颗粒组成为南寒水石、滑石、石膏、人工牛黄、栀子、竹心、广升麻、穿心莲、珍珠层粉、磁石、沉香、芒硝、硝石、冰片；抗癌平片组成为半枝莲、珍珠菜、香茶菜、藤梨根、肿节风、蛇莓、白花蛇舌草、石上柏、兰香草、蟾酥；牛黄解毒胶囊组成为人工牛黄、石膏、黄芩、大黄、雄黄、冰片、桔梗、甘草。

第六节　温里剂

A 型题

1. 答案：E

解析：小建中合剂温中补虚，缓急止痛。

2. 答案：E

解析：香砂养胃颗粒温中和胃，主治胃阳不足、湿阻气滞所致的胃痛、痞满，症见胃痛隐隐、脘闷不舒、呕吐酸水、嘈杂不适、不思饮食、四肢倦怠。

3. 答案：C

解析：四逆汤的功效为温中祛寒，回阳救逆。

4. 答案：B

解析：四逆汤温中祛寒，回阳救逆，治疗阳虚欲脱，冷汗自出，四肢厥逆，下利清谷，脉微欲绝。

5. 答案：A

解析：香砂平胃丸的功效为理气化湿，和胃止痛；主治湿浊中阻、脾胃不和所致的胃脘疼痛、胸膈满闷、恶心呕吐、纳呆食少。

6. 答案：A

解析：附子理中丸的功效为温中健脾。

7. 答案：A

解析：小建中合剂方中饴糖甘温质润，既善温中补虚、润燥，又可缓急止痛，故为君药。

B 型题

[1~4]

答案：DAEB

解析：小建中合剂温中补虚，缓急止痛；附子理中丸温中健脾；良附丸温胃理气；党参理中丸温中散寒，健胃。

X 型题

1. 答案：ACD

解析：党参理中丸主治脾胃虚寒，呕吐泄泻，胸满腹痛，消化不良。

2. 答案：ABE

解析：小建中合剂主治脾胃虚寒所致的脘腹疼痛、喜温喜按、嘈杂吞酸、食少；附子理中丸主治脾胃虚寒所致的脘腹冷痛、呕吐泄泻、手足不温；党参理中丸主治脾胃虚寒，呕吐泄泻，胸满腹痛，消化不良。

3. 答案：BD

解析：四逆汤与附子理中丸所含附子有毒，故不宜过量久服，孕妇禁用。

4. 答案：BC

解析：良附丸的组成为高良姜、醋香附。

5. 答案：ABCDE

解析：四逆汤所含附子有毒，故不宜过量久服，孕妇禁用。湿热、阴虚、实热所致腹痛、泄泻者忌用。冠心病心绞痛病情急重者应配合抢救措施。不宜单独用于休克，应结合其他抢救措施。

第七节 祛痰剂

A 型题

1. 答案：A

解析：二陈丸的功效是燥湿化痰，理气和胃。

2. 答案：C

解析：礞石滚痰丸逐痰降火，主治痰火扰心所致的癫狂惊悸，或喘咳痰稠、大便秘结。

3. 答案：A

解析：橘贝半夏颗粒的功效为止咳化痰，宽中下气。

4. 答案：D

解析：清气化痰丸清肺化痰，主治痰热阻肺所致的咳嗽痰多、痰黄黏稠、胸腹满闷。

5. 答案：B

解析：半夏天麻丸的功效为健脾祛湿，化痰息风。

6. 答案：A

解析：消瘿丸散结消瘿，主治痰火郁结所致的瘿瘤初起，单纯型地方性甲状腺肿见上述证候者。

B 型题

[1～3]

答案：DBA

解析：复方鲜竹沥液清肺化痰，止咳；橘贝半夏颗粒化痰止咳，宽中下气；半夏天麻丸健脾祛湿，化痰息风。

C 型题

[1～3]

1. 答案：A

解析：二陈丸的功能为燥湿化痰，理气和胃。

2. 答案：D

解析：二陈丸中不含生姜。

3. 答案：E

解析：二陈丸的组成为半夏（制）、陈皮、茯苓、甘草。

X 型题

1. 答案：ABC

解析：二陈丸的主治证候为痰湿停滞导致的咳嗽痰多、胸脘胀闷、恶心呕吐。

2. 答案：BCD

解析：礞石滚痰丸逐痰降火；清气化痰丸清肺化痰；复方鲜竹沥液主治痰热咳嗽，痰黄黏稠。

3. 答案：ABCDE

解析：礞石滚痰丸孕妇忌服。非痰热实证、体虚及小儿虚寒成惊者慎用。癫狂重症者，须在专业医生指导下配合其他治疗方法。服药期间，忌食辛辣、油腻食物。药性峻猛，易耗损气血，须病除即止，切勿过量久用。

第八节 止咳平喘剂

A 型题

1. 答案：B

解析：强力枇杷露药物组成为枇杷叶、罂粟壳、百部、桑白皮、白前、桔梗、薄荷脑。

2. 答案：B

解析：急支糖浆的功效为清热化痰，宣肺止咳。

3. 答案：C

解析：二母宁嗽丸的功效为清肺润燥，止咳化痰。

4. 答案：A

解析：小青龙胶囊的功效为解表化饮，止咳

平喘。

5. 答案：B

解析：蛤蚧定喘胶囊孕妇及咳嗽新发者慎用。服药期间忌食辛辣、生冷、油腻食物。本品含麻黄，故高血压病、心脏病、青光眼者慎用。

6. 答案：A

解析：通宣理肺丸的功效为解表散寒，宣肺止咳。

7. 答案：E

解析：杏苏止咳颗粒的功效为宣肺散寒，止咳祛痰。

8. 答案：B

解析：清肺抑火丸的功效为清肺止咳，化痰通便。

9. 答案：C

解析：蛇胆川贝散主治肺热咳嗽，痰多。

10. 答案：D

解析：橘红丸的功效为清肺，化痰，止咳。

11. 答案：C

解析：强力枇杷露的功效为清热化痰，敛肺止咳。

12. 答案：E

解析：强力枇杷露因含有毒的罂粟壳，故孕妇禁用，不可过量或久用。外感咳嗽及痰浊壅盛者慎用。服药期间，忌食辛辣厚味食物。

13. 答案：B

解析：川贝止咳露的功效为止嗽祛痰。

14. 答案：A

解析：养阴清肺膏的功效为养阴润燥，清肺利咽。

15. 答案：D

解析：蜜炼川贝枇杷膏的功效为清热润肺，化痰止咳。

16. 答案：C

解析：桂龙咳喘宁胶囊的功效为止咳化痰，降气平喘。

17. 答案：A

解析：止嗽定喘口服液的功效为辛凉宣泄，清肺平喘。

18. 答案：D

解析：降气定喘丸的功效为降气定喘，祛痰止咳。

19. 答案：E

解析：蠲哮片的功能为泻肺除壅，涤痰祛瘀，利气平喘。

20. 答案：A

解析：人参保肺丸的功效为益气补肺，止嗽定喘。

21. 答案：C

解析：苏子降气丸的功效为降气化痰，温肾纳气。

22. 答案：D

解析：七味都气丸的功效为补肾纳气，涩精止遗。

23. 答案：B

解析：固本咳喘片的功效为益气固表，健脾补肾。

24. 答案：A

解析：蛤蚧定喘胶囊的功效为滋阴清肺，止咳平喘。

25. 答案：C

解析：苏子降气丸温燥，阴虚、舌红无苔者忌服。外感痰热咳喘者及孕妇慎用。服药期间，忌食生冷、油腻食物，忌烟酒。

26. 答案：E

解析：降气定喘丸孕妇禁用。虚喘、年老体弱者慎用。因其含麻黄，故高血压病、心脏病、青光眼者慎用。服药期间，忌食辛辣、生冷、油腻食物。

27. 答案：A

解析：七味都气丸方中熟地黄甘温柔润，善滋肾阴、益精血；醋五味子酸敛甘润而温，能滋肾敛肺、涩精止遗。二者相伍，善补肾纳气、涩精止遗，故共为君药。

28. 答案：C

解析：固本咳喘片外感咳嗽慎用。慢性支气管炎和支气管哮喘急性发作期慎用。服药期间，忌食辛辣食物。

29. 答案：C

解析：小青龙胶囊方中麻黄辛温宣散，微苦略降，善发汗解表、宣肺止咳平喘；桂枝辛甘温煦，善发表散寒、温阳化饮。两药合用，共为君药。细辛辛温发散，善解表散寒、温肺化饮；干姜辛散温通，善散寒、温肺化饮。两药合用，助君药解表散寒、温化痰饮，故为臣药。五味子酸涩收敛，以敛肺止咳；白芍酸甘微寒，善养血敛阴；又投辛温之法半夏，其功善燥湿化痰、和胃降逆，以助君臣药化寒饮。故此三药共为佐药。炙甘草甘平，既益气和中，又调和诸药，故为使药。

30. 答案：A

解析：通宣理肺丸主治风寒束表、肺气不宣所致的感冒咳嗽，症见发热、恶寒、咳嗽、鼻塞流涕、头痛、无汗、肢体酸痛。

B 型题

[1~3]

答案：BDE

解析：二陈丸主治痰湿停滞导致的咳嗽痰多、胸脘胀闷、恶心呕吐。急支糖浆主治外感风热所致的咳嗽，症见发热、恶寒、胸膈满闷、咳嗽咽痛，急性支气管炎、慢性支气管炎急性发作见上述证候者。清肺抑火丸主治痰热阻肺所致的咳嗽、痰黄黏稠、口干咽痛、大便干燥。蜜炼川贝枇杷膏主治肺燥咳嗽，痰黄而黏，胸闷，咽喉疼痛或痒，声音嘶哑。

[4~5]

答案：AD

解析：二母宁嗽丸主治燥热蕴肺所致的咳嗽，症见痰黄而黏不易咳出、胸闷气促、久咳不止、声哑喉痛。蛇胆川贝散主治肺热，咳嗽，痰多。

[6~8]

答案：CBE

解析：蛤蚧定喘丸，功能滋阴清肺、止咳平喘，主治肺肾两虚、阴虚肺热所致的虚劳久咳、年老哮喘、气短烦热、胸满郁闷、自汗盗汗。小青龙合剂功能解表化饮、止咳平喘，主治风寒水饮，恶寒发热、无汗、喘咳痰稀。桂龙咳喘宁胶囊主治外感风寒，痰湿内阻引起的咳嗽、气喘、痰涎壅盛，急慢性支气管炎见上述证候者。

[9~11]

答案：ACB

解析：通宣理肺丸（胶囊、口服液、片、颗粒、膏），功能解表散寒、宣肺止咳，主治风寒束表、肺气不宣所致的感冒咳嗽。养阴清肺丸主治阴虚燥咳，咽喉干痛，干咳少痰，或痰中带血。蛇胆川贝散（胶囊、软胶囊），功能清肺、止咳、祛痰，主治肺热咳嗽、痰多者。

[12~15]

答案：DECA

解析：人参保肺丸主治肺气亏虚，肺失宣降所致的虚劳久嗽、气短喘促；苏子降气丸主治上盛下虚，气逆痰壅所致的咳嗽喘息、胸膈满闷；蛤蚧定喘丸主治肺肾两虚，阴虚肺热所致的虚劳久咳、年老哮喘、气短烦热、胸满郁闷、自汗盗汗；通宣理肺丸主治风寒束表，肺气不宣所致的感冒咳嗽，症见发热、恶寒、咳嗽、鼻塞流涕、头痛、无汗、肢体酸痛。

[16~19]

答案：BECD

解析：蛤蚧定喘丸滋阴清肺，止咳平喘；七味都气丸补肾纳气，涩精止遗；固本咳喘片益气固表，健脾补肾；苏子降气丸降气化痰，温肾纳气。

[20~23]

答案：EADB

解析：润肺止咳类中成药的代表性药物是养阴清肺丸、二母宁嗽丸等；泄热平喘类中成药的代表性药物是止嗽定喘口服液等；散寒止咳类中成药的代表性药物是通宣理肺丸、杏苏止咳颗粒；清肺止咳类中成药的代表性药物是清肺抑火丸、蛇胆川贝散、橘红丸、急支糖浆、川贝止咳露等。

C 型题

[1~3]

答案：1. A 2. E 3. A

解析：养阴清肺膏主治阴虚燥咳，咽喉干痛，干咳少痰，或痰中带血。地黄苦寒润，善养阴生津、清热凉血，故为君药；牡丹皮苦泄辛散微寒，善凉血清热、活血止痛，川贝母苦泄甘润微寒，善清热润肺、化痰止咳、散结消肿，二药相合，既助君臣药清肺利咽，又凉血活血止痛，故为佐药。

[4~6]

答案：4. A 5. B 6. C

解析：小青龙胶囊的功能为解表化饮，止咳平喘。

方中麻黄辛温宣散，桂枝辛甘温煦，两药合用，善解表散寒化饮、宣肺止咳平喘，共为君药。细辛辛温发散，善解表散寒、温肺化饮；干姜辛散温通，善散寒、温肺化饮。两药合用，助君药解表散寒、温化痰饮，故为臣药。用五味子酸涩收敛，以敛肺止咳；白芍酸甘微寒，善养血敛阴；又投辛温之法半夏，其功善燥湿化痰、和胃降逆，以助君臣药化寒饮。故此三药共为佐药。炙甘草甘平，既益气和中，又调和诸药，故为使药。

用时当注意孕妇、内热咳喘及虚喘者慎用。因其含麻黄，故高血压、青光眼者慎用。服药期间，忌食辛辣、生冷、油腻食物。

X 型题

1. 答案：BDE

解析：强力枇杷露含有毒的罂粟壳，故孕妇禁用，不可过量或久用。外感咳嗽及痰浊壅盛者慎用。服药期间，忌食辛辣厚味食物。

2. 答案：ABCDE

解析：蛤蚧定喘丸组成为蛤蚧、百合、炒紫苏子、炒苦杏仁、紫菀、瓜蒌子、麻黄、黄芩、黄连、煅石膏、醋鳖甲、麦冬、甘草、石膏；人参保肺丸组成为人参、五味子（醋炙）、罂粟壳、川贝母、苦杏仁（去皮炒）、麻黄、石膏、玄参、枳实、砂仁、陈皮、甘草；降气定喘丸组成为麻黄、葶苈子、桑白皮、紫苏子、白芥子、陈皮；止嗽定喘口服液组成为麻黄、石膏、苦杏仁、甘草；小青龙胶囊组成为麻黄、桂枝、干姜、细辛、五味子、白芍、法半夏、炙甘草。

3. 答案：CDE

解析：可润肺止咳的中成药有养阴清肺膏、二母宁嗽丸、蜜炼川贝枇杷膏等。

4. 答案：ABCE

解析：止嗽定喘口服液的组成包括麻黄、石膏、苦杏仁、甘草。

5. 答案：ACE

解析：蠲哮片的功效为泻肺除壅，涤痰祛瘀，利气平喘。

6. 答案：ABCDE

解析：清肺止咳中成药包括清肺抑火丸、蛇胆川贝散、急支糖浆、强力枇杷露、川贝止咳露、橘红丸等。

7. 答案：ABC

解析：杏苏止咳颗粒风热、燥热及阴虚干咳者慎用。服药期间，宜食清淡易消化食物，忌食辛辣食物。

第九节 开窍剂

A 型题

1. 答案：A

解析：安宫牛黄丸的功能是清热解毒，镇惊开窍。

2. 答案：B

解析：苏合香丸的主治为痰迷心窍所致的痰厥昏迷、中风偏瘫及中暑、心胃气痛。

3. 答案：D

解析：紫雪散的功能为清热开窍，止痉安神。

4. 答案：A

解析：局方至宝散的功能为清热解毒，开窍镇惊。

5. 答案：D

解析：万氏牛黄清心丸孕妇慎用。虚风内动、脱证神昏者不宜使用。外感热病表证未解时慎用。因其含朱砂，故不宜过量或长期服用。肝肾功能不全或造血系统疾病患者慎用。高热急症者，应采取综合治疗。

6. 答案：A

解析：清开灵口服液的功能为清热解毒，镇静安神。

B 型题

[1~2]

答案：AB

解析：紫雪散清热开窍，止痉安神。安宫牛黄丸功能清热解毒，镇惊开窍。

[3~4]

答案：AB

解析：万氏牛黄清心丸的功效为清热解毒，镇惊安神；苏合香丸的功效为芳香开窍，行气止痛。

[5~6]

答案：BD

解析：安宫牛黄丸方中牛黄芳香苦凉清泄，善清热解毒、化痰开窍、息风定惊；麝香辛香走窜，温通行散，善开窍通闭，为开窍醒神之良药。二药合用，善清热解毒、开窍醒神、息风定惊，故为君药。苏合香丸的组成为苏合香、安息香、人工麝香、冰片、沉香、檀香、木香、香附、乳香（制）、丁香、荜茇、白术、诃子肉、朱砂、水牛角浓缩粉。

X 型题

1. 答案：AD

解析：安宫牛黄丸孕妇禁用。寒闭神昏者不宜使用。因其含有毒的朱砂、雄黄，故不宜过量或久服，肝肾功能不全者慎用。服药期间，忌食辛辣食物。在治疗过程中如出现肢寒畏冷、面色苍白、冷汗不止、脉微欲绝，由闭证变为脱证者应立即停药。高热神昏、中风昏迷等口服本品困难者，当鼻饲给药。局方至宝散孕妇禁用。寒闭神昏者不宜使用。服药期间忌食辛辣食物。因其含有毒的朱砂、雄黄，故不宜过量或久服，肝肾功能不全者慎用。在治疗过程中如出现肢寒畏冷、面色苍白、冷汗不止、脉微欲绝，由闭证变为脱证时，应立即停药。高热神昏、小儿急惊风等口服本品困难者，可鼻饲给药。

2. 答案：BDE

解析：紫雪散的功效为清热开窍，止痉安神；万氏牛黄清心丸的功效为清热解毒，镇惊安神；清开灵口服液的功效为清热解毒，镇静安神。

3. 答案：ABCDE

解析：开窍中成药中多含朱砂、雄黄等有毒药物，故不宜久服，肝肾功能不全者慎用。

第十节 固涩剂

A 型题

1. 答案：A

解析：固本益肠片健脾温肾，涩肠止泻。

2. 答案：C

解析：玉屏风胶囊的功能为益气、固表、止汗。

3. 答案：B

解析：金锁固精丸口服，当以淡盐水送服，一次 1 丸，一日 2 次。

4. 答案：E

解析：四神丸的功能为温肾散寒，涩肠止泻。

5. 答案：C

解析：缩泉丸的主治为肾虚所致的小便频数、夜间遗尿。

B 型题

[1~3]

答案：CBE

解析：金锁固精丸的功能是固肾涩精；固本益肠片的功效为健脾温肾，涩肠止泻；缩泉丸的功效为补肾缩尿。

[4~7]

答案：ADEB

解析：玉屏风胶囊主治表虚不固所致的自汗，症见自汗恶风、面色㿠白，或体虚易感风邪者；四神丸主治肾阳不足所致的泄泻，症见肠鸣腹胀、五更泄泻、食少不化、久泻不止、面黄肢冷；固本益肠片主治脾肾阳虚所致的泄泻，症见腹痛绵绵、大便清稀或有黏液及黏液血便、食少腹胀、腰酸乏力、形寒肢冷、舌淡苔白、脉虚，慢性肠炎见上述证候者；缩泉丸主治肾虚所致的小便频数、夜间遗尿。

X 型题

1. 答案：ABCDE

解析：四神丸主治肾阳不足所致的泄泻，症见肠鸣腹胀、五更泄泻、食少不化、久泻不止、面黄肢冷。

2. 答案：ACD

解析：玉屏风胶囊的药物组成为黄芪、白术（炒）、防风。

3. 答案：ABC

解析：缩泉丸的药物组成为益智仁（盐炒）、乌药、山药。

第十一节 补虚剂

A 型题

1. 答案：A
解析：启脾丸主治脾胃虚弱，消化不良，腹胀便溏。湿热泄泻不宜使用。

2. 答案：C
解析：补中益气丸补中益气，升阳举陷。主治脾胃虚弱、中气下陷所致的泄泻、脱肛、阴挺，症见体倦乏力、食少腹胀、便溏久泻、肛门下坠或脱肛、子宫脱垂。

3. 答案：B
解析：参苓白术散的功能为补脾胃，益肺气。

4. 答案：B
解析：六君子丸补脾益气，燥湿化痰，主治脾胃虚弱，食量不多，气虚痰多，腹胀便溏。

5. 答案：B
解析：香砂六君丸的功能为益气健脾，和胃。

6. 答案：A
解析：右归丸的功效为温补肾阳，填精止遗。

7. 答案：C
解析：五子衍宗丸补肾益精，主治肾虚精亏所致的阳痿不育、遗精早泄、腰痛、尿后余沥。

8. 答案：C
解析：济生肾气丸的功能是温肾化气，利水消肿。

9. 答案：C
解析：启脾丸的功效为健脾和胃。

10. 答案：C
解析：补中益气丸中炙黄芪甘温补升，善补中益气、升阳举陷，故重用为君药。

11. 答案：A
解析：左归丸的功能为滋肾补阴。

12. 答案：C
解析：大补阴丸的功能为滋阴降火。

13. 答案：B
解析：知柏地黄丸滋阴降火，主治阴虚火旺，潮热盗汗、口干咽痛、耳鸣遗精、小便短赤。

14. 答案：D
解析：麦味地黄丸的功能为滋肾养肺。

15. 答案：A
解析：玉泉丸清热养阴，生津止渴，主治阴虚内热所致的消渴，症见多饮、多食、多尿，2型糖尿病见上述证候者。

16. 答案：C
解析：杞菊地黄丸的功能为滋肾养肝。

17. 答案：A
解析：八珍颗粒的功能为补气益血。

18. 答案：D
解析：人参养荣丸与十全大补丸的功能均为温补气血。

19. 答案：B
解析：健脾生血颗粒的功能为健脾和胃，养血安神。

20. 答案：B
解析：生脉饮益气复脉，养阴生津，主治气阴两亏，心悸气短，脉微自汗。

21. 答案：D
解析：人参固本丸的功能为滋阴益气，固本培元。

22. 答案：D
解析：消渴丸组成为地黄、葛根、黄芪、天花粉、南五味子、山药、玉米须、格列本脲。格列本脲为化学药，降糖作用显著。全方配伍，中西合璧，甘寒清养，共奏滋肾养阴、益气生津之功，故善治气阴两伤所致的消渴病，症见多饮、多尿、多食、消瘦、体倦乏力、眠差、腰痛；2型糖尿病见上述证候者。

23. 答案：B
解析：参芪降糖胶囊的功能为益气养阴，健脾补肾。

24. 答案：B
解析：七宝美髯丸滋补肝肾，主治肝肾不足所致的须发早白、遗精早泄、头眩耳鸣、腰酸背痛。

25. 答案：B
解析：四君子丸主治脾胃气虚，胃纳不佳，食少便溏。

26. 答案：A
解析：薯蓣丸的功能为调理脾胃，益气和营。

27. 答案：D
解析：四物合剂补血调经，主治血虚所致的面色萎黄、头晕眼花、心悸气短及月经不调。

28. 答案：D
解析：桂附地黄丸的功能是温补肾阳。

29. 答案：E
解析：青娥丸补肾强腰，主治肾虚腰痛，起坐不利，膝软乏力。

30. 答案：B
解析：四物合剂的组成为熟地黄、当归、白芍、川芎；补中益气丸组成为炙黄芪、党参、炒白术、炙甘草、当归、陈皮、升麻、柴胡、大枣、生姜。

31. 答案：A
解析：当归补血口服液中黄芪甘温补升，善补气生血行滞，故重用为君药。

32. 答案：A
解析：人参归脾丸木香辛香苦降温通，善行气、消食、健脾。

33. 答案：D
解析：六味地黄丸中山茱萸酸甘微温，善补益肝肾、收敛固涩；山药甘补涩敛性平，既养阴益气、补脾肺肾，又固精缩尿。二药相合，既助君药滋养肾阴，又能固精止汗，故共为臣药。

34. 答案：B
解析：六味地黄丸全方配伍，三补三泻，共奏滋阴补肾之功，故善治肾阴亏损所致的头晕耳鸣、腰膝酸软、骨蒸潮热、盗汗遗精、消渴。

35. 答案：C
解析：龟鹿二仙膏的功能为温肾补精，补气养血。

36. 答案：A
解析：消渴丸的功效为滋肾养阴、益气生津。

37. 答案：A
解析：河车大造丸的功能为滋阴清热，补肾益肺。

B 型题

[1~3]
答案：BDA
解析：补中益气丸补中益气，升阳举陷。香砂六君丸益气健脾，和胃。人参归脾丸益气补血，健脾宁心。

[4~5]
答案：BE
解析：薯蓣丸调理脾胃，益气和营。加味逍遥丸疏肝清热，健脾养血。

[6~9]
答案：ABCE
解析：左归丸滋肾补阴。大补阴丸滋阴降火。五子衍宗丸补肾益精。右归丸的功能为温补肾阳，填精止遗。

[10~13]
答案：DCAE
解析：杞菊地黄丸主治肝肾阴亏，眩晕耳鸣，羞明畏光，迎风流泪，视物昏花；知柏地黄丸主治阴虚火旺，潮热盗汗，口干咽痛，耳鸣遗精，小便短赤；桂附地黄丸主治肾阳不足，腰膝酸冷，肢体浮肿，小便不利或反多，痰饮喘咳，消渴；六味地黄丸主治肾阴亏损，头晕耳鸣，腰膝酸软，骨蒸潮热，盗汗遗精，消渴。

[14~17]
答案：BAED
解析：八珍丸补气益血；左归丸滋肾补阴；健脾生血颗粒健脾和胃，养血安神；人参固本丸滋阴益气，固本培元。

[18~20]
答案：ADB
解析：补中益气丸补中益气，升阳举陷；香砂六君丸益气健脾，和胃；人参归脾丸益气补血，健脾宁心。

[21~24]
答案：EBAD
解析：健脾生血颗粒有硫酸亚铁，对胃有刺激性，故宜在饭后服用，服药期间，忌饮茶，勿与含鞣酸类药物合用。济生肾气丸因其含钾量高，与保钾利尿药安体舒通、氨苯蝶啶合用时，应防止高血钾症，避免与磺胺类药物同时使用。参芪降糖胶囊孕妇禁用，阴阳两虚消渴者慎用，邪盛实热者慎用，待实热退后方可服用。消渴丸，服用时禁止加服磺酰脲类抗糖尿病药。

[25~26]
答案：CD
解析：十全大补丸温补气血；当归补血口服液补养气血。

C 型题

[1~3]

答案：1. D 2. B 3. C

解析：八珍颗粒功能为补气益血。方中熟地黄甘补微温，善滋阴养血，为补血要药；党参味甘平补，善益气养血。二药共为君药。当归甘补辛行而温，善补血活血，为补血要药；炒白芍酸甘微寒补虚，善养血和营；炒白术甘温苦燥，善益气健脾、燥湿；茯苓淡渗甘补性平，既利水渗湿，又能健脾。四药合用，助君药补气益血，故共为臣药。川芎辛散温通，入气走血，能行气活血，使诸药补而不滞，故为佐药。炙甘草甘平偏温，既补中气，又调和诸药，故为使药。主治气血两虚，面色萎黄，食欲不振，四肢乏力，月经过多。感冒及体实有热者慎用，忌食辛辣、油腻、生冷食物。

X 型题

1. 答案：ACD

解析：香砂六君丸益气健脾，和胃；四君子丸益气健脾；人参归脾丸益气补血，健脾宁心。

2. 答案：ACD

解析：六味地黄丸，方中熟地黄甘补微温，善滋补肾阴，填精益髓，故为君药。山萸肉酸甘微温，善补益肝肾、收敛固涩；山药甘补涩敛性平，既养阴益气、补脾肺肾，又固精缩尿。二药相合，既助君药滋养肾阴，又能固精止汗，故共为臣药。泽泻甘淡渗利性寒，善泄相火、渗利湿浊；茯苓甘补淡渗性平，善健脾、渗利水湿；牡丹皮辛散苦泄微寒，善清泄肝火、退虚热。三药相合，能清降相火、渗利湿浊、健脾，使君臣药填补真阴而不腻，清降虚火而不燥，固肾涩精而不滞，故共为佐药。

全方配伍，三补三泻，共奏滋阴补肾之功，故善治肾阴亏损所致的头晕耳鸣、腰膝酸软、骨蒸潮热、盗汗遗精、消渴。

3. 答案：ABCD

解析：人参归脾丸主治心脾两虚、气血不足所致的心悸、怔忡、失眠健忘、食少体倦、面色萎黄，以及脾不统血所致的便血、崩漏、带下。

4. 答案：ABCDE

解析：消渴丸主治气阴两虚所致的消渴病，症见多饮、多尿、多食、消瘦、体倦乏力、眠差、腰痛；2 型糖尿病见上述证候者。六味地黄丸主治肾阴亏损，头晕耳鸣，腰膝酸软，骨蒸潮热，盗汗遗精，消渴。参芪降糖片主治气阴两虚所致的消渴病，症见咽干口燥、倦怠乏力、口渴多饮、多食多尿、消瘦；2 型糖尿病见上述证候者。麦味地黄丸主治肺肾阴亏，潮热盗汗，咽干咳血，眩晕耳鸣，腰膝酸软，消渴。玉泉丸主治阴虚内热所致的消渴，症见多饮、多食、多尿；2 型糖尿病见上述证候者。

5. 答案：ACD

解析：四物合剂全方配伍，补中兼行，补血不滞血，行血不破血，共奏补血调经之功，故善治血虚所致的面色萎黄、头晕眼花、心悸气短及月经不调。

6. 答案：ABC

解析：养胃舒颗粒的功能为益气养阴，健脾和胃，行气导滞。

7. 答案：BCDE

解析：四物合剂的药物组成为熟地黄、当归、白芍、川芎。

第十二节　安神剂

A 型题

1. 答案：E

解析：天王补心丸的功效是滋阴养血，补心安神。

2. 答案：A

解析：柏子养心丸的功能为补气、养血、安神。

3. 答案：A

解析：朱砂安神丸清心养血，镇惊安神，主治心火亢盛、阴血不足证，症见心神烦乱、失眠多梦、心悸不宁、舌尖红、脉细数。

4. 答案：B

解析：养血安神丸滋阴养血，宁心安神，主治阴虚血少所致的头眩心悸、失眠健忘。

5. 答案：A

解析：枣仁安神液的功效为养血安神。

6. 答案：D

解析：天王补心丸使用的注意事项是肝肾功能

不全者禁用。脾胃虚寒、大便稀溏者慎用。因其含朱砂，故不宜过量或久服，不可与溴化物、碘化物同服。服药期间，不宜饮用浓茶、咖啡等刺激性饮品。

7. 答案：D

解析：朱砂安神丸的功效为清心养血，镇惊安神。

8. 答案：E

解析：解郁安神颗粒疏肝解郁，安神定志，主治情志不畅、肝郁气滞所致的失眠、心烦、焦虑、健忘；神经官能症、更年期综合征见上述证候者。

B 型题

[1～2]

答案：CD

解析：养血安神丸滋阴养血，宁心安神。柏子养心丸补气养血安神。

[3～5]

答案：BAD

解析：朱砂安神丸主治心火亢盛、阴血不足证，症见心神烦乱、失眠多梦、心悸不宁、舌尖红、脉细数；柏子养心丸主治心气虚寒，心悸易惊，失眠多梦，健忘；天王补心丸主治心阴不足，心悸健忘，失眠多梦，大便干燥。

[6～9]

答案：BACE

解析：朱砂安神丸孕妇忌服，心气不足、脾胃虚弱者忌服，因其含朱砂，故不宜过量或久服，以防引起中毒，不宜与碘、溴化物并用，以防产生毒副作用。枣仁安神液孕妇及胃酸过多者慎用，服药期间，不宜服用咖啡、浓茶等兴奋性饮品。养血安神丸脾胃虚弱者慎用，服药期间，不宜饮用浓茶、咖啡等兴奋性饮品，宜保持心情舒畅，劳逸适度，糖尿病患者不宜服用糖浆剂。天王补心丸肝肾功能不全者禁用。脾胃虚寒、大便稀溏者慎用。因含朱砂，故不宜过量或久服，不可与溴化物、碘化物同服。服药期间，不宜饮用浓茶、咖啡等刺激性饮品。

X 型题

答案：AB

解析：天王补心丸滋阴养血，补心安神，主治心阴不足，心悸健忘，失眠多梦，大便干燥。

第十三节 和解剂

A 型题

1. 答案：D

解析：小柴胡颗粒解表散热，疏肝和胃，主治外感病邪犯少阳证，症见寒热往来、胸胁苦满、食欲不振、心烦喜呕、口苦咽干。

2. 答案：D

解析：小柴胡颗粒功能为解表散热，疏肝和胃。

3. 答案：B

解析：逍遥颗粒的功效为疏肝健脾，养血调经。

4. 答案：A

解析：加味逍遥丸的功效为疏肝清热，健脾养血。主治肝郁血虚，肝脾不和，两胁胀痛，头晕目眩，倦怠食少，月经不调，脐腹胀痛。

B 型题

[1～3]

答案：DBA

解析：加味逍遥丸疏肝清热，健脾养血；逍遥颗粒疏肝健脾，养血调经；小柴胡颗粒解表散热，疏肝和胃。

C 型题

[1～3]

答案：1. C 2. C 3. E

解析：逍遥颗粒方中柴胡辛散苦泄微寒，入肝、胆经，善疏肝解郁，治肝气郁滞证，故为君药。全方功能为疏肝健脾，养血调经。肝肾阴虚所致的胁肋胀痛、咽干口燥、舌红少津者慎用。忌辛辣生冷食物，饮食宜清淡。

X 型题

1. 答案：BCD

解析：加味逍遥丸功能为疏肝清热，健脾养血。脾胃虚寒、脘腹冷痛、大便溏薄者慎用。服药期间，忌食生冷、油腻食物，并注意调节情志，切忌气恼劳碌。

2. 答案：CD

解析：小柴胡颗粒功效为解表散热，疏肝和胃。

第十四节　理气剂

A 型题

1. 答案：C
解析：木香顺气丸行气化湿，健脾和胃。
2. 答案：E
解析：胃苏颗粒理气消胀，和胃止痛。
3. 答案：A
解析：气滞胃痛颗粒疏肝理气，和胃止痛。
4. 答案：A
解析：四逆散的功效为透解郁热，疏肝理脾。
5. 答案：B
解析：左金丸的功能是泻火，疏肝，和胃，止痛。
6. 答案：C
解析：柴胡舒肝丸的功效为疏肝理气，消胀止痛，主治肝气不舒，症见胸胁痞闷、食滞不消、呕吐酸水。
7. 答案：D
解析：越鞠丸的功能为理气解郁，宽中除满。

B 型题

[1~2]
答案：EB

解析：柴胡舒肝丸疏肝理气，消胀止痛。小柴胡颗粒解表散热，疏肝和胃。

[3~4]
答案：AE
解析：五苓散温阳化气，利湿行水。木香顺气丸行气化湿，健脾和胃。

[5~8]
答案：DEAC
解析：左金丸使用的注意事项为脾胃虚寒胃痛及肝阴不足胁痛者、孕妇慎用；气滞胃痛颗粒使用的注意事项为肝胃郁火、胃阴不足所致胃痛者及孕妇慎用；越鞠丸使用的注意事项为阴虚火旺者慎用；四逆散使用的注意事项为孕妇、肝阴亏虚胁痛、寒厥所致四肢不温者慎用，服药期间，忌恼怒劳累，保持心情舒畅。

X 型题
答案：ABD
解析：左金丸主治肝火犯胃，脘胁疼痛，口苦嘈杂，呕吐酸水，不喜热饮。

第十五节　活血剂

A 型题

1. 答案：E
解析：血府逐瘀口服液由炒桃仁、红花、地黄、川芎、赤芍、当归、牛膝、柴胡、桔梗、麸炒枳壳、甘草组成。其中炒桃仁、红花为君药；地黄、川芎、赤芍、当归、牛膝为臣药；柴胡、桔梗、麸炒枳壳为佐药；甘草为使药。全方配伍，苦辛泄散，共奏活血祛瘀、行气止痛之功，故善治气滞血瘀之胸痹、头痛日久。

2. 答案：D
解析：速效救心丸当含服。一次4~6粒，一日3次。急性发作时，一次10~15粒。

3. 答案：D
解析：华佗再造丸使用的注意事项为中风痰热壅盛证，表现为面红目赤、大便秘结者不宜用。服药期间忌辛辣、生冷、油腻食物。

4. 答案：B
解析：血府逐瘀口服液活血祛瘀，行气止痛。主治气滞血瘀所致的胸痹、头痛日久、痛如针刺而有定处、内热烦闷、心悸失眠、急躁易怒。

5. 答案：E
解析：复方丹参片的功效为活血化瘀，理气止痛。

6. 答案：C
解析：丹七片由丹参、三七组成。两药合用，药简功专，共奏活血化瘀、通脉止痛之功，故善治血瘀阻所致的胸痹心痛、眩晕头痛、经期腹痛。

7. 答案：C
解析：血塞通颗粒药物组成为三七总皂苷。

8. 答案：B
解析：消栓通络胶囊的功效为活血祛瘀，温经通络。

9. 答案：C

解析：逐瘀通脉胶囊的功能为破血逐瘀，通经活络。

10. 答案：E

解析：元胡止痛片理气，活血，止痛。主治气滞血瘀所致的胃痛、胁痛、头痛及痛经。

11. 答案：C

解析：冠心苏合滴丸的功能为理气，宽胸，止痛。

12. 答案：D

解析：心可舒胶囊的使用注意事项为气虚血瘀、痰瘀互阻之胸痹、心悸者不宜单用。孕妇、出血性疾病及有出血倾向者慎用。服药期间，忌食生冷、辛辣、油腻食物，忌烟酒、浓茶。治疗期间，心绞痛持续发作宜加用硝酸酯类药。如果出现剧烈心绞痛、心肌梗死等，应及时救治。脑梗死发作期应及时留观，待病情稳定后方可用药。

13. 答案：B

解析：九气拈痛丸组方中醋延胡索辛散苦泄温通，能"行血中气滞，气中血滞"，善活血散瘀、理气止痛；醋香附芳香辛行苦泄，善疏肝理气止痛。二药合用，善理气活血止痛，故共为君药。

14. 答案：B

解析：麝香保心丸的功效为芳香温通，益气强心。

15. 答案：A

解析：消栓胶囊功效为补气活血通络。

16. 答案：E

解析：通心络胶囊益气活血，通络止痛；诺迪康胶囊益气活血，通脉止痛。

17. 答案：C

解析：稳心颗粒的功效为益气养阴，活血化瘀。

18. 答案：D

解析：参松养心胶囊的功效为益气养阴，活血通络，清心安神。

19. 答案：B

解析：益心舒胶囊的功能为益气复脉，活血化瘀，养阴生津。

20. 答案：C

解析：人参再造丸益气养血，祛风化痰，活血通络，主治气虚血瘀、风痰阻络所致的中风，症见口眼㖞斜、半身不遂、手足麻木、疼痛、拘挛、言语不清。

21. 答案：B

解析：抗栓再造丸所含朱砂、土鳖虫、全蝎、水蛭等有毒，故孕妇禁用，不宜过量或久用，年老体弱、阴虚风动者慎用。

B 型题

[1~3]

答案：DBA

解析：麝香保心丸芳香温通，益气强心。速效救心丸行气活血，祛瘀止痛，增加冠脉血流量，缓解心绞痛。冠心苏合丸理气，宽胸，止痛。

[4~7]

答案：ADCB

解析：血府逐瘀口服液主治气滞血瘀所致的胸痹，头痛日久，痛如针刺而有定处，内热烦闷，心悸失眠，急躁易怒；消栓胶囊主治中风气虚血瘀证；槐角丸为止血剂，主治血热所致的肠风便血、痔疮；丹七片主治瘀血痹阻所致的胸痹心痛、眩晕头痛，经期腹痛。

[8~11]

答案：CDBE

解析：稳心颗粒益气养阴，活血化瘀；抗栓再造丸可活血化瘀，舒筋通络，息风镇痉；元胡止痛片可理气，活血，止痛；麝香保心丸芳香温通，益气强心。

[12~15]

答案：DACB

解析：参松养心胶囊益气养阴，活血通络，清心安神；血塞通颗粒活血祛瘀，通脉活络；通心络胶囊益气活血，通络止痛；心可舒胶囊活血化瘀，行气止痛。

[16~19]

答案：ECBD

解析：血府逐瘀口服液孕妇忌用，气虚血瘀者慎用，服药期间，忌食生冷、油腻食物，治疗期间，若心痛持续发作，宜加用硝酸酯类药，如出现剧烈心绞痛、心肌梗死，应及时救治；九气拈痛丸孕妇禁用，胃热引起的胃痛慎用，服药期间忌食生冷、辛辣、油腻食物，戒烟酒；麝香保心丸孕妇忌用，不宜与洋地黄类药物同用，心绞痛持续发作，服药后不能缓解时应加用硝酸甘油等药物，如出现剧烈心绞痛、心肌梗死，应及时救治；冠心苏合滴丸孕妇禁用，阴虚血瘀之胸痹忌用，胃炎、胃弱、胃溃疡、食管炎及肾脏疾病者慎用，其辛香走窜，易耗气伤阴，故不宜长期服用，服药期间，忌食生冷、辛辣、油腻食物，忌吸烟饮酒、喝浓茶，治疗期间，心绞痛持续发作，宜加用硝酸酯类药，如果出现剧烈心绞痛、心肌梗死等，应及时救治。

C 型题

[1~3]

答案：1. D　2. B　3. A

解析：血府逐瘀口服液活血祛瘀，行气止痛。桃仁、红花为君药，地黄、川芎、赤芍、当归、牛膝同为臣药，柴胡、桔梗、枳壳为佐药，甘草为使药。孕妇忌用，气虚血瘀者慎用，服药期间，忌食生冷、油腻食物。治疗期间，若心痛持续发作，宜加用硝酸酯类药，如出现剧烈心绞痛、心肌梗死，应及时救治。

[4~6]

答案：4. C　5. B　6. A

解析：元胡止痛片组成为醋延胡索、白芷。功能为理气，活血，止痛。孕妇及胃阴不足者慎用。

X 型题

1. 答案：AC

解析：使用复方丹参片时应注意孕妇慎用。寒凝血瘀胸痹心痛者不宜使用，脾胃虚寒者慎用。服药期间，忌食生冷、辛辣、油腻食物，忌烟酒、浓茶。治疗期间，如心绞痛持续发作，宜加用硝酸酯类药。如果出现剧烈心绞痛、心肌梗死等，应及时送医院救治。个别人服药后胃脘不适，宜饭后服用。

2. 答案：AB

解析：活血剂中成药主要具有活血化瘀之功，兼有行气、止痛、益气、补阴、化痰、息风等作用，适用于气滞、气虚、风痰兼夹等引发的瘀血病证。本类中成药大多辛散温通，故月经过多、有出血倾向者慎用或忌用，孕妇忌用；药力较猛的活血剂，易伤正气，不宜过量或久服。

3. 答案：ABD

解析：益心舒胶囊的功能为益气复脉，活血化瘀，养阴生津。

4. 答案：ABCDE

解析：复方丹参片组成为丹参、三七、冰片；丹七片组成为丹参、三七；消栓通络胶囊组成为川芎、丹参、黄芪、三七、桂枝、郁金、木香、泽泻、槐花、山楂、冰片；心可舒胶囊组成为丹参、葛根、三七、山楂、木香；稳心颗粒组成为黄精、党参、三七、琥珀、甘松。

5. 答案：ABCE

解析：华佗再造丸主治痰瘀阻络之中风恢复期和后遗症，症见半身不遂、拘挛麻木、口眼㖞斜、言语不清。

6. 答案：CDE

解析：消栓胶囊的功能为补气活血通络。

7. 答案：ABCD

解析：稳心颗粒方中黄精甘润平补，善滋肾润肺、补脾益气，为气阴双补佳品，故为君药。党参甘补平润，善益气养血、生津，以助君药益气之功，故为臣药。三七苦泄温通甘补，泻中兼补，善活血化瘀、通经止痛，以助君臣活血化瘀。琥珀甘平质重，善镇惊安神、活血散瘀。甘松辛香温散，善理气通脉、醒脾健胃，并防君臣补益之品滞腻碍胃。三者共为佐药。

8. 答案：ACDE

解析：速效救心丸的功能为行气活血，祛瘀止痛，可增加冠脉血流量，缓解心绞痛。

9. 答案：CD

解析：速效救心丸的组成为川芎、冰片。

10. 答案：ACDE

解析：逐瘀通脉胶囊的组成为水蛭、虻虫、桃仁、大黄。

11. 答案：ABC

解析：参松养心胶囊的功能为益气养阴，活血通络，清心安神。

12. 答案：AE

解析：诺迪康胶囊的功效为益气活血，通脉止痛。

13. 答案：BC

解析：冠心苏合滴丸中苏合香辛散温通，芳香走窜，善开窍醒神、温通止痛；冰片辛散苦泄，香窜微寒，善开窍醒神、止痛，又"散气、散血"。二药相合，理气血、温通而宽胸止痛，故共为君药。

14. 答案：AE

解析：复方丹参片活血化瘀，理气止痛。

第十六节　止血剂

A 型题

1. 答案：A

解析：槐角丸的功能为清肠疏风，凉血止血。

2. 答案：C

解析：三七片散瘀止血，消肿止痛，主治出血兼瘀血证，症见咯血、吐血、衄血、便血、崩漏、外伤出血、胸腹刺痛、跌仆肿痛。

3. 答案：C

解析：止血定痛片散瘀，止血，止痛，主治十二指肠溃疡疼痛、出血，胃酸过多。

B 型题

[1~3]

答案：CBA

解析：槐角丸清肠疏风，凉血止血；三七片散瘀止血，消肿止痛；止血定痛片散瘀，止血，止痛。

C 型题

[1~2]

答案：1. A　2. C

解析：槐角丸功能为清肠疏风，凉血止血，虚寒性便血者、体弱年迈者慎用。服药期间，忌食辛辣油腻食物。若痔疮便血，肿痛严重和便血呈喷射状者，应及时采取综合急救措施。

X 型题

1. 答案：AC

解析：化瘀止血药包含三七片、止血定痛片等。

2. 答案：ABCD

解析：三七片孕妇忌用。服药期间，忌食生冷、油腻、辛辣食物。出血量大者应立即采取综合急救措施。用本品治疗软组织损伤时，可配合外用正红花油等活血之品，以增疗效。

第十七节　消导剂

A 型题

1. 答案：C

解析：保和丸的功能是消食，导滞，和胃。

2. 答案：E

解析：保和丸主治食积停滞，脘腹胀满，嗳腐吞酸，不欲饮食。

3. 答案：A

解析：枳实导滞丸虚寒痢疾者慎用。孕妇慎用。久病正虚、年老体弱者慎用。饮食宜清淡，忌食辛辣刺激性食物，忌暴饮暴食及偏食。

4. 答案：A

解析：枳实导滞丸的功能为消积导滞，清利湿热。

5. 答案：E

解析：六味安消孕妇忌服。脾胃虚寒的胃痛、便秘及热结血瘀痛经者慎用。妇女月经期、妊娠期慎用。服药期间，饮食宜清淡，忌食辛辣刺激性食物，戒烟酒。

6. 答案：B

解析：六味安消散和胃健脾，消积导滞，活血止痛，主治脾胃不和、积滞内停所致的胃痛胀满、消化不良、便秘、痛经。

7. 答案：C

解析：开胃健脾丸的功能为健脾和胃。

B 型题

[1~4]

答案：CEAD

解析：消栓胶囊的主治是中风气虚血瘀证；枳实导滞丸的主治是饮食积滞、湿热内阻所致的脘腹胀痛，不思饮食，大便秘结，痢疾里急后重；六味安消散的主治是脾胃不和、积滞内停所致的胃痛胀满、消化不良、便秘、痛经；保和丸的主治是食积停滞，脘腹胀满，嗳腐吞酸，不欲饮食。

C 型题

[1~3]

答案：1. B 2. C 3. B

解析：保和丸的功能为消食，导滞，和胃。方中山楂酸甘温通，能消一切饮食积滞，尤善消肉食油腻之积，为君药；炒六神曲甘温辛散，主消食积，兼行气滞，善消谷积，炒莱菔子辛甘消散性平，善消食下气除胀，药力颇强，炒麦芽甘平，主消食健胃，兼疏肝，尤善消米面薯芋类食积，三药共为臣药；制半夏辛温燥散，善燥湿、降逆止呕，陈皮辛苦温燥，善燥湿健脾、行气和胃，茯苓甘补淡渗，善利湿健脾止泻，连翘苦寒清泄，善清热散结、止呕，四药共为佐药。全方配伍，消散健运，共奏消食、导滞、和胃之功，故善治食积停滞所致的脘腹胀满、嗳腐吞酸、不欲饮食。服药期间，宜进清淡易消化饮食，忌暴饮暴食及食油腻食物。枳实导滞丸消积导滞，清利湿热，较保和丸更长于清湿热。

X 型题

1. 答案：ABD

解析：保和丸的功能为消食，导滞，和胃。

2. 答案：ACD

解析：六味安消散的功效为和胃健脾，消积导滞，活血止痛。

3. 答案：CD

解析：开胃健脾丸的君药为白术、党参。

第十八节 治风剂

A 型题

1. 答案：A

解析：天麻钩藤颗粒平肝息风，清热安神，主治肝阳上亢所致的头痛、眩晕、耳鸣、眼花、震颤、失眠，高血压病见上述证候者。

2. 答案：A

解析：川芎茶调散疏风止痛，主治外感风邪所致的头痛，或有恶寒、发热、鼻塞。

3. 答案：E

解析：天麻钩藤颗粒的功能为平肝息风、清热安神。

4. 答案：E

解析：使用川芎茶调散的注意事项为久病气虚、血虚、肝肾不足、肝阳上亢头痛者及孕妇均慎用。服药期间，忌食辛辣、油腻食物。

5. 答案：C

解析：芎菊上清丸的功效为清热解表、散风止痛。

6. 答案：A

解析：脑立清丸的功能为平肝潜阳，醒脑安神。

7. 答案：E

解析：松龄血脉康胶囊的功能为平肝潜阳，镇心安神。

B 型题

[1~4]

答案：BECA

解析：天麻钩藤颗粒主治肝阳上亢所致的头痛、眩晕、耳鸣、眼花、震颤、失眠，高血压病见上述证候者；川芎茶调散主治外感风邪所致的头痛，或有恶寒、发热、鼻塞；正天丸主治外感风邪、瘀血阻络、血虚失养、肝阳上亢引起的偏头痛、紧张性头痛、神经性头痛、颈椎病型头痛、经前头痛；脑立清丸主治肝阳上亢所致的头晕目眩、耳鸣口苦、心烦难寐，高血压见上述证候者。

C 型题

[1~3]

答案：1. E 2. C 3. A

解析：天麻钩藤颗粒的功能为平肝息风，清热安神。方中栀子、黄芩苦寒清泄，善清肝泻火，以折其上扰之火。血虚头痛者、阴虚动风者忌用，服药期间，饮食宜清淡，戒恼怒，节房事。

X 型题

1. 答案：AC

解析：天麻钩藤颗粒血虚头痛者、阴虚动风者忌用，服药期间，饮食宜清淡，戒恼怒，节房事。

2. 答案：BCD

解析：正天丸的功效为疏风活血，养血平肝，通络止痛。

第十九节　祛湿剂

A 型题

1. 答案：A
解析：八正合剂的功能为清热，利尿，通淋。

2. 答案：D
解析：香连丸的功能为清热化湿，行气止痛。

3. 答案：E
解析：茵栀黄口服液阴黄者不宜使用，服药期间，忌饮酒，忌食辛辣油腻食物。

4. 答案：D
解析：八正合剂清热，利尿，通淋，主治湿热下注所致的淋证，症见小便短赤、淋沥涩痛、口燥咽干等。

5. 答案：A
解析：八正合剂的君药为川木通和车前子。川木通苦寒清利，善清心火、利湿热、通经脉而利尿通淋；炒车前子甘寒滑利，善清热利尿通淋。两药相须为用，清热利尿通淋力强，故为君药。

6. 答案：C
解析：肾炎四味片的功能为清热利尿，补气健脾。

7. 答案：E
解析：肾炎康复片的功能为益气养阴，健脾补肾，清解余毒，主治气阴两虚，脾肾不足，水湿内停所致的体虚浮肿，症见神疲乏力、腰膝酸软、面目四肢浮肿、头晕耳鸣，慢性肾炎、蛋白尿、血尿见上述证候者。

8. 答案：B
解析：癃闭舒胶囊的功能为益肾活血，清热通淋。

9. 答案：A
解析：三金片清热解毒，利湿通淋，益肾，主治下焦湿热所致的热淋，症见小便短赤、淋沥涩痛、尿急频数，急慢性肾盂肾炎、膀胱炎、尿路感染见上述证候者。

10. 答案：D
解析：排石颗粒清热利水，通淋排石，主治下焦湿热所致的石淋，症见腰腹疼痛、排尿不畅或伴有血尿，泌尿系统结石见上述证候者。

11. 答案：C
解析：癃清片的功能为清热解毒，凉血通淋。

12. 答案：A
解析：茵栀黄口服液的组成成分为茵陈提取物、栀子提取物、黄芩提取物（以黄芩苷计）、金银花提取物。

13. 答案：D
解析：茵陈五苓丸的功能为清湿热，利小便。

14. 答案：D
解析：消炎利胆片清热，祛湿，利胆；主治肝胆湿热所致的胁痛、口苦，急性胆囊炎、胆管炎见上述证候者。

15. 答案：C
解析：萆薢分清丸分清化浊，温肾利湿，主治肾不化气、清浊不分所致的白浊、小便频数。

16. 答案：D
解析：香连丸的组成为黄连、木香。

17. 答案：D
解析：香连丸的功能为清热化湿，行气止痛。

18. 答案：A
解析：五苓散君药为泽泻，泽泻甘寒渗利，入肾与膀胱经，善利水渗湿消肿，故重用为君药。

19. 答案：B
解析：萆薢分清丸的功效为分清化浊，温肾利湿。

20. 答案：B
解析：香连化滞丸清热利湿，行血化滞，主治大肠湿热所致的痢疾，症见大便脓血、里急后重、发热腹痛。

B 型题

[1~2]
答案：CB
解析：排石颗粒清热利水，通淋排石。萆薢分清丸分清化浊，温肾利湿。

[3~6]
答案：CAEB
解析：茵陈五苓丸清湿热、利小便；肾炎四味片清热利尿、补气健脾；五苓散温阳化气、利湿行水；三金片清热解毒、利湿通淋、益肾。

[7~10]

答案：BDEA

解析：癃清片清热解毒，凉血通淋；癃闭舒胶囊益肾活血，清热通淋；排石颗粒清热利水，通淋排石；萆薢分清丸分清化浊，温肾利湿。

C 型题

[1~3]

答案：1. D 2. E 3. A

解析：茵栀黄口服液中茵陈苦而微寒清利，芳香疏理，善清热祛湿、利胆退黄，为治黄疸之要药，为君药；全方功能为清热解毒，利湿退黄；阴黄者不宜使用；服药期间，忌饮酒，忌食辛辣油腻食物。

[4~6]

答案：4. E 5. D 6. E

解析：八正合剂主治湿热下注所致的淋证，症见小便短赤、淋沥涩痛、口燥咽干等。方中川木通苦寒清利，善清心火、利湿热、通经脉而利尿通淋，炒车前子甘寒滑利，善清热利尿通淋，两药共为君药；萹蓄、瞿麦苦寒清利，滑石甘寒滑利，均能清热利尿通淋，三药共为臣药；大黄苦寒泄降行散，既泻热通肠、化瘀止痛，又兼利小便，栀子苦寒清凉滑利，既清热泻火凉血，又利尿滑肠，灯心草甘淡微寒，能清热利尿通淋，三药同用，既助君臣药利尿通淋，又通便化瘀止痛，故为佐药。甘草甘平偏凉，和药缓急，为使药。八正合剂孕妇禁用，淋证属气滞脾肾两虚者慎用，双肾结石或结石嵌顿时间长的病例不宜使用，久病体虚者、儿童及老年人慎用。八正合剂中病即止，不可过量或久用。服药期间应多喝水，有利于小便或结石排出。

X 型题

1. 答案：BC

解析：香连丸寒湿及虚寒下痢者慎用。服药期间，忌食生冷油腻、辛辣刺激性食物。

2. 答案：ABCD

解析：肾炎四味片孕妇禁用，脾肾阳虚或风水水肿者慎用，服药期间，宜低盐、低脂饮食，忌食辛辣食物；八正合剂孕妇禁用，淋证属肝郁气滞或脾肾两虚者慎用，双肾结石或结石直径≥1.5cm，或结石嵌顿时间长的病例不宜使用，服药期间，忌烟酒、油腻食物，注意多饮水，避免劳累，久病体虚者、儿童及老年人慎用，中病即止，不可过量或久用；癃闭舒胶囊孕妇、出血证、有肝肾功能损害者禁用，肺热壅盛、肝郁气滞、脾气气陷所致的癃闭慎用，服药期间，忌食辛辣、生冷、油腻食物及饮酒，有慢性肝脏疾病者慎用；排石颗粒孕妇禁用，久病伤正兼见肾阴不足或脾气亏虚等证者慎用，双肾结石或结石直径≥1.5cm，或结石嵌顿时间长的病例慎用，或根据需要配合其他治疗方法，治疗期间不宜进食辛辣、油腻和煎炸类食物，并宜多饮水、配合适量运动。

3. 答案：ABC

解析：三金片的功能为清热解毒，利湿通淋，益肾。

4. 答案：ACE

解析：萆薢分清丸膀胱湿热壅盛所致小便白浊及尿频、淋沥涩痛者忌用。服药期间，忌食油腻、茶、醋及辛辣刺激食物。

第二十节　蠲痹剂

A 型题

1. 答案：A

解析：仙灵骨葆胶囊滋补肝肾，活血通络，强筋壮骨。

2. 答案：A

解析：独活寄生合剂养血舒筋，祛风除湿，补益肝肾。主治风寒湿痹阻、肝肾两亏、气血不足所致的痹证，症见腰膝冷痛、屈伸不利。

3. 答案：B

解析：尪痹颗粒，功能补肝肾、强筋骨、祛风湿、通经络，主治肝肾不足、风湿痹阻所致的尪痹，症见肌肉及关节疼痛、局部肿大、僵硬畸形、屈伸不利、腰膝酸软、畏寒乏力，类风湿关节炎见上述证候者。

4. 答案：C

解析：小活络丸祛风散寒，化痰除湿，活血止痛，主治风寒湿邪痹阻、痰瘀阻络所致的痹证，症见肢体关节疼痛，或冷痛，或刺痛，或疼痛夜甚、关节屈伸不利、麻木拘挛。

5. 答案：A

解析：四妙丸清热利湿，主治湿热下注所致的痹证，症见足膝红肿、筋骨疼痛。

6. 答案：C

解析：木瓜丸的功能为祛风散寒，除湿通络。

7. 答案：E

解析：风湿骨痛丸的功能为温经散寒，通络止痛。

8. 答案：C

解析：痛风定胶囊清热祛湿，活血通络定痛，主治湿热瘀阻所致的痹证，症见关节红肿热痛，伴有发热，汗出不解，口渴心烦，小便黄，舌红苔黄腻，脉滑数，痛风见上述证候者。

9. 答案：A

解析：颈复康颗粒活血通络，散风止痛，主治风湿瘀阻所致的颈椎病，症见头晕、颈项僵硬、肩背酸痛、手臂麻木。

10. 答案：B

解析：独活寄生合剂的功能为养血舒筋，祛风除湿，补益肝肾。

11. 答案：E

解析：天麻丸的功能为祛风除湿，通络止痛，补益肝肾。

12. 答案：B

解析：仙灵骨葆胶囊滋补肝肾，活血通络，强筋壮骨，主治肝肾不足，瘀血阻络所致的骨质疏松症，症见腰脊疼痛、足膝酸软、乏力。

13. 答案：C

解析：尪痹颗粒的功能为补肝肾，强筋骨，祛风湿，通经络。

14. 答案：C

解析：壮腰健骨丸的功能为壮腰健肾，祛风活络。

15. 答案：B

解析：四妙丸组方中盐黄柏苦寒清燥降泄，善除下焦之湿热，故为君药。

B 型题

[1~4]

答案：ACED

解析：小活络丸祛风散寒，化痰除湿，活血止痛；木瓜丸祛风散寒，除湿通络；四妙丸清热利湿；独活寄生合剂养血舒筋、祛风除湿、补益肝肾。

C 型题

[1~3]

答案：1. D　2. D　3. C

解析：仙灵骨葆胶囊的成分中淫羊藿辛甘温补，善补肾壮阳、强筋健骨、祛风寒湿，故为君药。功能为滋补肝肾，活血通络，强筋壮骨。孕妇及肝功能失代偿者禁用，对本品过敏者禁用，过敏体质、湿热痹者慎用，高血压、心脏病、糖尿病、肝病、肾病等慢性病严重者慎用，感冒时不宜服用，服药期间，忌食生冷油腻食物。

X 型题

1. 答案：ABCDE

解析：小活络丸所含制川乌、制草乌有大毒，故孕妇禁用，不可过量或久服。湿热痹阻或阴虚有热者、脾胃虚弱者慎用。据报道，有服用本品引起心律失常、药疹、急性胃黏膜出血的不良反应，使用时应引起注意。

2. 答案：ABCDE

解析：痛风定胶囊的功能为清热祛湿，活血通络定痛。

3. 答案：ABCDE

解析：尪痹颗粒补肝肾，强筋骨，祛风湿，通经络；仙灵骨葆胶囊滋补肝肾，活血通络，强筋壮骨；天麻丸祛风除湿，通络止痛，补益肝肾；壮腰健骨丸壮腰健肾，祛风活络；独活寄生合剂养血舒筋，祛风除湿，补益肝肾。

4. 答案：ABCE

解析：使用痛风定胶囊时当注意：孕妇慎用。风寒湿痹者慎用。因含土茯苓，故服药后不宜立即饮茶。服药期间，宜食清淡食品，忌食肉类、鱼虾、豆类、辛辣之品，忌饮酒。

第二章　外科、皮肤科常用中成药

A 型题

1. 答案：B

解析：连翘败毒丸主治热毒蕴结肌肤所致的疮疡；属阴证者慎用，肝功能不良者须在医生指导下使用，忌食辛辣、油腻食物及海鲜等发物；孕妇禁用。

2. 答案：D

解析：如意金黄散外用，红肿、烦热、疼痛，用清茶调敷；漫肿无头，用醋或葱酒调敷；亦可用植物油或蜂蜜调敷。一日数次。

3. 答案：C

解析：生肌玉红膏解毒，祛腐，生肌，主治热毒壅盛所致的疮疡，症见疮面色鲜、脓腐将尽，或久不收口，亦用于乳痈。

4. 答案：B

解析：当归苦参丸的功效为活血化瘀，燥湿清热。

5. 答案：D

解析：小金丸孕妇禁用；其余中成药孕妇慎用。

6. 答案：B

解析：地榆槐角丸疏风凉血，泻热润燥。

7. 答案：C

解析：京万红软膏活血解毒，消肿止痛，祛腐生肌，主治轻度水、火烫伤，疮疡肿痛，创面溃烂。

8. 答案：B

解析：消银颗粒清热凉血，养血润肤，祛风止痒，主治血热风燥型白疕和血虚风燥型白疕，症见皮疹为点滴状、基底鲜红色、表面覆有银白色鳞屑，或皮疹表面覆有较厚的银白色鳞屑、较干燥、基底淡红色、瘙痒较甚。

9. 答案：C

解析：拔毒生肌散孕妇及溃疡无脓者禁用。溃疡过大、过深者不可久用。皮肤过敏者慎用。不可久用。不可内服。用药期间忌食辛辣、油腻食物及海鲜等发物。

10. 答案：A

解析：连翘败毒丸清热解毒，消肿止痛。

11. 答案：A

解析：紫草膏的功能为化腐生肌，解毒止痛。

12. 答案：B

解析：牛黄醒消丸清热解毒，活血祛瘀，消肿止痛，主治热毒郁滞、痰瘀互结所致的痈疽发背、瘰疬流注、乳痈乳岩、无名肿毒。

13. 答案：C

解析：内消瘰疬丸的功能为化痰，软坚，散结。

14. 答案：A

解析：小金丸的功能为散结消肿，化瘀止痛。

15. 答案：E

解析：阳和解凝膏温阳化湿，消肿散结，主治脾肾阳虚、痰瘀互结所致的阴疽、瘰疬未溃、寒湿痹痛。

16. 答案：C

解析：乳癖消胶囊的功能为软坚散结，活血消痈，清热解毒。

17. 答案：A

解析：地榆槐角丸的功能为疏风凉血，泻热润燥。

18. 答案：E

解析：马应龙麝香痔疮膏清热燥湿，活血消肿，祛腐生肌；主治湿热瘀阻所致的各类痔疮、肛裂，症见大便出血，或疼痛、有下坠感；亦用于肛周湿疹。不可内服。

19. 答案：D

解析：消风止痒颗粒的功能为清热除湿，消风止痒。

20. 答案：D

解析：拔毒生肌散孕妇及溃疡无脓者禁用。溃疡过大、过深者不可久用。皮肤过敏者慎用。不可久用。不可内服。用药期间忌食辛辣、油腻食物及海鲜等发物。

B 型题

[1~4]

答案：DEAB

解析：牛黄醒消丸清热解毒，活血祛瘀，消肿止痛；马应龙麝香痔疮膏清热燥湿，活血消肿，祛腐生肌，主治湿热瘀阻所致的各类痔疮、肛裂，症见大便出血，或疼痛、有下坠感，亦用于肛周湿疹；连翘败毒丸清热解毒，消肿止痛；紫草膏化腐生肌，解毒止痛。

[5~8]

答案：BCEA

解析：牛黄醒消丸清热解毒，活血祛瘀，消肿止痛，主治热毒郁滞、痰瘀互结所致的痈疽发背、瘰疬流注、乳痈乳岩、无名肿毒；连翘败毒丸清热解毒，消肿止痛，主治热毒蕴结肌肤所致的疮疡，症见局部红肿热痛、未溃破者；生肌玉红膏解毒，祛腐，生肌，主治热毒壅盛所致的疮疡，症见疮面色鲜、脓腐将尽，或久不收口，亦用于乳痈；拔毒生肌散拔毒生肌，主治热毒内蕴所致的溃疡，症见疮面脓液稠厚、腐肉未脱、久不生肌。

[9~12]

答案：BCED

解析：阳和解凝膏孕妇禁用，疮疡阳证者慎用，不可久用，不可内服，用药后出现皮肤过敏反应者应及时停用，忌食辛辣、油腻食物及海鲜等发物；内消瘰疬丸疮疡属阳证者禁用，孕妇慎用，忌食辛辣、油腻及海鲜等发物；连翘败毒丸孕妇禁用，疮疡属阴证者慎用，肝功能不良者须在医生指导下使用，忌食辛辣、油腻食物及海鲜等发物；如意金黄散疮疡阴证者禁用，孕妇慎用，皮肤过敏者慎用，不可内服，忌食辛辣、油腻食物及海鲜等发物。

[13~16]

答案：DCBE

解析：内消瘰疬丸化痰，软坚，散结，主治痰湿凝滞所致的瘰疬，症见皮下结块、不热不痛；小金丸散结消肿，化瘀止痛，主治痰气凝滞所致的瘰疬、瘿瘤、乳岩、乳癖；阳和解凝膏温阳化湿，消肿散结，主治脾肾阳虚、痰瘀互结所致的阴疽、瘰疬未溃、寒湿痹痛；乳癖消胶囊软坚散结，活血消痛，清热解毒，主治痰热互结所致的乳癖、乳痈。

C 型题

[1~3]

答案：1. C　2. A　3. E

解析：小金丸方中人工麝香辛香走窜，温通行散，善活血祛瘀、消肿止痛，木鳖子性温有毒，善消肿散结，二药合用，具散结消肿、化瘀止痛之功，故为君药。全方功能为散结消肿，化瘀止痛。孕妇、哺乳期妇女禁用，疮疡阳证者禁用，脾胃虚弱者慎用，不宜长期使用，肝、肾功能不全者慎用，忌食辛辣、油腻及海鲜等发物。

X 型题

1. 答案：ABD

解析：乳癖消胶囊的功能为软坚散结，活血消痛，清热解毒。

2. 答案：CDE

解析：消银颗粒的功能为清热凉血，养血润肤，祛风止痒。

3. 答案：ACD

解析：牛黄醒消丸的功能为清热解毒，活血祛瘀，消肿止痛。

4. 答案：ABD

解析：京万红软膏的功能为活血解毒，消肿止痛，祛腐生肌。

5. 答案：ABCE

解析：生肌玉红膏解毒，祛腐，生肌；紫草膏化腐生肌，解毒止痛；拔毒生肌散拔毒生肌；京万红软膏活血解毒，消肿止痛，祛腐生肌。

第三章 妇科常用中成药

A 型题

1. 答案：E
解析：乌鸡白凤丸补气养血，调经止带。

2. 答案：B
解析：七制香附丸舒肝理气，养血调经。

3. 答案：A
解析：乌鸡白凤丸补气养血，调经止带，用于气血两虚，身体瘦弱，腰膝酸软，月经不调，崩漏带下。

4. 答案：E
解析：大黄䗪虫丸方中熟大黄苦寒清泄，沉降通利，走而不守，既善攻积导滞，又善逐瘀通经，破癥消积，推陈致新；炒土鳖虫咸软性寒，善于泄散，专入血分，能破血逐瘀、消癥散结。二者相须为用，破血逐瘀、通经消癥，故为君药。

5. 答案：C
解析：妇科十味片的功能为养血舒肝，调经止痛。

6. 答案：D
解析：坤宝丸具有滋补肝肾，养血安神的作用，用于肝肾阴虚所致的绝经前后诸证。

7. 答案：E
解析：七制香附丸具有舒肝理气，养血调经的作用，用于气滞血虚所致的痛经、月经量少、闭经。

8. 答案：E
解析：固经丸功能为滋阴清热，固经止带。

9. 答案：E
解析：产复康颗粒补气养血，祛瘀生新。

10. 答案：A
解析：生化丸中当归甘补温润，辛温行散，善补血活血、祛瘀生新、调经止痛，故为君药。川芎辛温行散，入血走气，善活血祛瘀、行气止痛；桃仁苦泄性平，善活血通经、祛瘀生新。二药合用，助君药活血祛瘀止痛，故为臣药。干姜炒炭即为炮姜，其苦辛温散，微涩收敛，善温经散寒止痛，故为佐药。甘草甘缓性平，既补中缓急，又调和诸药，故为使药。全方配伍，甘补温通，祛瘀生新，共奏养血祛瘀、温经止痛之功，故治产后受寒、寒凝瘀滞所致的产后病。

11. 答案：A
解析：女金丸的功能为益气养血，理气活血，止痛。

12. 答案：C
解析：安坤颗粒的功能为滋阴清热，养血调经。

13. 答案：D
解析：八珍益母丸的功能为益气养血，活血调经。

14. 答案：E
解析：少腹逐瘀颗粒的功能为温经活血，散寒止痛。

15. 答案：D
解析：艾附暖宫丸的功能为理气养血，暖宫调经。

16. 答案：A
解析：花红颗粒的功能为清热解毒，燥湿止带，祛瘀止痛。

17. 答案：E
解析：益母草颗粒孕妇禁用。月经量多或气血亏虚、肝肾不足之月经不调者当慎用。不宜过量服用。

18. 答案：B
解析：宫血宁胶囊的药物组成为重楼。

19. 答案：A
解析：更年安片的功能为滋阴清热，除烦安神。

20. 答案：C
解析：千金止带丸的功能为健脾补肾，调经止带。

21. 答案：B
解析：白带丸的功能为清热，除湿，止带。

22. 答案：D

解析：妇炎平颗粒的功能为清热解毒，燥湿止带，杀虫止痒，主治湿热下注所致的带下病、阴痒，症见带下量多、色黄味臭、阴部瘙痒；滴虫、霉菌、细菌引起的阴道炎、外阴炎见上述证候者。

23. 答案：A

解析：保妇康栓的组成为莪术油、冰片。

24. 答案：D

解析：下乳涌泉散的功能为舒肝养血，通乳。

25. 答案：B

解析：通乳颗粒的功能为益气养血，通络下乳。

26. 答案：C

解析：桂枝茯苓丸的功能为活血，化瘀，消癥。

27. 答案：A

解析：益母草颗粒活血调经，主治血瘀所致的月经不调、产后恶露不绝，症见经水量少、淋漓不净、产后出血时间过长；产后子宫复旧不全见上述证候者。

28. 答案：D

解析：安坤颗粒的功能为滋阴清热，养血调经，主治阴虚血热所致的月经先期、月经量多、经期延长，症见月经期提前、经量较多、行经天数延长、经色红质稀、腰膝酸软、五心烦热；放节育环后出血见上述证候者。

29. 答案：E

解析：消糜栓的功能为清热解毒，燥湿杀虫，祛腐生肌。

B 型题

[1～2]

答案：CA

解析：艾附暖宫丸理气养血，暖宫调经。八珍益母丸具有益气养血、活血调经之功。

[3～6]

答案：CEBA

解析：七制香附丸舒肝理气，养血调经；益母草膏活血调经；妇科千金片清热除湿，益气化瘀；妇炎平胶囊清热解毒，燥湿止带，杀虫止痒。

[7～10]

答案：AECB

解析：下乳涌泉散主治肝郁气滞所致的产后乳汁过少，症见产后乳汁不行、乳房胀硬作痛、胸闷胁胀；固经丸主治阴虚血热所致的月经先期，症见经血量多、色紫黑，以及赤白带下；女金丸主治气血两虚、气滞血瘀所致的月经不调，症见月经提前、月经错后、月经量多、神疲乏力、经水淋漓不净、行经腹痛；艾附暖宫丸主治血虚气滞、下焦虚寒所致的月经不调、痛经，症见行经后错、经量少、有血块、小腹疼痛、经行小腹冷痛喜热、腰膝酸痛。

[11～12]

答案：EA

解析：益母草颗粒孕妇禁用，月经量多或气血亏虚、肝肾不足之月经不调者当慎用，不宜过量服用；女金丸孕妇慎用，湿热蕴结、阴虚火旺所致月经失调者慎用，月经量多者服后经量不减，应请医生诊治，服药期间忌食寒凉食物。

[13～16]

答案：EBCD

解析：更年安片滋阴清热，除烦安神，主治肾阴虚所致的绝经前后诸证，症见烘热出汗、眩晕耳鸣、手足心热、烦躁不安，更年期综合征见上述证候者；千金止带丸健脾补肾，调经止带，主治脾肾两虚所致的月经不调、带下病，症见月经先后不定期、量多或淋漓不净、色淡无块，或带下量多、色白清稀、神疲乏力、腰膝酸软；七制香附丸舒肝理气，养血调经，主治气滞血虚所致的痛经、月经量少、闭经，症见胸胁胀痛、行经量少、经行小腹胀痛、经前双乳胀痛、经水数月不行；生化丸养血祛瘀，主治产后受寒、寒凝血瘀所致的产后病，症见恶露不行或行而不畅、夹有血块、小腹冷痛。

[17～20]

答案：EACD

解析：大黄䗪虫丸活血破瘀，通经消癥；通乳颗粒益气养血，通络下乳；消糜栓清热解毒，燥湿杀虫，祛腐生肌；千金止带丸健脾补肾，调经止带。

C 型题

[1～3]

答案：1. C 2. C 3. B

解析：花红颗粒功能为清热解毒，燥湿止带，祛瘀止痛。主治湿热瘀滞所致的带下病、月经不调。孕妇禁用，气血虚弱所致腹痛、带下者慎用，忌食生冷、厚味及辛辣食物。

[4~5]

答案：4. D　5. E

解析：安坤颗粒主治阴虚血热所致的月经先期、月经量多、经期延长。功能为滋阴清热，养血调经。

X型题

1. 答案：AB

解析：千金止带丸具有健脾补肾，调经止带的作用。治疗脾肾两虚所致的月经不调、带下病。

2. 答案：CE

解析：妇科十味片主治血虚肝郁所致月经不调、痛经、月经前后诸证，症见行经后错，经水量少、有血块，行经小腹疼痛，血块排出痛减，经前双乳胀痛、烦躁，食欲不振；艾附暖宫丸主治血虚气滞、下焦虚寒所致的月经不调、痛经，症见行经后错、经量少、有血块、小腹疼痛、经行小腹冷痛喜热、腰膝酸痛。

3. 答案：ABCDE

解析：乌鸡白凤丸用于治疗气血两虚，身体瘦弱，腰膝酸软，月经不调，崩漏带下。

4. 答案：AB

解析：保妇康栓的功能为行气破瘀，生肌止痛。

5. 答案：CE

解析：妇科千金片的功能为清热除湿，益气化瘀。

第四章 儿科常用中成药

A 型题

1. 答案：A
解析：健脾康儿片主治脾胃气虚所致的泄泻，症见腹胀便泻，面黄肌瘦，食少倦怠，小便短少。

2. 答案：B
解析：龙牡壮骨颗粒应注意实热证者慎用。服药期间忌食辛辣、油腻食物。患儿发热期间暂停服本品，佝偻病合并手足搐搦者应配合其他治疗。

3. 答案：D
解析：小儿热速清口服液具有清热解毒，泻火利咽的功能，用于外感风热所致的感冒。

4. 答案：E
解析：儿感清口服液具有解表清热，宣肺化痰的功效，主治小儿外感风寒、肺胃蕴热证，症见发热恶寒、鼻塞流涕、咳嗽有痰、咽喉肿痛、口渴。

5. 答案：A
解析：小儿咽扁颗粒清热利咽，解毒止痛，主治小儿肺卫热盛所致的喉痹、乳蛾，症见咽喉肿痛、咳嗽痰盛、口舌糜烂；急性咽炎、急性扁桃体炎见上述证候者。

6. 答案：E
解析：解肌宁嗽丸具有解表宣肺，止咳化痰的功能，主治外感风寒、痰浊阻肺所致的小儿感冒发热、咳嗽痰多等。

7. 答案：E
解析：健脾康儿片的功能为健脾养胃、消食止泻。主治脾胃气虚所致的泄泻，症见腹胀便泻、面黄肌瘦、食少倦怠、小便短少。

8. 答案：A
解析：一捻金的功能是消食导滞，祛痰通便，用于脾胃不和、痰食阻滞所致的积滞。

9. 答案：D
解析：健脾消食丸具有健脾和胃、消食化滞的功能，用于小儿脾胃气虚所致的疳证，而脾胃虚无积滞者慎用。

10. 答案：B
解析：肥儿丸具有健胃消积，驱虫的功能，但脾虚气弱者慎用。

11. 答案：B
解析：龙牡壮骨颗粒具有强筋壮骨，和胃健脾的功效，用于治疗和预防小儿佝偻病、软骨病。

12. 答案：D
解析：琥珀抱龙丸具有清热化痰，镇静安神的功效，慢惊及久病、气虚者忌服。

13. 答案：E
解析：小儿化食丸具有消食化滞，泻火通便的功效。

14. 答案：B
解析：儿童清肺丸具有清肺、解表、化痰、止嗽的功效，用于小儿风寒外束、肺经痰热所致的面赤身热、咳嗽气促、痰多黏稠、咽痛声哑。

15. 答案：C
解析：鹭鸶咯丸主治痰浊阻肺所致的顿咳、咳嗽，症见咳嗽阵作、痰鸣气促、咽干声哑；百日咳见上述证候者。体虚久咳者慎用，服药期间饮食宜清淡，避免接触异味、烟尘，忌食辛辣等刺激性食物，服药后病情未见好转，出现惊厥、窒息者，应及时采取相应急救措施。本品含有细辛，不宜长期过量服用，百日咳患儿应及时隔离治疗。

16. 答案：C
解析：牛黄抱龙丸属于治急惊剂，主治小儿风痰壅盛所致的惊风，症见高热神昏、惊风抽搐。

17. 答案：A
解析：小儿化毒散的功能为清热解毒，活血消肿。

18. 答案：B
解析：小儿泻速停颗粒清热利湿，健脾止泻，缓急止痛，主治小儿湿热蕴结大肠所致的泄泻，症见大便稀薄如水样、腹痛、纳差；小儿秋季腹泻及迁延性、慢性腹泻见上述证候者。

19. 答案：D

解析：止泻灵颗粒的功能为健脾益气，渗湿止泻。

20. 答案：A

解析：小儿消食片方中山楂酸甘微温，善消食化积；炒鸡内金甘平，善运脾健胃、消食化积。二药合用，能消食积、健脾胃，故为君药。

21. 答案：A

解析：小儿消食片的功能为消食化滞，健脾和胃。

22. 答案：D

解析：小儿咳喘灵颗粒的功能为宣肺清热，止咳祛痰，平喘。

23. 答案：E

解析：清宣止咳颗粒的功能为疏风清热，宣肺止咳。

24. 答案：E

解析：小儿消积止咳口服液的功能为清热肃肺，消积止咳，主治小儿饮食积滞、痰热蕴肺所致的咳嗽、夜间加重、喉间痰鸣、腹胀、口臭。

25. 答案：B

解析：琥珀抱龙丸的功能为清热化痰、镇静安神。

B型题

[1~4]

答案：CDBA

解析：健脾康儿片湿热泄泻者慎用，服药期间，饮食宜清淡，选择易消化食物，注意补充体液，防止脱水。小儿化毒散肺胃阴虚喉痹、阴虚火旺、虚火上炎所致的口疮慎用，脾胃虚弱、体弱者慎用，因其含有雄黄，故不宜过量或久用，服药期间，饮食宜清淡，忌用辛辣、油腻食物。儿童清肺丸阴虚燥咳、体弱久嗽者慎用，服药期间饮食宜清淡，忌食辛辣、生冷食物，急性支气管炎、支气管肺炎服药后发热、咳喘、痰涎壅盛不见好转，喘憋，面青唇紫者，应及时就医。牛黄抱龙丸慢惊风或阴虚火旺所致虚风内动者慎用，因其含朱砂、雄黄，故不宜过量或久用，服药期间，饮食宜清淡，忌食辛辣、油腻食物，小儿高热惊厥抽搐不止，应及时送医院抢救。

[5~8]

答案：ABCD

解析：肥儿丸健胃消积，驱虫；健脾消食丸健脾、和胃，消食，化滞；一捻金消食导滞，祛痰通便；小儿化食丸消食化滞，泻火通便。

[9~12]

答案：BEDA

解析：肥儿丸主治小儿消化不良，虫积腹痛，面黄肌瘦，食少腹胀泄泻；小儿消积止咳口服液主治小儿饮食积滞、痰热蕴肺所致的咳嗽、夜间加重、喉间痰鸣、腹胀、口臭；鹭鸶咯丸主治痰浊阻肺所致的顿咳、咳嗽，症见咳嗽阵作、痰鸣气促、咽干声哑，百日咳见上述证候者；小儿化毒散主治热毒内蕴、毒邪未尽所致的口疮肿痛、疮疡溃烂、烦躁口渴、大便秘结。

[13~16]

答案：BECD

解析：儿童清肺丸阴虚燥咳、体弱久嗽者慎用。服药期间饮食宜清淡，忌食辛辣、生冷食物，急性支气管炎、支气管肺炎服药后发热、咳喘、痰涎壅盛不见好转，喘憋，面青唇紫者，应及时就医。小儿消积止咳口服液体质虚弱、肺气不足、肺虚久咳、大便溏薄者慎用。3个月以下婴儿不宜服用，服药期间饮食宜清淡，忌食生冷、辛辣、油腻食物。止泻灵颗粒感受外邪、内伤饮食或湿热腹泻者慎用。服药期间，忌食辛辣、油腻食物，若久泻不止，伤津失水较重者，应及时送医院就诊。清宣止咳颗粒糖尿病患儿禁服，脾虚易腹泻者慎服，服药期间，忌食辛辣、生冷、油腻食物。

X型题

1. 答案：BC

解析：解肌宁嗽丸的功能为解表宣肺，止咳化痰。

2. 答案：AD

解析：小儿泻速停颗粒清热利湿，健脾止泻，缓急止痛，主治小儿湿热蕴结大肠所致的泄泻，症见大便稀薄如水样、腹痛、纳差；小儿秋季腹泻及迁延性、慢性腹泻见上述证候者。

3. 答案：ABD

解析：止泻灵颗粒主治脾胃虚弱所致的泄泻、大便溏泄、饮食减少、腹胀、倦怠懒言；慢性肠炎见上述证候者。

4. 答案：ABCDE

解析：小儿消食片主治食滞肠胃所致的积滞，症见食少、便秘、脘腹胀满、面黄肌瘦。

5. 答案：ABCD

解析：清宣止咳颗粒功能为疏风清热，宣肺止咳。主治小儿外感风热所致的咳嗽，症见咳嗽、咯痰、发热或鼻塞、流涕、微恶风寒、咽红或痛、苔薄黄等。糖尿病患儿禁服。脾虚易腹泻者慎服，服药期间，忌食辛辣、生冷、油腻食物。

6. 答案：BCDE

解析：小儿化食丸的功能为消食化滞，泻火通便，主治食滞化热所致的积滞，症见厌食、烦躁、恶心呕吐、口渴、脘腹胀满、大便干燥。

7. 答案：ACE

解析：小儿咳喘灵颗粒的功能为宣肺清热，止咳祛痰，平喘。

8. 答案：ACDE

解析：健脾消食丸的功能为健脾，和胃，消食，化滞。

9. 答案：ABCD

解析：儿童清肺丸的功能为清肺，解表，化痰，止嗽。

第五章 眼科常用中成药

A 型题

1. 答案：E
解析：明目蒺藜丸清热散风，明目退翳。
2. 答案：A
解析：明目上清片清热散风，明目止痛。
3. 答案：B
解析：明目地黄丸滋肾，养肝，明目。
4. 答案：E
解析：石斛夜光丸滋阴补肾，清肝明目。
5. 答案：B
解析：黄连羊肝丸的功能为泻火明目，主治肝火旺盛，目赤肿痛，视物昏暗，羞明流泪，胬肉攀睛。
6. 答案：E
解析：复方血栓通胶囊的功能为活血化瘀，益气养阴。
7. 答案：B
解析：八宝眼药散用法用量为取少许，点于眼角，一日2～3次。点药后，轻轻闭眼5分钟以上。
8. 答案：B
解析：障眼明片的功能为补益肝肾，退翳明目。

B 型题

[1～4]
答案：BEAC
解析：明目地黄丸滋肾，养肝，明目；明目上清片清热散风，明目止痛；明目蒺藜丸清热散风，明目退翳；障眼明片补益肝肾，退翳明目。

[5～7]
答案：AED
解析：明目蒺藜丸主治上焦火盛引起的暴发火眼、云蒙障翳、羞明多眵、眼边赤烂、红肿痛痒、迎风流泪；石斛夜光颗粒主治肝肾两亏、阴虚火旺所致的内障目暗，视物昏花；八宝眼药散主治肝胃火盛所致的目赤肿痛、眼缘溃烂、畏光怕风、眼角涩痒。

X 型题

1. 答案：ACE
解析：八宝眼药散孕妇慎用，睑内涂用时，适量即可，否则有干涩刺痛等不适，忌食辛辣食物，忌吸烟，忌饮酒。用药后应将药管或瓶口封紧，以免药气逸散。用于眼睑赤烂溃疡时，需用温开水将脓痂洗净，暴露疮面后涂敷。因方中含质重沉降之朱砂，如用水调滴眼时，宜摇匀后再用。明目上清片孕妇慎用，脾胃虚寒者忌用，服药期间忌食辛辣燥热、油腻黏滞之物。石斛夜光颗粒孕妇慎用，肝经风热、肝火上攻实证，以及脾胃虚弱、运化失调者慎用。
2. 答案：BCE
解析：石斛夜光颗粒滋阴补肾，清肝明目；明目地黄丸滋肾，养肝，明目；障眼明片补益肝肾，退翳明目。其均为滋阴养肝明目剂。
3. 答案：ABCD
解析：黄连羊肝丸苦寒，故阴虚火旺、体弱年迈及脾胃虚寒者慎用，不可过量或持久服用。服药期间忌食辛辣肥甘之物。

第六章　耳鼻喉、口腔科常用中成药

A 型题

1. 答案：E
解析：黄氏响声丸疏风清热，化痰散结，利咽开音。

2. 答案：E
解析：鼻炎康片具有清热解毒，宣肺通窍，消肿止痛功能，主治风邪蕴肺所致的急慢性鼻炎。适用于过敏性鼻炎属实热证者。

3. 答案：A
解析：辛芩颗粒益气固表，祛风通窍，主治肺气不足、风邪外袭所致的鼻痒、喷嚏、流清涕、易感冒；过敏性鼻炎见上述证候者。

4. 答案：C
解析：黄氏响声丸疏风清热，化痰散结，利咽开音，主治风热外束、痰热内盛所致的急慢性喉瘖，症见声音嘶哑、咽喉肿痛、咽干灼热、咽中有痰，或寒热头痛，或便秘尿赤；急慢性喉炎及声带小结、声带息肉初起见上述证候者。

5. 答案：E
解析：耳聋左慈丸滋肾平肝，主治肝肾阴虚所致的耳鸣耳聋、头晕目眩。

6. 答案：E
解析：珠黄散的功能为清热解毒，祛腐生肌。

7. 答案：E
解析：口炎清颗粒滋阴清热，解毒消肿，主治阴虚火旺所致的口腔炎症。

8. 答案：A
解析：清音丸的功能为清热利咽，生津润燥。

9. 答案：E
解析：清咽滴丸疏风清热，解毒利咽，主治外感风热所致的急喉痹，症见咽痛、咽干、口渴，或微恶风、发热、咽部红肿、舌边尖红、苔薄白或薄黄、脉浮数或滑数；急性咽炎见上述证候者。

10. 答案：D
解析：耳聋丸的功能为清肝泻火，利湿通窍。

11. 答案：C
解析：鼻炎康片清热解毒，宣肺通窍，消肿止痛，主治风邪蕴肺所致的急慢性鼻炎、过敏性鼻炎。

12. 答案：C
解析：藿胆丸的功能为芳香化浊，清热通窍。

13. 答案：B
解析：鼻渊舒胶囊疏风清热，祛湿通窍，主治鼻炎、鼻窦炎属肺经风热及胆腑郁热证者。

14. 答案：B
解析：冰硼散的功能为清热解毒，消肿止痛。

15. 答案：E
解析：桂林西瓜霜孕妇禁用，对本品过敏者禁用，过敏体质者慎用。服药期间，忌食辛辣、油腻、鱼腥食物，戒烟酒。老人、儿童及素体脾胃虚弱者慎用。不宜与滋补性中药同时服用。内含有山豆根与煅硼砂，故不宜过量服用或长期服用。高血压、心脏病、肝病、糖尿病、肾病等慢性病严重者应在医师指导下服用。外用时，应首先清洁患处，取适量药粉敷于患处。如口腔用药，先漱口清除口腔食物残渣，用药后禁食 30～60 分钟。

16. 答案：A
解析：复方鱼腥草片的功能为清热解毒。

17. 答案：D
解析：六神丸清热解毒，消肿利咽，化腐止痛，主治烂喉丹痧，咽喉肿痛，喉风喉痈，单双乳蛾，小儿热疖，痈疡疔疮，乳痈发背，无名肿毒。

18. 答案：A
解析：玄麦甘桔含片的功能为清热滋阴，祛痰利咽。

19. 答案：D
解析：清音丸的功能为清热利咽，生津润燥。主治肺热津亏，咽喉不利，口舌干燥，声哑失音。

20. 答案：E
解析：锡类散的功能为解毒化腐，敛疮。

21. 答案：C

解析：栀子金花丸清热泻火，凉血解毒，主治肺胃热盛所致的口舌生疮、牙龈肿痛、目赤眩晕、咽喉肿痛、吐血衄血、大便秘结。

22. 答案：B

解析：口炎清颗粒的功能为滋阴清热，解毒消肿。

B 型题

[1~2]

答案：DA

解析：藿胆丸芳香化浊，清热通窍。耳聋左慈丸滋肾平肝。

[3~6]

答案：ECBA

解析：复方鱼腥草片主治外感风热所致的急喉痹、急乳蛾，症见咽部红肿、咽痛，急性咽炎、急性扁桃体炎见上述证候者；玄麦甘桔颗粒主治阴虚火旺，虚火上浮，口鼻干燥，咽喉肿痛；口炎清颗粒主治阴虚火旺所致的口腔炎症；锡类散主治心胃火盛所致的咽喉糜烂肿痛。

[7~10]

答案：DECB

解析：辛芩颗粒的功能为益气固表，祛风通窍；鼻渊舒胶囊的功能为疏风清热，祛湿通窍；鼻炎康片的功能为清热解毒，宣肺通窍，消肿止痛；千柏鼻炎片的功能为清热解毒，活血祛风，宣肺通窍。

[11~14]

答案：ADBE

解析：玄麦甘桔含片清热滋阴，祛痰利咽；藿胆丸芳香化浊，清热通窍；耳聋丸清肝泻火，利湿通窍；冰硼散清热解毒，消肿止痛。

[15~18]

答案：EDCB

解析：口炎清颗粒主治阴虚火旺所致的口腔炎症；栀子金花丸主治肺胃热盛所致的口舌生疮、牙龈肿痛、目赤眩晕、咽喉肿痛、吐血衄血、大便秘结；清音丸主治肺热津亏，咽喉不利，口舌干燥，声哑失音；黄氏响声丸主治风热外束、痰热内盛所致的急慢性喉痹，症见声音嘶哑、咽喉肿痛、咽干灼热、咽中有痰，或寒热头痛，或便秘尿赤，急慢性喉炎及声带小结、声带息肉初起见上述证候者。

X 型题

1. 答案：BD

解析：千柏鼻炎片主治风热犯肺、内郁化火、凝滞气血所致的鼻塞、鼻痒气热、流涕黄稠，或持续鼻塞、嗅觉迟钝，急慢性鼻炎、急慢性鼻窦炎见上述证候者；鼻炎康片主治风邪蕴肺所致的急慢性鼻炎，过敏性鼻炎。

2. 答案：ABC

解析：耳聋丸的主治病证为肝胆湿热所致的头晕头痛、耳聋耳鸣、耳内流脓。

3. 答案：ABC

解析：栀子金花丸孕妇及阴虚火旺者忌服。哺乳期妇女、年老体弱及脾虚便溏者慎用。服药期间，忌烟酒与辛辣食物。

4. 答案：ABD

解析：选项中孕妇慎服的中成药有耳聋丸、鼻渊舒胶囊、珠黄散。

5. 答案：ABCE

解析：孕妇忌服的中成药有栀子金花丸。孕妇禁服的中成药有冰硼散、桂林西瓜霜、六神丸、清音丸。

6. 答案：ABD

解析：鼻炎康片的功能为清热解毒，宣肺通窍，消肿止痛。

7. 答案：CDE

解析：千柏鼻炎片的功能为清热解毒，活血祛风，宣肺通窍。

8. 答案：ABCD

解析：玄麦甘桔含片主治阴虚火旺，虚火上浮，口鼻干燥，咽喉肿痛。

9. 答案：ACE

解析：六神丸的功能为清热解毒，消肿利咽，化腐止痛。

10. 答案：BD

解析：清咽滴丸的功能为疏风清热，解毒利咽。

第七章 骨伤科常用中成药

A 型题

1. 答案：E

解析：接骨七厘片的功能为活血化瘀，接骨续筋。

2. 答案：D

解析：舒筋活血片的功能为舒筋活络，活血散瘀。

3. 答案：B

解析：接骨丸组成为土鳖虫、骨碎补、自然铜（煅、醋淬）、续断、马钱子粉、甜瓜子、桂枝（炒）、郁金、地龙（广地龙）。其中所含马钱子粉有大毒，故应在医生指导下使用。孕妇禁用。骨折、脱臼者应先复位后再用本品治疗。切勿过量或持久服用。

4. 答案：B

解析：跌打丸的功能为活血散瘀，消肿止痛。

5. 答案：E

解析：云南白药胶囊孕妇禁用，妇女月经期及哺乳期慎用，运动员慎用，过敏体质及有用本品过敏史者慎用，服药1日内，忌食蚕豆、鱼类及酸冷食物，外用前必须清洁创面，用药后如出现过敏反应，应立即停用，并视症状轻重给予抗过敏治疗，若外用可先清除药物。

6. 答案：B

解析：舒筋活血片孕妇忌服，妇女月经期慎服，因所用的香加皮含强心苷而有毒，故不宜过量或持久服，禁与含强心苷类的西药同用。

7. 答案：B

解析：接骨七厘片的功能为活血化瘀，接骨续筋，主治跌打损伤，闪腰岔气，骨折筋伤，瘀血肿痛。

8. 答案：E

解析：云南白药胶囊三治跌打损伤，瘀血肿痛、吐血、咳血、便血、痔血、崩漏下血、疮疡肿毒及软组织挫伤，闭合性骨折，支气管扩张及肺结核咳血，溃疡病出血，以及皮肤感染性疾病。

9. 答案：D

解析：活血止痛散的功能为活血散瘀，消肿止痛。

10. 答案：D

解析：七厘散的功能为化瘀消肿，止痛止血。

B 型题

[1~3]

答案：DEA

解析：接骨七厘片活血化瘀，接骨续筋；接骨丸活血散瘀，消肿止痛；七厘散化瘀消肿，止痛止血。

[4~6]

答案：DAE

解析：接骨丸主治跌打损伤，闪腰岔气，筋伤骨折，瘀血肿痛；七厘散主治跌仆损伤，血瘀疼痛，外伤出血；舒筋活血片主治筋骨疼痛，肢体拘挛，腰背酸痛，跌打损伤。

X 型题

答案：ABCDE

解析：接骨疗伤药大多辛苦泄散、活血通脉，有伤津、堕胎之弊，故孕妇及月经过多者禁用，阴虚津亏者慎用。个别有毒，不宜过量或久服。